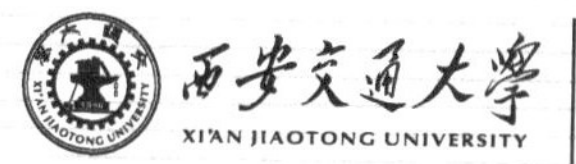

实验实践类与创新创业类系列教材

医学研究数据管理分析

YIXUE YANJIU SHUJU GUANLI FENXI

主　编　吴　谦

副主编　王　红　王丽荣

编　委（按姓氏笔画排序）

王　红（北京大学）

王丽荣（西安交通大学）

刘　鑫（西安交通大学）

齐　欣（西安交通大学）

李　强（西安交通大学）

吴　谦（西安交通大学）

沈明望（西安交通大学）

张　超（湖北医药学院附属太和医院）

张天啸（西安交通大学）

赵亚玲（西安交通大学）

祖　建（西安交通大学）

秦　峰（陕西省卫生健康监督中心）

魏　玮（陕西省卫生健康监督中心）

秘　书　刘焕楠（西安交通大学）

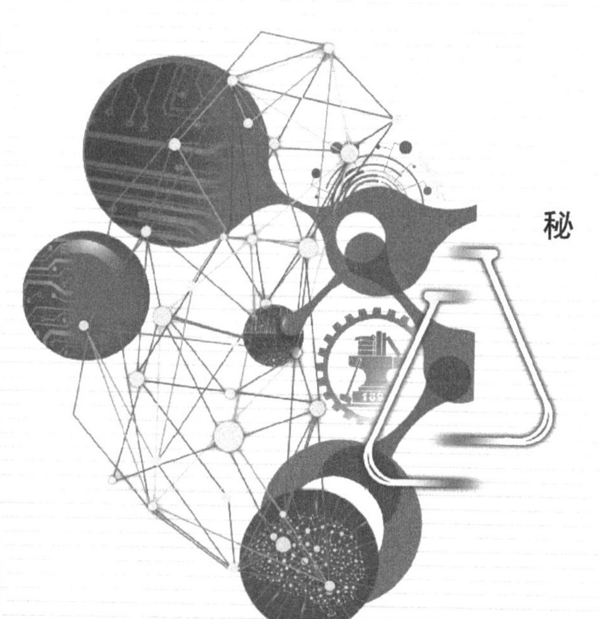

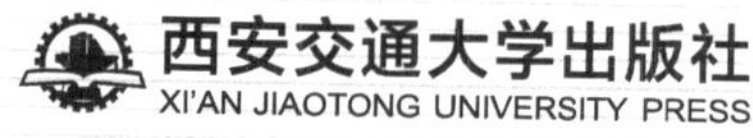

图书在版编目（CIP）数据

医学研究数据管理分析 / 吴谦主编. —西安：西安交通大学出版社，2022.4

西安交通大学实验实践类与创新创业类系列教材

ISBN 978-7-5693-1784-8

Ⅰ.①医… Ⅱ.①吴… Ⅲ.①医学-数据处理-高等学校-教材 Ⅳ.①R319

中国版本图书馆 CIP 数据核字（2021）第 264125 号

书　　名　医学研究数据管理分析
主　　编　吴　谦
责任编辑　张永利
责任校对　赵丹青

出版发行　西安交通大学出版社
（西安市兴庆南路 1 号　邮政编码 710048）
网　　址　http://www.xjtupress.com
电　　话　（029）82668357　82667874（发行中心）
（029）82668315（总编办）
传　　真　（029）82668280
印　　刷　西安日报社印务中心

开　　本　787 mm×1092 mm　1/16　印张 20.625　字数 454 千字
版次印次　2022 年 4 月第 1 版　2022 年 4 月第 1 次印刷
书　　号　ISBN 978-7-5693-1784-8
定　　价　68.00 元

如发现印装质量问题，请与本社发行中心联系、调换。
订购热线：（029）82665248
投稿热线：（029）82668803
读者信箱：med_xjup@163.com

前　　言

随着社会信息化程度的日益加深,医学领域每天都在产生大量数据,如何更好地开发和利用海量的医学数据,已成为人们关注的焦点。医学研究实施过程可以被认为是一个研究设计,以及数据收集、整理、统计分析和结果解释的连续过程。医学数据管理分析对数据进行处理,挖掘数据中的潜在规律,是医学研究工作中的一个重要环节。如何根据医学数据的特点,开展合理的科学研究,为医学提供可靠证据,对广大医学生、医务人员十分重要,但目前相关中文书籍仍较少,虽有涉及临床试验数据管理、医学统计等方面的书籍,但这些书籍多侧重于统计学理论,或辅以某个统计分析软件(如 SAS、SPSS、STATA等)应用的介绍,很少能把医学研究设计以及数据收集、录入、整理、统计分析和结果解释等作为一个连续的过程来阐述,在不同程度上存在理论教学和实际应用脱节的现象。本书则在教学内容和形式上进行了探索和尝试,力求对上述不足之处有所突破。

本教材旨在将流行病学、医学统计学和医学数据处理软件等相关知识进行有机结合,在论述医学研究设计、数据资料收集和数据处理等相关知识的基础上,介绍目前国际上常用的几种数据管理和统计分析软件的应用。将医学研究的理论和实际应用紧密结合,系统、全面地进行介绍,有利于综合性地提高学生医学研究设计、实施和评价的能力,尤其是数据处理和统计分析的应用能力。

本教材共分为 14 章。第一章至第三章为总论部分。其中,第一章概述了医学研究实施过程中数据管理的主要内容及其与研究设计的关系、数据管理与分析的原则,并阐述了医学研究数据类型及其统计分析方法的选择;第二章介绍了研究质量的监督与控制,包括研究中误差的来源及预防,数据中错误的清理、备份与保存以及缺失值的处理等;第三章介绍了数据文件的基本概念、常用格式和不同软件读取资料的类型及转换。第四章至第十三章主要介绍常用软件。其中,第四章介绍了 EpiData 软件的应用,包括建立调查表文件、数据录入、录入核查和数据导出等;第五章介绍了 GeoDa 软件的数据连接、可视化操作及局部空间自相关等;第六章介绍了流行病学工作者常用的 Epi Info 软件;第七章介绍了 R 语言的应用基础、编程、作图以及数据包;第八章阐述了 MATLAB 软件应用,数据输入、输出,编程基础等;第九章首先介绍了 Phython 的基本概念,然后讲解了 Phython 在医学大数据中的应用;第十章至第十三章详细介绍了 SPSS 18.0 软件的应用,重点为数据文件的建立、管理和常用的统计分析过程,包括描述性统计分析、均数比较、无序分类资料的统计分析、非参数检验的统计分析、线性相关分析、回归分析等。第十四章介绍了医学研究常用的设计和统计分析方法、指标选择、结果解释和注意事项等。

本教材经过前期统一筹划,由多名编者分工撰写完成。其中,第一章由吴谦撰写,第二章由王红撰写,第三章由刘鑫、吴谦撰写,第四章由王丽荣撰写,第五章由齐欣撰写,第六章由吴谦撰写,第七章由张天啸撰写,第八章由沈明望、祖建撰写,第九章由秦峰撰写,

第十章、第十一章由李强撰写，第十二章、第十三章由赵亚玲撰写，第十四章由张超、吴谦撰写。

本教材在编写过程中得到了西安交通大学公共卫生学院各位老师及研究生的大力支持，特别是公共卫生学院的研究生吴娅君、赵轩等在书稿的前期校对中做了大量基础工作，在此表示衷心感谢。

书稿完成后虽经过反复推敲与修改完善，但由于编者的水平有限，因此书中难免有不妥或疏漏之处，期盼同行专家和读者批评指正，以便再版时完善。

编者

2021 年 12 月

目　　录

第一章　绪　论

医学研究数据是指产生于医学科学研究、日常工作过程的基础性原始数据和衍生数据集合。它包括人体正常生理、病理状态的信息，主要任务是揭示人体生命本质和疾病发生、发展的规律，认识人、环境和影响因素的相互关系，探索健康、亚健康、疾病、死亡相互转化的客观规律，为促进健康、防治疾病提供依据。近年来，医学研究数据呈现爆发式增长、数据结构多样、数据价值密度低等特征，如何科学高效地进行医学研究数据管理与分析，是医学研究关注的重点。

医学研究的基本环节包括设计、测量和评价，而数据管理与分析则体现在各个环节。正确地进行数据管理和统计分析，将研究结果准确呈现对医学研究的开展非常重要，也是对医学研究的基本要求。

第一节　医学数据管理与分析概述

医学研究的实施过程包括研究设计、数据收集、数据整理、数据统计分析和结果解释 5 个阶段。其目的是为了发现人体生命本质与疾病发生、发展的规律，认识疾病与健康相互演变的客观规律，为促进人类健康提供理论依据。

一、医学数据管理与分析的发展史

医学数据管理与分析是医学统计学与计算机科学相结合的产物。

（一）数据管理发展的 3 个阶段

数据管理随着计算机硬件和软件的发展而不断发展，先后经历了 3 个阶段，即人工管理阶段、文件系统阶段、数据库系统阶段。在 20 世纪 50 年代以前，数据管理以人工管理为主，当时计算机主要用于科学计算，计算机硬件外存有磁带、卡片、纸袋等，且没有操作系统和管理数据的软件，数据处理方式是批处理。20 世纪 60 年代，计算机开始用于管理数据，有了磁盘、磁鼓等直接存储的设备；文件系统逐渐出现，有了专门管理数据的软件，数据处理方式有文件批处理和联机实时处理。20 世纪 60 年代后期，数据量急剧增长，数据共享的要求日益增强，计算机更大规模用于管理，有了大容量的磁盘，进入了数据库系统阶段。随后，层次性数据库、网络数据库系统、关系型数据库等数据管理技术逐渐出现。用数据库系统来管理数据比用文件系统管理数据具有明显的优点，从文件系统到数据库系统，标志着数据库管理技术的飞跃。

数据管理是利用计算机硬件和软件技术，对数据进行有效收集、存储、处理和应用的过程，其目的在于充分有效地发挥数据的价值。在数据库系统中建立的数据结构，更充分地描述了数据间的内在联系，便于数据修改、更新与扩充，同时保证了数据的独立性、可靠性、安全性与完整性，减少了数据冗余，提高了数据共享程度及数据管理效率。管理信息系统将为大规模组织提供业务支持，不仅要覆盖整个组织的各类业务，而且要覆盖整个组织（全国或者全球）。为此，作为管理信息系统的核心功能——数据管理进入了一个新的阶段，即面向数据应用的数据管理。

（二）数据分析的发展历程

数据分析的数学基础在20世纪早期就已确立，但直到计算机的出现，才使得实际操作成为可能，并使得数据分析得以推广。虽然数据分析早在18世纪就取得了一些发展，但是当时大多数科学研究只是用一些基本的描述性统计方法来证明一些假说的正确性，无力从繁杂的数据中得出明确结论，导致了大量的科学辩论聚焦于对数据的看法，而不是数据本身。如19世纪中叶，两个医学教授对霍乱的病因展开了一场激烈的辩论。William Farr是位公认的、受人尊敬的流行病学家，他认为霍乱是由分解垃圾产生的空气污染引起的，而流行病学家John Snow认为，霍乱疫情是人们饮用了被污染的水造成传染的。1852年，Farr发表了*Report on Mortality of Cholera in England 1848－1849*。他在报告中提供了一张采集于伦敦38个区的数据表，里面包含了8个可能的解释性变量。在这篇文章中，Farr提供了一些相对简单的统计数据，并且在霍乱患者死亡数和地区平均海拔之间建立了联系（海拔越低的地区有越多的人死亡）。虽然在Farr收集的8个因素中，有一个是霍乱死亡数和饮用水源之间的关联，但是他断定霍乱与海拔的关系比水源更有意义。John Snow则公开质疑Farr的观点，并且不遗余力地证明自己的观点。他把这次霍乱流行中收集的数据进行了分析，并整理制作了一张至今闻名的统计地图。Snow在有霍乱死亡报告的地方做了一些细小的标记点，即在这张图上叠放一张Broad街区的饮用水泵（附近市民会来此获取饮用水）的位置分布，就能清楚地看出死亡标记点在水泵位置周围明显增多。有了这个分布图，并在Snow坚持不懈的请求下，伦敦终于同意将Broad街区的饮用水泵拆除，不久，流行的霍乱在该区消退。对霍乱病因的争论使用了包括数据和可视化等技术（远在计算机出现之前），但是争论双方谁也没能够说服对方。2003年，英国的统计学家通过使用现代的统计方法去计算Farr在1852年公布的数据，对他和Snow之间的这场争论做了重新检验。他们发现，Farr用来证明霍乱源于空气传播的数据恰恰证明了Snow的观点。

1919年，在Rothamsted农业实验场，Fisher为了分析不同肥料混合物对农作物的效果，设计了随机化实验，排除天气因素、土壤质量以及其他影响实验的因素，获得了巨大成功。此后，他提出减弱误差的三项原则：重复、随机化和适当地组织实验。他在实验中使用的统计分析方法，不仅被后人用于农业研究，也被广泛应用于今天的医疗、考古挖掘等多种行业。

2001年，专注于机器学习算法的统计学家Leo Breiman写了一篇论文，他在论文中描述了数据分析的随机森林，谈到要注重源于自然的算法模型。这种随机森林的演变发展源于计算机科学与工程的发展，与传统统计学有极大的不同，再次丰富和完善了数据管理与分析的体系。Farr、Fisher和Leo等事件虽仅能够反映数据分析的几个发展阶段，但也可窥见数据管理与分析的发展历程。

二、数据管理与分析的概念

根据2018年我国颁布的《科学数据管理办法》第二条有关科学数据的定义，医学科学数据是在医学领域或医学与其他科学领域融合交叉，通过基础研究、应用研究、试验开发等产生的数据，以及通过观测监测、考察调查、检验检测等方式取得并用于科学研究活动的原始数据及其衍生数据。根据数据收集的目的和来源，医学科学数据可分为研究科学数据（涉及人体的临床研究、基础医学）、业务科学数据（健康体检、临床诊疗、保险公司等来源的数据）。

医学研究数据管理是指利用计算机硬件和软件技术对医学研究数据进行有效的收集、存储、处理和应用的过程，其核心目标是提升医学研究数据的可利用性。数据分析则是使用适当的统计分析方法对收集来的数据进行分析，通过提取有用信息并进行分析、形成结论，从而对数据加以详细研究和概括总结的过程。在实际工作中，数据分析可帮助人们做出判断，以便采取适当行动。

数据管理与分析在研究中非常重要，在研究设计时应该考虑到如何收集、管理、分析数据。有部分研究者在研究结束后才找流行病学家或统计学家分析数据，这时往往存在大量问题。有人将这比喻成“患者死后再找医生，医生只能告诉患者死亡的原因是什么”，而统计学家也只能告诉你研究失败的原因是什么。

三、数据管理与分析的基本步骤

（一）准备工作

根据研究目的，确定研究指标、研究对象、观察单位。如评价某药对高血压的治疗效果，研究总体应包含所有患高血压的个体，研究对象应该是高血压人群的一个代表样本，观察单位是样本中每一个患高血压的个体。

设计调查表，根据研究目的、分析方法确定调查项目、指标，再由调查项目、指标组合形成调查表。通常调查项目包含一般情况，如姓名、性别、出生日期、出生地、民族、文化程度、职业等；因素项目，如吸烟史、饮酒史、家族疾病史、体育活动、体格检查；结局项目，如健康状态、疾病、死亡信息。调查表则是把拟收集的指标用恰当的措辞构成一系列问题，按合适的顺序排列，形成调查问卷。调查表的设计也要充分考虑调查目的，要保证所获得的信息具有全面性、针对性、真实性和可信性。

（二）资料的收集

原始资料包括常规报表、实验数据和现场调查资料等。原始资料收集可通过现场访问、信访、电话访问、现场观察、体格检查、实验室检测、日常记录等获得。收集资料是医学研究的中间环节，也是关键环节，收集资料过程的严格程度直接影响研究结果的真实性与结论的可靠性，应尽量避免或减少偏倚，保证资料的准确性、可靠性和完整性。

（三）数据的管理

数据管理包括录入计算机前核对、录入时质量控制、录入及录入后核查并处理等，其目的是保证数据的准确性、完整性、逻辑性与一致性。

(1)调查问卷核对:在数据收集过程中应尽量采取措施,保证数据的准确性。在调查现场收集问卷过程中,应核对问卷是否有遗漏项、填写错误,及时纠正信息。

(2)数据录入:通过数据库管理软件先建立数据库,其次录入调查问卷信息,然后进行数据整理,准备分析。常用录入数据的软件有 Excel、Access、EpiData、Epi Info、FoxPro、Visual FoxPro 和 Red Cap 等。新发展的软件还有问卷星,在调查时就可直接录入数据。具体软件的选择应考虑数据量的大小。

数据处理包括逻辑核对、新变量建立和变量转换等。数据库建立后,应利用软件简单描述,查看极值,并核对这些极端值,防止在录入过程中出错,并进行修正。在整理得到真实准确的数据后,需要按照分析的要求进一步处理数据,进行赋值或者分类,产生新变量。比如,调查时为了准确了解年龄,此时就需要将出生日期转化为年龄,通过计算两个时间点的差而产生新变量;或者根据血糖值可判定对象是否为糖尿病患者以及糖尿病分型等数据。

(四)数据分析

随着时代的发展,医学数据分析方法不断丰富,所涉及的软件也多种多样。当前,在医学研究数据领域进行数据分析的方式有两种,即统计学方式和机器学习方式。不同的分析方式有不同的步骤,同时也需要采用不同的分析工具,但怎样选择适合自己研究的统计分析方法和软件,仍需要从研究目的进行确定。首先考虑研究目的和问题,在此基础上,根据数据的类型和分布选择合适的方法。目前大多数情况下,医学研究的统计分析是依靠软件完成的,常用的分析软件有 SAS、SPSS、STATA 等,医学研究数据的挖掘、模型的预测则多用 R 语言、Python、MATLAB 等。

第二节　医学数据类型与统计分析方法选择

一、数据类型

在医学研究中充满了数据,如临床检查患者的血压值、实验室检查患者的转氨酶值、影像学检查的胸部 CT 扫描结果等信息都可以用数据来表达。统计学中通常把医学研究资料分成 3 类,即定量数据、名义数据、等级数据。在医学研究中,不同类型数据将采用不同的统计学方法进行统计、分析。

(一)定量数据

定量数据(measurement data)也称计量资料,是对每个观察单位某个变量用定量的方法获得准确的数据,一般有计量单位。定量数据可以分成两类:第一类为离散型变量(discrete data),这类数据只能取整数值,如一所医院一年中的新生儿数。第二类为连续型数据(continuous variable),这类数据可以取实数轴上的任何数值,这些数值由测量获得,如身高可以是 1.65 m、1.66 m,甚至理论上 1.65~1.66 m 区间还存在无限的数据。

（二）名义数据

名义数据（nominative data）是指将观察单位按照某种属性分组计数的观察结果，其取值无次序关系，相互独立，可以分为二分类数据（binary data）、多分类数据（multiple categorical data），也有人将其称为无序分类数据。最简单也最常用的名义变量是二分类数据，也叫定性数据，它的属性为两个相互对立、互不包容的类别，如男性、女性。多分类数据是指属性为多个互不包容的类别，如职业，其可能的"取值"不是数值，而是农民、工人、学生、教师、干部、军人等，这也称为分类变量的水平。需注意的是，名义数据为了便于输入计算机，常采用代码 1、2、3 等来表示各个水平，但这些代码不能进行计算。有时一个多分类数据也可用几个假变量（dummy variable）或哑变量取代。例如，民族变量有汉、回、满、壮、其他等 5 个水平的变量，可转化为 4 个哑变量：$X_1=1$ 表示"汉"，$X_1=0$ 表示"非汉"；$X_2=1$ 表示"回"，$X_2=0$ 表示"非回"；$X_3=1$"满"，$X_3=0$ 表示"非满"；$X_4=1$ 表示"壮"，$X_4=0$ 表示"非壮"；$(X_1, X_2, X_3, X_4)=(1,0,0,0)$ 就表示"汉"；$(X_1, X_2, X_3, X_4)=(0,1,0,0)$ 则表示"回"；$(X_1, X_2, X_3, X_4)=(0,0,0,0)$ 则表示"其他"。

（三）等级数据

等级数据（rank data）是指变量值为某种属性，且其取值存在次序关系，具有半定量性质，表现为等级大小或程度。例如，肺结核诊断时痰涂片结果为阴性、可疑、阳性 3 种，其特点是阴性、可疑、阳性分类间的次序不可改变。

为了研究的分析可行性强，有时需对数据进行转换或者重新编码，一般是把计量数据转化为二分类数据。例如，肝脏功能的谷丙转氨酶正常参考值为 5～40 U/L，可将患者的谷丙转氨酶按照标准转化为偏低、正常、偏高，形成等级资料。

二、数据统计分析方法的选择

使用适宜、正确的统计分析方法是研究结论真实可靠的保证，统计方法的正确选择一般与研究目的、数据类型、数据的分布有密切关系。统计分析主要分为两类，统计描述和统计推断。

（一）统计描述

统计描述是用科学的方法分析医学研究中的实际数据，并通过统计疾病特有的统计指标和指标体系，使人们对数据有大致的了解，以反映疾病发生、发展规律，为进一步统计分析打下基础。一般基本特征包括对象的人口特征，如性别、年龄、婚姻状况、职业等。医学研究都需要对主要观察项目进行描述性统计分析，使读者获得主要观察指标的高低及分布情况。根据不同研究目的，可以采用不同数据进行统计描述。如想了解健康男子血清中的钙水平，则要采用计量数据描述；而想了解女性乳腺癌的病死率，则要用名义数据。

计量数据的描述可以用均数、标准差、中位数、百分位数、变异系数等指标描述数据的集中趋势和离散趋势。例如，要描述某年某医院 50 名女性晚期肺癌患者红细胞计数，可用均值，即 50 名患者的红细胞计数平均值为 450 万/mm^3；要了解 20 名肝炎患者的

HBsAg 滴度数据，则需要用几何均数；要探索 30 只小鼠口服高山红景天醇提物后在乏氧条件下的生存时间，可用中位数。

名义数据的描述可通过计算各种相对指标来描述，包括率、比和构成比。如了解某市居民高血压的患病状况，则可用高血压的患病率，但应用过程中需注意率和比的区别。

（二）统计推断

医学研究中研究者所获得的数据来自样本，但期望将这个结论用于一个总体。比如一名 35 岁的女性，中上腹部疼痛，伴有消瘦，胃镜发现胃窦部有直径 2 cm 的溃疡病灶，幽门螺杆菌检查阳性，接受根除幽门螺杆菌治疗的同时，进行病理活检，后证实为低分化胃癌。那么，患者为什么会发生胃癌，是否和幽门螺杆菌阳性有关？这就是一个统计推断的例子。根据样本的特征，估计总体的规律。理想是“一叶知秋”，但如“盲人摸象”的谬误也屡见不鲜。统计推断是期望用科学的方法，利用有代表性的样本和统计推断的技术，发现事物发展的规律。

统计推断常用的方法有参数检验、相关分析、回归分析等。

参数检验包括标准比较法、两两比较法、多组比较法。该检验一般要求研究资料符合参数检验的要求。如进行两个独立样本的 t 检验，要求两个样本均来自正态分布的总体，且方差齐，符合正态分布，否则应进行转换或进行非参数检验。例如，某研究拟观察两种药物对原发性高血压的疗效，将诊断为Ⅱ期高血压的 40 名患者随机分为两组，一组使用卡托普利治疗，另一组用尼莫地平，4 个月后，观察舒张压下降情况。对两组患者舒张压的下降描述，发现其服从正态分布，且具有方差齐性，就可以采用两组独立样本 t 检验。

当需要确定事物间的关系，定量表述事物间关系的方向、大小或强弱，则可能会用到相关分析或回归分析，如分析儿童年龄与身高之间是否相关，结核患者耐药是否和治疗延迟相关。对于计量资料，如果两变量服从正态分布，想研究两变量是否存在相关性，应首先做散点图，如果散点图呈现线性趋势，则可计算相关系数，并检验相关系数的显著性，如年龄和身高的关系。但在医学研究中，更多见的是研究一个自变量对应变量影响的数量依存关系，如身高是否随着年龄增加而升高，身高是应变量，年龄是自变量。

由于医学现象复杂多样，如糖尿病的发生受到多种因素的综合作用，因此需要用多因素分析，探讨糖尿病的发生、发展，此时常用多元回归模型，从众多相关因素中筛选出主要的危险因素，并估计出这些危险因素的重要程度，预测人群中患该病的风险。

第三节　医学数据分析前的准备及结果解释

一、数据的质量控制

完整、准确的资料收集是医学研究工作的基础。医学研究应该遵循客观事实，通过观察、描述疾病在人群中发生的现象，通过实验对疾病发生的规律进行验证，检验病因假设,得出普遍性规律。为了保证研究数据真实可靠,需要梳理研究数据收集的环节。首先,考虑医学研究数据的来源。在医学科研中,数据来源是多方面的,常见的有传染病报表、职业病报表、医院工作报表、病历记录、动物实验报告等,但随着医学的发展和医学研究的需要,医学研究数据愈来愈趋向大型化,采取严格的质量控制措施取得准确可靠的数据,则十分关键,应采取一些措施来保证原始数据准确可靠。制定统一的数据采集标准,规范实验记录、病历和报表的收集过程,保持数据的完整、准确、及时,检查漏报、重报和错报数据。其次,医学研究过程应通过严格质量控制措施来减少系统误差,坚决制止伪造和篡改科研数据。

二、可疑、缺失数据的处理

可疑数据是指样本中个别值明显偏离其余观测值,也叫离群值(outlier)。可疑数据产生的原因有4种:样本数据变异度较大、调查技术不完善、调查人员在调查过程出现错误、调查对象给出的信息有误。发现可疑数据后,应该先认真检查原始数据,看是否存在数据质量问题。如果数据没有错误,则在可疑数据删除前后分别进行分析,并比较结果,分析可疑数据的影响。

缺失数据会导致医学研究的潜在偏倚。发生缺失数据的原因有主观、客观因素。例如,研究中观察值为阴性结果,测得数据为零或者未检测出来(超出检测阈值),此时应明确给出相应符号,防止和缺失值混淆。客观因素有研究对象失访、检测仪器失效无法提供准确数据。如果缺失数据占总数的比例较小,可将其直接删除;当缺失数据数量较大时,简单删除可能丢失大量数据信息,一般采用缺失数据填补。常见的缺失数据填补法有均值填补、同类均值填补、期望最大化法填补、多元线性回归算法和多重填补。详细内容将在第二章第四节中介绍。

三、统计分析结果的解释

从统计学、逻辑学和生物医学3个方面科学、合理地解释医学研究数据统计分析结果,是正确认识统计学联系和因果联系的基础。当研究发现某因素和疾病有统计学关联时,仍要经过流行病学推断,排除虚假关联和间接关联后,才能应用因果关系判定的标准进行评判。

(一)统计学意义与临床意义

统计学意义的标准通常是指当 $P \leqslant 0.05$ 时就认为差异有显著统计学意义,这个前提是事先规定的检验水准 α 为0.05。报告统计结果时,应列出统计量和 P 值的具体数值,让读者判断统计意义的大小,如 $\chi^2=6.63$,自由度为1,P 为0.01。P 值是假设检验中的一个概率,只能说明统计分析结果支持无效假设成立的概率有多大。P 值越小,仅说明当前样本的统计证据越趋向于拒绝无效假设(H_0)。例如,为研究肥胖与脂质代谢的关系,在某地小学中随机抽取了30名肥胖儿童和30名正常儿童,用改良八木国夫法测定两组儿童血中脂质过氧化物(LPO),结果发现肥胖组LPO均值为9.36 μmol/L,对照组LPO

均值为 7.58 μmol/L,经 t 检验,$P<0.001$。P 值仅能说明两组 LPO 有显著差异的可能性很大,并不能说明两组 LPO 均值差很大。在某研究中有这样一段话:"丙酸倍氯米松组患者吸入糖皮质激素后,其气道反应性有显著降低($P<0.05$);而安慰剂组气道反应性无明显变化($P>0.05$)",这明显是把差异存在的概率和临床疗效的差异混为一谈了,P 值仅说明拒绝原假设"反应性无差别"的犯错误的可能性大小,而不是气道反应性降低的大小。

统计学意义对于实际工作的参考价值需要结合不同专业背景考虑。例如,在高血压防治中,采用某方法治疗后收缩压平均降低了 4 mmHg,经检验有统计学意义,但临床医生可能认为患者降低 4 mmHg 没有临床意义,而疾病预防控制部门却可能认为在群体水平血压降低 4 mmHg 有公共卫生意义。

(二)样本量对研究的影响

任何一个医学研究都是在有限数量的个体中进行的,期望通过这个样本说明总体的特征或规律。为了使样本能较好地代表总体,通常要求样本要有代表性且样本量足够大。

研究设计都会对样本量有要求,样本量过小,得到的结果不稳定,研究结论缺乏充分依据;样本量过大则可能增加研究实施的难度,所以要求在保证科研结论准确的条件下,确定最少的观察例数。样本量确定可按研究设计或统计方法不同而定。研究设计可分为现况研究、病例对照设计、队列研究、实验性研究,此类计算可参照专门软件或计算公式确定;统计方法可分为描述性分析、模型分析,当建立回归模型时,样本量应为加入模型自变量个数的 10~20 倍。在样本不足的情况下,数据信息无法满足建模需求,此时研究者只能充分利用信息,必要时放弃过于复杂的模型,采用相对简单、参数少的模型,从而得到稳妥的分析结果。研究样本含量估计时,可以将多种样本含量估计方法相结合,综合分析后选取合适的样本量。为了提高研究的检验效能,可以设法缩小总体范围,减少个体变异,如探索体育运动对糖尿病影响时,采用同年龄、同性别比较。

根据样本推断总体时,要考虑抽样的随机化程度,合理分析抽样误差和选择偏倚对研究结论的影响。此外,利用统计学方法推算总体指标的 95% 可信区间(confidence intervals,CI),通过区间估计给出相对稳定的范围。

(三)生物医学解释

科学研究是为了解决工作中发现的问题,所以对研究结果的解释必须结合现有生物医学知识,如果研究结果偏离疾病自然史或生物医学原理和现有生物医学领域的研究成果,必须考虑其原因所在。首先,认真考虑可能是哪个环节出现了问题,可能存在什么偏倚?少数创新性的研究结果可能不是"言之有理",有可能是"合理性"受到现有科技水平、评价者知识背景和能力的限制,但一定是经过反复推敲的,认为各环节没有错误。一般对研究结果的解释应该进行充分讨论,主要从 3 个方面比较:与国内外既往研究结果比较;与国内外同期的研究结果比较;在相关学科中列举支持研究结果的理论依据。

第四节 医学数据管理的标准及规范

近年来,随着计算机技术的发展、普及,医学数据积累已经成为科研领域的一个重要特征。从基因组学到多组学研究,从单一病种的癌症到泛癌症研究,从单个患者到人群的公共卫生研究,数据使人类从不同尺度研究生命的奥秘成为可能。数据是人类科研实践活动的重要产出,同时又可被社会来证明科学研究的可再现性和重复性。所以,人们希望对高成本投入产生的数据能从不同角度利用,以实现数据价值的最大化,而提升数据的可再利用性就变成了数据管理的核心目标。但是到目前为止,用户对大量现存的数据再利用仍有多种障碍和困扰,如无标准,可能会造成医学信息交换与共享严重滞后,数据难以共享;没有合理合法的途径得到数据实体资源;获取实体数据后,不知道用户的权利和义务。本节将从医学数据标准、医学伦理、学术道德几个方面来介绍数据管理中的伦理与道德问题,以理顺数据管理带来的挑战。

一、医学数据标准

近 20 年来,人类社会所积累的科学数据已经超过了过去几千年的总和,而数据驱动的科学发现也被称为科学研究的第四范式。但因为缺乏标准的数据,所以造成了虽然数据量大但具有国际高质量生物数据产品较少。数据质量和异质性导致大规模计算的瓶颈效应明显,难以实现科学数据的再利用。虽然在 2018 年国务院颁布了《科学数据管理办法》,但因为相应责权利不明,科研人员参与科学数据汇交和共享的动力不足,数据安全及其危害缺乏明确说明,仍难以消除数据公开共享遇到的困难。因此,建立开放的、规范性的数据标准,实现医学数据资源的统一、完整尤显重要。

标准的本质特征是统一性和法规性。医学数据标准是指在医学活动处理过程中,对其信息采集、传输、交换和利用时所采用的统一规则、概念、名词、术语、代码和技术。通常,医学信息标准可分为 3 类,即框架标准、基础标准和操作标准。我国医学信息标准已公布 12 大类 72 个标准和规范,如医院信息系统功能规范(HIS)。我国 2011 年颁布了《中华人民共和国卫生行业标准:卫生信息数据元值域代码 · 第 11 部分:医学评估(WS364.11—2011)》,这是由卫生部卫生信息标准专业委员会提出的。WS364 规定了医学评估相关信息的数据元值域代码,适用于医学评估相关信息的表示、交换、识别和处理。国内外相关组织都对医学数据标准进行了广泛探索,其中未来通信与电子研究联盟 11(FORCE11)是一个由学者、图书管理员、档案管理员、出版商和研究资助者组成的学术团体。FORCE11 提出了 FAIR 准则,希望以此指导数据管理,将科学数据按可查询(findable)、可获取(accessible)、可互操作(interoperable)并且可重利用(reusable)的基本指导原则建立数据库。可查询是指数字源很容易被人或机器查询到,要求相关数据集或数据服务应以清晰的方式被标识、描述、注册并被索引。数据资源应有充分的元数据注释,在公开的数据库存储和索引。可获取是指对数字资源的获取方式有清晰的定义,包括如何获得数据的使用权,元数据也应可获取。可互操作是指同一主题或客观实体的多个数据资源可被机器自动整合,网络服务可自动判断其与目标数据之间是否兼容。当然,这就要求数据资源的描述要足够清晰,可通过网络实现准确的整合。可重利用要求按照研究领域的标准对数据来源进行详细记录,使用者可根据数据来源出处信息(准确的数据描述、提取方式和应用许可等)判断目标数据资源能否重用。

FAIR 准则中涉及的数据和元数据标准主要包括最小信息标准、术语标准和格式标准 3 个层次。最小信息标准是指要理解一个数据对象及其背景所必需的说明信息。比如,临床电子病历数据记录方法、各编码所代表的意义,通过元数据可充分记录这些信息,方便数据使用者使用、整合及再利用。数据使用者希望元数据尽可能丰富,但过长的元数据也会给数据使用者和储存造成负担,故针对特定领域的元数据,最小信息标准是一个关键因素。术语标准规范了客观物件或者概念的名称、定义以及提供明确的标识,从而为实现机器间"语义"交流建立基础。术语标准的存在形式有多种,从可控词表、术语表、分类词表、叙词表到本体,其形式化程度逐渐增强,功能逐步丰富,复杂度也大幅度提升。本体在数据标准化和构建语义模型过程中扮演重要角色,如 ICD - 10 和 ICD - 9 等。格式标准是不同机构之间共享数据或软件程序之间交换数据的统一格式,既包括文件的格式,也包括数据模型,这类数据标准在过去几十年中得到了高度重视和认可。例如,在基因组测序领域,记录原始测序的 FASTQ 格式的文件到记录基因序列突变信息的 VCF 格式的文件,均是被学界和产业界广为接受的数据标准格式。上述 3 类标准互相组合、互相支撑,构成了一个领域进行计算机互兼容、互操作的内容标准系统。

二、医学数据使用的伦理规范

随着信息化时代的到来,海量的医学数据给医学研究带来了新的认知途径、工作方式,但也提出了新的伦理问题。建设适应信息时代的伦理规范,对医学研究具有十分重要的现实意义。只有在遵循伦理要求规范的基础上使用医学数据,医学研究信息化才具有生命力。

(一)医学数据的伦理

医学研究的伦理源于医学研究工作与患者关系的特殊性质,主要遵循《赫尔辛基宣言》(以下简称《宣言》)。该《宣言》是 1964 年制定的,后经 5 次修订,最近在 2000 年第 52 届世界医学大会通过的。《宣言》指出:涉及人类受试者的医学研究必须遵循公认的科学原则,必须建立在对科学文献和其他相关信息全面了解的基础上,必须以实验室实验为基础,并酌情考虑动物实验,必须尊重研究中所使用动物的福利。在临床试验前,资助者、研究人员和研究主持者应该为所有干预措施的参与者预先做好试验后访视的准备,这些信息也必须在知情同意过程中向参与者公开。在招募第一个受试者之前,涉及人类受试者的研究都必须在公开可及的数据库中注册。

医学数据包含的内容不仅涉及个人隐私,还有民族基因等关乎整个国家战略安全的信息,对医学研究数据的法律规定不能简单地以保护个人隐私为目标,应当有更高的、符合医学伦理的法律规范对健康医疗数据的收集、交易、共享等行为进行规范限制。2019 年 7 月 1 日,《中华人民共和国人类遗传资源管理条例》正式施行,人类遗传资源信息和人口健康信息都是医学数据的重要组成部分。此外,医学研究的伦理审查就是为了保护受试者的生命健康权,保护患者的基本健康安全,规范医学研究和诊疗行为。

医学数据的开发和利用为精准医疗提供了数据支撑,创造了巨大的价值,例如肿瘤数据的研究、肺结核数据的研究都为行业发展带来利好。随着互联网医疗业务的发展,积累了大量医疗数据,而医疗数据的收集、使用等都需要尊重患者的隐私和知情同意权。不管是互联网医院,还是医疗数据企业,都可能需要以医学数据为基础进行医药行业研究,需要通过伦理审核。医学数据不同于普通的个人数据,它是人格权和财产权相结合的复杂客体,具有物质和信息的双重属性。医疗数据包含的信息涉及的是人格权中最为敏感的信息,在数据收集和利用时,应当与普通个人信息加以区别对待。伦理审核一般包含 3 个原则。

第一,尊重原则。尊重原则是医学伦理的首要原则,是对人的生命、健康及患者或受试者对治疗行为或者医学试验行为的知情同意的保障。《纽伦堡法典》中发布了有关人体试验的声明,首要一点就是赋予受试者合法同意的权利,未经受试者同意,不得进行任何试验,该权利不受任何干涉、欺瞒、蒙蔽、挟持和哄骗,或其他强制或压迫的形式。1975年,《赫尔辛基宣言》也将知情同意加入医学伦理的原则中。

第二,有利原则。有利原则是指医务人员的诊治行为以保护患者利益、促进患者健康、增进其幸福为目的的原则。在紧急状况下,做出最有利于救助患者但造成不良后果的紧急医疗措施,不属于医疗事故。在医学科研领域,有利原则是指是否有利于促进医学事业发展,是否有利于促进人类健康。在具体诊疗环节中,医疗伦理审查以是否有利于患者的治疗作为重要的审查标准。

第三,公正原则。在医疗资本和利益伦理的领域,公正原则主要是指医疗活动中权利和义务、利益和风险的公平分配。它反映医疗活动中利益分配的伦理原则,以此衡量医疗活动在协调各方利益关系、尊重和保障各方基本权利等方面所具备的水平,也是评判医疗活动中利益分配是否合理正当的基本尺度。

医学科技人员应增强伦理意识,原始数据中如涉及基因、蛋白质、突变体和疾病内容,需在建议的国际公共数据库注册,并在投稿时提供注册号。原始数据中如有少量的或特殊的数据,可以作为论文附件在投稿时和论文一起上传。

(二)医学科学数据共享的伦理要求

近 30 年来,随着计算机技术和信息技术的发展,电子病历的普及和医学科技的发展为医学数据提供了丰富的数据资源。医学科学数据是人类及全社会共有的财富,国家投资产生的科学数据理应属于全社会。科学数据及其蕴含的科学价值或知识应该在全世界自由地传播,除国家规定保密外,要向社会公开,无偿共享。美国国家科学院国家统计委员会在 1985 年关于数据共享的研究报告中,对数据共享给社会和科学本身带来的益处做了详细论述,首先是促进科技进步和避免重复投资;其次是增强数据和分析的质量,还可减少参加对象的负担。我国也把科学数据共享纳入国家科技基础条件平台建设,而医学研究数据共享则是该平台的重要部分。需要注意的是,科学数据实施共享并不是对所有科学数据资源不加区分地在国内外公开使用,也不是简单地归结为无偿使用,而是对共享的范围和条件进行限制，通过分级分类共享实现保密。科学数据共享的相关伦理问题也不能忽视，正确稳妥地解决共享数据伦理学问题，有助于其向健康有益的方向发展。

医学研究数据共享的伦理学理论在我国稍显滞后，医学数据共享的伦理问题主要涉及以下几点。

1. 医学科学数据的所有权

我国大部分科学研究都由国家资助，因此所有权应属于国家，而不是个人或单位所有，更不能因为经济利益而使长期积累的宝贵数据无法实现更多的科学价值。但数据的共享可能将个人隐私或国家安全有关的数据暴露，使原来认为无害的数据变得非常敏感，因此数据共享必须在平等、公正、兼容、互惠、知情同意、无害等原则下进行，既要充分利用全球医学科学数据资源来解决医学难题，又要在合作中警惕安全隐患。专利是保护医学科研最新成果所有权的主要手段，在我国，除了疾病的治疗和诊断方法不授予专利保护外，其他医学科研成果都可以申请专利保护。医学科学数据共享并不否定知识产权保护，使得医学科学数据成为创新的源泉。

2. 知情同意

患者的知情同意可能是医学数据共享的另一个阻碍。医学研究中，知情同意是尊重人生命伦理的基本原则，但医学数据共享时从个体水平获得知情同意几乎不可能，为此，美国人类研究保护办公室创建了新格式，即泛知情同意。针对数据共享，泛知情同意是个体参与者对其个体水平的研究数据或个人健康信息，同意不仅用于签署时的初次使用目的，还允许未来的使用，且没有具体的使用指向和限制。另外一些特殊情况下也可申请知情同意的豁免，个体权益保障仍是知情同意履行的首要原则。在确实无法获得同意的情况下，而研究又具有重要价值和意义的情况下的知情同意豁免，以及为促进共享数据的最大价值化进行泛知情同意签署，对于个体参与者来说，个体权益保障均具有一定的潜在风险，比逐项的知情同意签署风险均有增加。

3. 隐私保护

隐私保护也可能阻碍了医学数据的共享，而隐私信息的分类分级管理则较好地解决了这一难题，成为数据共享细化管理和技术保障实施的基础和依据。隐私标准具有管理规范的目标标准和技术实现标准两个方面。前者是原则要求和管理目标，后者是保护隐私的技术实施手段。数据共享中的隐私保护包括两个方面，一是含有受保护个人信息的访问，二是去识别数据共享的重新识别风险。隐私分级标准是相关信息一旦泄露，将对个体或其家庭造成潜在危害的严重程度，具体包括对个体可识别的身份信息量、疾病信息的敏感程度，如是否包含对个体及其家庭的生活（如婚姻、交往）和工作等带来歧视的信息。

可识别信息的隐私分级一般为3级。

1级：含有一般健康体检，或常见疾病基本信息的数据。

2级：含有一定敏感信息的数据，如一般敏感疾病或基因组部分信息。

3级：含有对个人生活影响或损害较大的敏感信息的数据，如含有2级数据，数据量较大,或者涉及敏感信息较多,如未成年人等。

去识别信息的隐私分级则根据去识别数据重新识别的可能性高低进行分级。

0 级:匿名或较全面去识别化后的数据,无法重新识别数据。

1 级:与其他信息组合重新识别的可能性很小,甚至无可能性。

2 级:与其他信息组合对于相应领域较高水平专业人员具有重新识别的潜在可能,一般专业人士和公众无法识别。

3 级:与其他信息组合有重新识别的可能,一般专业人士可以完成重新识别。

4 级:与其他信息组合很容易有重新识别的可能,一般公众能够识别。

理论上,现实工作中没有 100% 的数据隐私保护管理或技术方案,重要的是数据持有者、数据提供平台等所有利益相关者都应重视伦理规范,保护个人健康隐私,并履行责任和义务。医学数据共享的最终目的是为了促进人类的健康,如果医学科学数据共享确实使一部分人受益,而且不会损害别人的利益,不给他人造成损害,对环境不造成危害,数据共享就应该得到伦理的支持。每个科研工作者都应清楚地理解科学研究是为了造福人类,在遵守隐私保护、知情同意的原则下,完成科学研究。

三、遵守学术道德

科研诚信是科技创新的基石,也是保护科学进步的盾牌,遵守学术道德是科技工作者的基本行为准则。医学研究者应忠实原始数据,通过观察、实验,描述或预测疾病状态在人群中发生、发展的现象,经过科学的归纳、分析及逻辑推理,得出普遍性规律。只有客观地记录原始数据,才可能获得真实的结果,从而得出客观规律。当然,预期结果可能与实验结果之间存在差异,研究结果与客观现实之间也存在或多或少的不一致,此时应冷静分析这些矛盾,它们可能是误差、错误,但也可能是新的发现。在医学研究过程中,应尽可能采用科学的设计和严格的质量控制措施,排除错误,控制系统误差,从而探寻事物发生变化的客观规律,逐步向真理迈进。需要特别指出的是,不能因为实验结果与预期之间存在差别或者因其他任何目的而篡改研究数据,这是严重违背科学精神的行为。

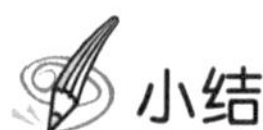

小结

本章期望把大家引入医学数据管理与分析的精彩世界里,这是医学研究中非常重要的一个环节。在这一章里,介绍了数据管理与分析的发展史,引出了基本概念,简要说明了数据管理与分析的步骤和相关软件;同时,介绍了数据管理中质控、可疑数据的处理,强调了数据管理与分析的原则;最后阐述了医学数据管理的标准及伦理规范。

练习题

1. 数据管理的发展经历了哪些阶段?
2. 科学合理地解释统计分析结果的基本步骤有哪些?

(吴谦)

第二章　数据处理与质量控制

对研究质量的监督与控制是科学研究工作的基本步骤，目的是预防和发现研究设计与实施过程中可能发生的错误，并通过及时核实与更正以保证研究的质量。因此，一项完整的研究设计除了需要明确抽样框架，制订出研究对象纳入和排除的标准外，还需要制订资料搜集、数据清理、资料分析以及统计结果报告各个阶段数据质量监控的具体方案，并经预试验完善后执行，以获得准确、可靠的研究结论。

第一节　研究中误差的可能来源及数据错误的预防

一、研究中误差的可能来源

科学研究的任何一个环节都有可能发生错误，从而导致与事实不一致的研究结论。统计学上把研究的测量值与事实真值之差称为误差，并根据性质和来源，将其归类为随机误差和系统误差。这样分类的目的是希望通过恰当的估计与控制获得准确、可靠的研究结论。研究中的随机误差是指由偶然因素所导致的测量值与真值之差，在直接对总体进行的研究中，随机误差的来源是随机测量误差。对于抽样研究，随机误差的来源除了随机测量误差外，还包括因个体之间的变异而产生的抽样误差。

对于任何一个指标的测量，无论是仪器测量还是量表或问题测量，都有可能因测量条件或观察条件的随机偶然波动而导致测量值与真值之间的不相等，这种不相等即随机测量误差。例如，同一名专业人员用同一台仪器多次连续测量同一个个体的某项指标，假定人员的测量和仪器均符合要求，那么这些测量值之间的差别就是由随机测量误差造成的。随机测量误差的特点是误差的方向是随机的，也就是说，每一次测量的大小与方向在测量之前无法预知，测量值与真值相比，偏大和偏小的概率相等。在大量重复测量中，随机测量误差有分布规律性。在实际研究中，需要使用校正后符合计量要求的仪器或量表和问卷，由培训合格的人员进行测量，将随机测量误差控制在较小和稳定的范围内。通过同一测量人员对同一研究指标的多次测量以及不同人员对同一个体相同指标的多次测量的重测一致性，可评价随机测量误差的大小。

抽样误差是在抽样研究中必定会发生的误差，它的本质是变异，其大小可用标准误表示。对于任何一个研究指标，均需要有足够的样本含量将抽样误差控制在适宜的范围内。

系统误差是指由某种错误所导致的测量值与真值之差，可发生于研究的任何一个阶段，原因众多。样本偏差、研究对象有误、仪器不合乎标准、仪器操作或读取结果有误、问卷或问题设计有误、调查技术有误、数据录入有误、统计指标不合理、统计分析方法有误、统计结果解读有误等均可产生系统误差。系统误差不具有随机性,受到同一种系统误差影响的测量值会统一地高于或低于真值。系统误差有可能导致错误的研究结论,是研究中应该避免的误差。

二、数据错误的预防

错误的数据是指与事实相违背的数据,识别有据可循。

(一)研究个体和记录的识别

在解决了其他可能造成系统误差的原因之后,在数据采集、记录和录入阶段仍然可能产生错误。为了避免和更正这些错误,首先需要能够对研究个体和记录进行识别,识别的基础是为每一名研究个体和记录进行恰当的编码。借助行政区划进行逐级编码是常常采用的一种编码方法。

1. 区域、机构、设备及人员编码

一项研究常常涉及对多项内容的编码,如研究的名称、研究区域、样本研究机构、各类研究人员、管理人员、研究对象、访问设备、信息记录工具等均需要编码。为便于受试者隐私保护及研究实施,编码需要在正式研究开始以前按预定的规则完成。研究区域的编码可借用相应的行政编码,其他各项的编码可采用位数足够的随机码、顺序码或身份码进行编制。如果采用身份码,则需有对隐私严格保护的措施。各个层级的编码可以单独或联合使用。例如,访员的代码,根据实际需要,可以由一层或多层(如省、市、县、乡、村)机构码与访员个人码联合组成;研究对象码可以由访员码、病种码以及研究对象的个人码联合组成。对于同一个研究对象的各种来源的信息,如知情同意书、问卷、生物标本等,均需要在个人码之下再进行单独的编码。在研究实施之前,需要事先完成编码签的制备,可将研究对象和访员等的编码通过条码粘贴及扫码的方式进入信息搜集系统,以便减少相应的录入错误。

以中国养老与追踪调查项目为例,2011 年研究对象的编码由省、市、县、村、家庭和个体 6 个层级的代码组成,除了村代码和个体的代码为一位数字外,其他均为两位数字的代码。个体代码为 1 时代表主要受访者,个体代码为 2 时代表主要受访者的配偶。

2. 问卷、问卷条目和问卷条目分类的编码

(1)系统编码法:对于任何类型的资料采集,均需要有信息记录的工具,在此统称为问卷。对问卷的编码,可采用问卷名称的英文或汉语拼音首字母的缩写进行编制。问卷中条目的编码,可由问卷码和条目所在问卷中的顺序码联合组成,采用间隔顺序编码的方法进行编制,以便为未来条目的增添留出余地。条目较多时,可增加问卷之下的内容码。条目分类,如性别的男性和女性,一般用阿拉伯数字按序编排。根据问卷中条目分类或取值的位数,缺失码一般赋值为 9、99、999 等,或者 9.9、99.9、999.9 等。

中国养老与追踪调查项目的健康状况和功能问卷中,关于残疾的条目和类别如下:

da005 您是否有下列残疾问题?①躯体残疾;②大脑受损/智力缺陷;③失明或半失

明;④聋或半聋;⑤哑或严重口吃。

这里有 5 个可多选类别的条目,在数据库中表示 5 个二分类变量。da005 是问卷中“您是否有下列残疾问题?”这个条目的名称,其中的“d”是问卷码,“a”是问卷中的内容码。条目之下的 5 个选项在数据中的变量名分别用 da005 加短横线及它们的顺序码组成。对于问卷中未事先给予名称的变量,通过在顺序码后加一条短横线表示。由此,中国养老与追踪调查项目命名的“躯体残疾、大脑受损/智力缺陷、失明或半失明、聋或半聋、哑或严重口吃”这 5 个变量在数据库中的名称分别为 da005_1_、da005_2_、da005_3_、da005_4_、da005_5_。这些变量的条目均有“是”和“否”两个选项或类别,在数据库中分别赋值为 1 和 0。

(2)英文全称或首字母缩写命名法:对于变量数量较少的研究,或容易根据名称识别的变量,亦可用英文词或缩写表示。例如,中国养老与追踪调查项目中基本人口学特征问卷的变量全部采用了该种命名法,用“age”表示年龄,用“gender”表示性别等。

(二)变量清理清单的建立

在确定了问卷中所有条目的变量名和分类变量的条目类别以后,便可以据此制作出变量的取值范围清理清单以及变量取值之间的逻辑关系清单,并据此设定数据录入时变量的范围,进行在线的错误发现。一个完整的变量取值范围清理清单一般包括变量名、变量的意义、变量赋值和变量的上下限(表 2-1)。变量取值之间逻辑关系的清单一般包括变量的名称和变量之间的关系。

表 2-1 研究变量及合理取值范围

序号	变量名	意义	变量赋值	下限	上限
1	da005_4_	听力残疾	1 = 是,2 = 否	1	2
2	gender	性别	1 = 男,2 = 女	1	2
3	urban_nbs	城乡	0 = 农村,1 = 城市	0	1
4	bd001	受教育程度	1 = 未受过教育(文盲);2 = 未读完小学,但能够读、写;3 = 私塾;4 = 小学毕业;5 = 初中毕业;6 = 高中毕业;7 = 中专(包括中等师范、职高)毕业;8 = 大专毕业;9 = 本科毕业;10 = 硕士毕业、博士毕业	1	10
5	da007_3_	糖尿病	1 = 是,2 = 否	1	2
6	da059	吸烟	1 = 是,2 = 否	1	2
7	da067	过去一年饮酒情况	1 = 喝酒,每月超过 1 次;2 = 喝酒,但每月少于 1 次;3 = 什么都不喝	1	3
8	da069	以前喝酒情况	1 = 我从不或极少喝酒;2 = 我很少喝酒,每月少于 1 次;3 = 我以前喝酒,每月超过 1 次	1	3

续表

序号	变量名	意义	变量赋值	下限	上限
9	ba002_1	出生年份	数值型变量	1910	1989
10	ba002_2	出生月份	数值型变量	1	12
11	da065_1	开始吸烟的年龄	数值型变量	14	77
12	da065_2	开始吸烟的年份	数值型变量	1950	2011
13	da006_4_	开始耳聋的年份	数值型变量	1910	2011
14	ge009_2	每月的水费和电费	数值型变量	50	300
15	ge009_4	每月保姆、小时工、佣人等的支出	数值型变量	500	3000
16	ge009_7	每月的文化娱乐支出	数值型变量	50	500

（三）数据采集过程错误的预防

1. 数据采集开始前研究对象的确认

数据采集过程对错误的预防始于数据采集之前对研究对象地址和身份的确认，以避免张冠李戴、重复调查或冒名顶替的错误发生。

2. 问卷中条目的询问时长及应答时长的监控

对问卷中的每一项条目，无论是问题询问还是应答，均可以通过预实验测定出一个适宜的时长范围，可根据录音记录对检查条目询问及条目应答时长进行检查，以避免虚假访问，或避免因访问时间过短而影响数据质量的问题。

（四）数据录入过程错误的预防

数据录入过程可能发生的记录重复错误和数值录入错误均可以根据变量取值范围清理清单和变量取值之间逻辑关系的清单，在电子化数据采集或录入系统进行相应的设定以自动识别。相应的工作主要包括对避免记录重复录入进行设定、对变量可以录入的取值范围进行设定、对数值转换和跳转进行设定、对条目之间取值相互矛盾的检查进行设定、对避免条目漏填进行设定、对不应填写的内容进行暂时封闭的设定、对整体问卷填写完整性自动检查的设定等，可采取自动提示和重点条目二次确认的方法减少录入错误。其中，对条目或量表之间应答的交叉验证是根据变量应答之间的逻辑关系发现数据问题的方法，又称为数据的逻辑检查。最常用的有根据时间或年龄设定检查，例如可根据各种日期（出生日期、确诊日期、暴露日期、开始治疗的日期、随访日期、预后判定日期等）之间的关系设定对条目的核查。

对于中国养老与追踪调查项目资料，可根据出生年份（ba002_1）必然早于开始吸烟年份（da065_2_），开始耳聋的年份（da006_4_）不可能早于出生年份（ba002_1）这样一种变量之间的天然关系，发现数据可能存在的错误（表 2－2）。

表 2-2 研究变量取值间的关系

序号	变量1		变量2		关系
	名称	意义	名称	意义	
1	ba002_1	出生年份	da065_2	开始吸烟年份	ba002_1 < da065_2
2	ba002_1	出生年份	da006_4	开始耳聋年份	ba002_1 ≤ da006_4

第二节 数据中错误的清理、备份与保存

一、数据中错误的清理

对于采用了电子化资料搜集系统的研究，可以根据变量取值范围清理清单和变量取值之间关系的清单，进行数据采集过程在线错误发现的设定。对于采用纸笔法进行资料搜集的研究，可在每一个条目及一份资料的搜集完成以后进行检查与核实，并及时录入到数据库中进行下一步的数据清理工作。即便是资料的搜集采取了电子化的方法，由于信息记录设备（电脑或其他终端设备）的容量有限或因数据保密的需要，也基本无法在一台信息记录设备中保留全部的数据，仍然无法完全在线地避免编号重复的错误。因此，虽然有在线检错的系统正常运行，但是每日的数据核查、数据连接及数据备份工作仍必不可少。

（一）数据的完整性检查

1. 问卷条目的完整性

在资料采集的过程中和采集完成以后，应随时注意和检查每一份问卷条目填写的完整性。对于采用电子信息系统的研究，可通过在线设定帮助条目填写完整，做到对尽可能多的样本完成检查。

2. 研究进度与应答率

对研究对象募集数量及进度的监测至关重要，它是研究期间高质量地募集到足够样本的基本保证，业界对应答率的要求一般不低于 75%。此外，重复记录的发现与核实也是对募集数量和进度监测的一项重要内容。由于录入错误导致的重复记录，可根据问卷正确的编码加以纠正；对于编码错误导致的重复记录，需要逐级反馈到最初编码的人员进行核实，追溯到错误产生的根源，以纠正并杜绝错误的继续发生。

对于多次接触仍未完成调查的研究对象，需要详细记录未完成调查的原因。对未完成调查原因的分析，一方面可用于提高募集的质量；另一方面可用于评价最终样本对总体的代表性。

（二）数值错误的检查

1. 在线错误的发现

在线错误的发现是采用电子化资料搜集系统的一个优势，依据事先设定的录入错误

警示,可及时发现并现场核实与纠正可能的错误,从而提高数据的质量。

2. 小样本二次核查

小样本二次核查是指对已完成数据采集样本中部分样本的再次调查。通过对同一批研究对象先后两次调查结果的比对,可以帮助确认研究对象和采集的数据是否正确。二次核查的样本需要在研究设计阶段确定,可以是随机选定的一组样本,亦可为根据研究需要选定的典型样本。小样本二次核查的工作可随研究过程穿插进行,以便及时发现和纠正错误。小样本二次核查一般由专门的督导队伍完成。

3. 全部或部分数据双人双录入

对于采用纸笔法采集的数据,可以采用全部或部分数据双人双录入的方法发现可疑的错误。

4. 变量取值范围与逻辑关系检查

无论是电子化采集还是纸笔法采集的资料,均需要进行该项检查。对于单个条目的离群值,可通过核实各个条目的取值范围及变量取值之间的逻辑关系发现,亦可通过绘制直方图和箱式图等发现。

(三)可疑错误的核实、订正与记录

1. 错误的核实与记录

对可疑数据核实的原则是:与被访对象核实,与原始记录核实,并记录核实的结果。无法进行核实的错误应作为缺失处理,在必要和可能的情况下,可用统计学方法进行数据的填补。

2. 错误的订正与记录

对核实明确的错误,需要在问卷和数据库中进行订正,订正的原则是专人负责、不直接手工操纵数据库、用计算机代码订正,并在数据更新日志中记录订正人、订正时间及订正结果。

(四)SPSS 数据管理基本命令

问卷数据的录入和清理均需要计算机程序或软件包,如 SPSS 的辅助进行。SPSS 的数据录入和统计分析命令请参考本书的第十章至第十三章。本节介绍的 SPSS 数据管理的部分命令位于 SPSS 软件包的数据(data)和转化(transform)下拉菜单中。

1. 数据文件的合并

数据文件的合并(merge files)包括在原数据文件中添加观测记录的纵向合并与添加变量的横向合并两种情形。添加观测记录(add cases)的合并是指把包含不同研究对象信息的多个数据文件合并为一个数据文件的操作。添加变量(add variables)的合并是指将代表同一批研究对象不同特征的数据进行合并。例如,将对象家庭信息问卷与健康状况问卷合并等。

(1)添加记录的纵向合并。

例 2－1 假定在中国养老追踪调查的实施过程中,某日一名调查员采集了 6 位研究对象的资料,另一名调查员采集了另外 4 位研究对象的资料。不同调查人员采集的资料

既需要独立备份,又需要连接起来检错与使用。这种追加样本的连接,即数据文件的纵向合并。SPSS 操作步骤如下。

1)连接前数据文件的准备:将待合并的数据文件分别存为 SPSS 数据格式文件,确认各数据文件中代表相同条目的变量名和数据格式(如变量类型、变量取值宽度设定等)相同。

2)数据文件纵向合并的 SPSS 操作步骤:具体如下。

步骤 1:打开一个数据文件,将其作为当前数据文件(active dataset),另一个文件则称为外部数据文件(external files)。应当注意的是,外部数据文件应为 SPSS 格式的数据文件。

步骤 2:点击"数据(data)"下拉菜单中的"合并文件(merge files)"选项后,再点"添加个案(add cases)"选项,并进入"外部 SPSS statistics 数据文件(an external SPSS statistics data file)"对话框。

步骤 3:单击"浏览"(browse)按钮,选入需要合并的外部数据文件,继续单击"确定"(OK)按钮,进入"添加个案(add cases from)"界面。

步骤 4:在"添加个案(add cases from)"界面单击"确定"(OK)按钮,完成数据合并。

此时,数据视图界面显示的是由两个拟合并文件共有变量所组成的新的数据文件。如果拟在合并后的数据库中保留两个数据文件中的非共有变量,则需将它们从"非成对变量(unpaired variables)"框选入到"新的活动数据集中的变量(variables in new active dataset)"框。根据 SPSS 软件包的设定,"*"代表来自当前数据文件的变量,"+"代表来自外部数据文件的变量。如果需要在合并后的数据库中明确数据的来源,则可选中"将个案源表示为变量(indicate case source as variable)"选项,由此,SPSS 软件包在合并后的数据文件中自动建立了一个名为"source01"的新变量,该变量等于"0"代表记录来自当前数据文件,该变量等于"1"则代表记录来自外部数据文件。

(2)添加变量的横向合并。

例 2-2　中国养老与追踪调查的基本人口学特征问卷和健康状况与功能问卷是两个独立的数据文件,为了完成有关的研究任务,需要进行连接。这种数据文件的连接是增加变量的连接,即数据文件的横向连接。SPSS 操作步骤如下。

1)连接前数据文件的准备:数据合并以前,需要确定待合并的每一个数据文件均有共同的变量作为连接变量。连接变量又称为关键变量,它可以只有个体编码这一个变量,也可以设定编码、性别、出生日期等多个变量共同作为连接变量。所有连接变量在各个数据文件中的变量名、变量类型设定、变量值宽度设定均应相同。另外,待合并的每一个数据文件均需按照关键变量完成升序排序。

2)SPSS 数据横向合并的操作步骤:具体如下。

步骤 1:打开其中一个数据文件作为当前数据文件,其他文件则称为 SPSS 格式的外部数据文件。

步骤 2:点击"数据(data)"下拉菜单中的"合并文件(merge files)"选项后,再点击"添加变量(add variables)"选项,进入"外部 SPSS statistics 数据文件(an external SPSS statistics data file)”对话框。

步骤3:在对话框中,单击“浏览”(browse)按钮,选中需要并入的外部数据文件,单击“确定”(OK)按钮,进入“添加变量(add variables from)”界面。

步骤4:在“添加变量(add variables from)”界面,将合并后需要保留的变量选入“新的活动数据集(new active dataset)”框中。其中的“＊”代表来自当前数据文件的变量,“+”代表来自外部数据文件的变量。如有重名的变量,则需重新赋予唯一的变量名之后,再选入新的活动数据集中。

步骤5:选中“按照排序文件中的关键变量匹配个案(match cases on key variables in sorted files)”和“两个文件都提供个案(both files provide cases)”两个选项,再将用来连接两个数据文件的共同变量(如编号)选入“关键变量(key variables)”框,最后单击“确定”(OK)按钮,完成数据文件的横向合并。

2. 对数据进行排序

当需要用SPSS软件包对数据进行排序时,可按如下步骤操作。

步骤1:在数据视图界面点击“数据(data)”选项。

步骤2:在随后出现的下拉菜单中选中“排序个案(sort cases)”选项。

步骤3:在随后出现的界面中,把排序依据的关键变量选入“排序依据(sort by)”对话框,并根据需要选中排序方式为“升序(ascending)”或“降序(descending)”。

步骤4:单击“确定”(OK)按钮。根据研究目的,对数据的排序可按一个变量进行,亦可根据多个变量选入的顺序逐级依次排序。

3. 重复记录的检出

当需要用SPSS软件包对数据进行重复记录检查时,可按如下步骤操作。

步骤1:在数据视图界面点击“数据(data)”菜单。

步骤2:在随后出现的下拉菜单中选择“发现重复个案(identify duplicate cases)”选项。

步骤3:将识别个体的关键变量(如“编码”),移入“发现重复所依据的变量(define matching cases by)”框。

步骤4:选中“唯一记录(1 = 唯一记录,0 = 重复记录)[indicator of primary cases(1 = unique or primary, 0 = duplicate)]”选项。

步骤5:选中“每组的最后一个记录为唯一记录(last case in each group is primary)”选项,在表示重复记录的“变量名(name)”右侧的矩形框中,SPSS会自动填入“最后的记录为唯一(primary last)”。

步骤6:选中“将选中的记录移动到数据文件的最前(matching cases to the top of the file)”选项。

步骤7:单击“确定”(OK)按钮后,原数据文件中自动增添一个名为“primary last”的变量,选出的重复记录在“primary last”变量的取值为0,非重复的记录在“primary last”变量的取值为1。

4. 根据变量取值范围和变量取值之间的逻辑关系检出数值错误

所有的变量取值范围和变量取值之间的逻辑关系错误均可以借助下述SPSS软件包

中的操作步骤实现。

步骤 1:在数据视图界面点击"数据(data)"菜单。

步骤 2:在随后出现的下拉菜单中点击"选择(select cases)"选项。

步骤 3:选中"需要满足的条件(if condition is satisfied)"选项,并单击下方的"如果"(If)按钮。根据变量取值范围清理清单(表 2-1)和变量取值之间关系清单(表 2-2),填入相应的条件。例如,当目的为检出性别定义范围之外的离群值,则需填入的条件为:da005_4_ <1 or da005_4_ >2;若目的为检出研究对象出生年份晚于吸烟年份的错误,则需填入的条件为:ba002_1 > da065_2。

步骤 4:选中"将选中的记录存为新的数据文件(copy selected cases to a new dataset)"选项,在"新数据文件名(dataset name)"框内填入放置检出记录的文件名,单击"确定"(OK)按钮,选出的记录则显示在新命名的数据文件中。

5. 数据的修订

对数据的修订可以采用两步法进行,即先(用"compute"命令)建立一个与原变量取值完全相同的新变量,然后对新变量的取值(用"recode"命令)进行修订;也可以用一步法进行,即用"recode"命令直接修订到新的变量中。

(1)两步法:具体如下。

1)建立一个与原变量取值完全相同的新变量,根据研究目的,该命令可建立一个与原变量取值完全相同的新变量,或取值为任一常数的新变量,或由多个变量确定取值的新变量,如根据血糖、糖耐量和糖化血红蛋白 3 个变量的测定值共同判断某研究对象是否为糖尿病患者。

例 2-3 中国养老与追踪调查项目资料中,经核实,需要将某个体的出生年份(ba002_1)由 1964 年更正为 1965 年。实现该目的的 SPSS 操作步骤如下。

步骤 1:在 SPSS 数据视图界面点选"转换(transform)"菜单中的"计算变量(compute variable)"选项;在出现的菜单中,将新的变量名键入"目标变量(target variable)"下方的对话框中,根据例 2-3,可用 n_ba002_1 表示新的出生年份变量。

步骤 2:将建立新变量的运算关系键入"数字表达式(numeric expression)"下方的对话框中。根据需要,数字表达式可以是一个数字,也可以是已存在的变量名,亦可为几个已存在变量之间的关系表达式。根据例 2-3,当目的是为 ba002_1 建立一个新变量时,"数字表达式"即为 ba002_1。单击"确定"(OK)按钮完成设定。

2)在新变量中对数据进行修订,实现该目的的 SPSS 操作步骤如下。

步骤 1:在数据视图界面,点击"转换(transform)"菜单中的"重新编码为相同变量(recode into same variables)"选项,在弹出的页面中,将待重新赋值的变量选入"变量(variable)"对话框,单击"旧值和新值(new and old values)"选项,进入下一级页面。

步骤 2:将旧值和新值分别键入相应的对话框后,单击"增加"(Add)按钮,直至完成全部旧值与相应新值的设定后,单击"继续"(Continue)按钮,返回上一级菜单。继续单击"确定"(OK)按钮,完成对全部个案或记录的旧值与新值之间的转换。如果目的是对一部分个案进行转换,则可单击"如果"(If)按钮,对相应的条件进行设定。

(2)一步法:具体如下。

1)建立新变量。

步骤1:在数据视图界面,单击“转换(transform)”菜单中的“重新编码为不同变量(recode into different variables)”选项。

步骤2:在弹出的界面中,将待重新赋值的变量选入“输入变量(input variable)”—“输出变量(output variable)”对话框。

步骤3:在输出变量对话框的相应位置输入新的变量名后,单击“更改”(Change)按钮,完成新变量的建立。

2)将新值赋予由步骤1建立的新变量,操作步骤与在原变量中重新赋值的步骤相同。

6. 数据的加权

如果直接对变量进行分析,SPSS软件默认每一行记录只代表一名研究对象的数据。当存在一行数据代表多名研究对象的数据时,如汇总数据,则需要按频数(即权数)对数据进行加权,以设定每一行记录所代表的记录数。

例2-4　以下为2018年某研究100名40岁及以上女性随机样本的年龄资料。

83	58	50	61	58	68	68	65	58	61
56	71	85	58	57	85	74	81	67	56
55	64	77	80	52	70	76	64	70	75
70	44	58	73	48	53	78	70	70	52
42	68	79	90	68	61	61	74	63	57
78	72	67	68	57	55	51	55	70	73
64	58	79	67	58	51	54	51	77	68
75	89	74	54	70	71	54	72	53	57
53	72	64	47	72	55	64	72	63	91
70	57	74	69	58	58	69	72	59	52

对于例2-4这样的原始资料,在录入为SPSS数据文件时,每一行记录均代表一个个体的数据,对年龄运算时,无论是否进行加权处理,计算结果都相同,因此不必加权。如果只有如表2-3所示的频数表资料,一共有11个年龄组,每个年龄组的人数在2~22人。此时需要录入两个变量,一个是待分析的年龄分组变量,另一个是用来加权的每个年龄分组所对应的人数。对年龄运算前,需要先根据人数对年龄进行加权处理,加权的目的是设定每个年龄组的人数。借助SPSS软件包进行加权的操作步骤如下。

表2-3　2018年某研究100名40岁及以上女性随机样本的年龄资料

年龄(岁)	人数	年龄(岁)	人数	年龄(岁)	人数
>40~45	2	>60~65	11	>80~85	3
>45~50	2	>65~70	12	>85~90	2
>50~55	13	>70~75	22	>90~91	2
>55~60	21	>75~80	9	合计	100

点击“数据(data)”菜单中的“加权个案(weight cases)”选项，在弹出的界面中，单击“加权个案”(weight cases by)按钮，将加权依据的变量(即每一条记录代表的记录数的变量)选入“频数变量(frequency variable)”对话框，最后单击“确定”(OK)按钮，完成对数据的加权。

二、数据的备份与保存

数据的备份与保存需要形成制度化和专人定时管理的方案，一般在每次数据更新以后均需进行备份。备份需要的设备和介质可因时代、研究规模和研究条件而不同，可以是硬盘和服务器等；原则是制备多份备份并存储于不同的地点。备份标签的编码原则与研究对象个体编号的编码规则相同，即兼具可识别性与保密性。

第三节　数据质量的评价方法与指标

关于数据的质量，除了研究样本在数量和特征上对总体的代表性以外，还需要考虑每一项测量的效度和信度，测量的工具可以是仪器、量表或问卷中的问题。

一、测量的效度和指标

测量的效度是指测量值与事实相一致的程度，对于标准化量表的编制，需要考虑整个量表的内容效度和结构效度；对问卷的编制，需要考虑每个问题的内容效度；对仪器测量，需要考虑仪器测量的效度，如仪器的分辨率等。若采用的测量方法不是金标准，一般需要计算与金标准相比较的效度，即标准关联效度。反映标准关联效度的指标包括敏感性和特异性。统计学上通过提高效度控制系统误差。

敏感性的计算公式如式 2－1 所示。

$$\text{敏感性} = \frac{\text{检测阳性}}{\text{真阳性}} \times 100\% \qquad (\text{式 } 2-1)$$

特异性的计算公式如式 2－2 所示。

$$\text{特异性} = \frac{\text{检测阴性}}{\text{真阴性}} \times 100\% \qquad (\text{式 } 2-2)$$

例 2－5　2013 年，某研究者以 570 名某汽车制造厂的 50～85 岁退休职工为对象，用单句询问问题“您现在觉得听力有问题吗？”研究了对听力残疾检出的信度和效度。当以较好耳的平均纯音听阈(pure tone average, PTA)(0.5,1,2,4 kHz)≥41 dB 为金标准时，灵敏度和特异度分别为 81.2%(147/181)和 60.9%(237/389)；当以 PTA(0.5,1,2,4 kHz)≥61 dB 为金标准时，灵敏度和特异度分别为 100%(24/24)和 49.6%(271/546)。

二、测量的信度和指标

测量的信度是指对同一组个体的同一个指标，在相同条件下多次重复测量或重复阅读的一致性，一般用于评价测定方法和测定人员的稳定性以及测定人员之间的一致性。信度又称为可靠性、一致性、可重复性、精确度。统计学上通过提高信度控制随机测量误差。对任何一个条目或测量,均可以计算重测信度。假定接受评价的只有两次测量,可能涉及一位,也可能涉及两位研究者,对于两组测量,结果均为阳性发现的对子数用 a 表示,只有一方评定为阳性的对子数分别用 b 和 c 表示,则表示重测信度的一致性比例指标的计算公式如式 2－3 所示。

$$一致性比例 = \frac{a}{a+b+c} \times 100\% \qquad (式 2-3)$$

对于量表的信度评价,还可以计算分半信度和内部一致性信度,即克朗巴赫 α 系数。

第四节　缺失数据的处理方法

数据缺失是研究的一个缺憾,无论研究设计和实施多么周密,也总是难以避免。数据的缺失可以表现在两个方面,一方面是没有能够获得所有研究对象的资料;另一方面是在获得的研究资料中,并不是每一个条目都获得了有效的数据。对于个体和条目数据的缺失,应该首选通过现场核实,尽最大的努力弥补。对现场核实后遗留的缺失,在统计分析阶段,可以根据具体的情形选用应对的策略。

一、个体缺失

(一)完整数据分析法

完整数据分析法是在小数量个体随机缺失的情形下可以采用的统计分析方法。因为此时舍弃缺失而只对完整数据进行分析不会引入偏性,把握度所受的影响不大。

(二)无应答加权法

对于小数量的非随机个体缺失,可借助 Logistic 回归计算相应的应答率,将应答率的倒数作为无应答权重对数据进行校正。

例 2－6　中国养老追踪调查项目提供了 Logistic 回归模型计算的家(户)和个体的应答概率,其中家(户)的应答概率以家(户)是否应答为因变量、以初级抽样单元(primary sampling unit, PSU)为自变量进行 Logistic 回归得到。个体的应答概率以个体是否应答为因变量,以性别、年龄、婚姻状态、PSU 为自变量进行 Logistic 回归得到。应答概率的倒数为无应答权重,家(户)和个体的联合无应答权重等于家(户)无应答权重与个体无应答权重的乘积。

二、条目缺失

(一)完整数据分析法

如同个体随机缺失的处理方法,小样本条目的随机缺失亦可以采用完整数据分析法。

(二)集中趋势指标填补法

集中趋势指标填补法是一种对数值型变量资料粗略的填补方法,当变量值的变异较小或该变量对因变量影响不大时，是一种可以接受的填补方法。用以填补的具体指标包括算术均值、中位数和众数。

(三)K 最近邻填补法

K 最近邻填补法是根据 K 个欧氏距离最近的数据计算加权平均，对数值型变量资料进行填补的方法。

(四)统计模型填补法

该类方法中有对数值型变量资料进行填补的简单残差填补法、正态填补法，以及对分类变量进行填补的 Hot deck 法。

小结

本章从研究设计与实施各环节可能产生的误差入手，借助实例与 SPSS 软件，介绍了对研究过程中可能引入错误的发现、评价与纠正的理论与方法，有助于研究者获得准确、可靠的研究结论。

练习题

1. 简述数据清理的目的。
2. 简述数据清理的步骤。
3. 简述数据质量的评价指标。
4. 简述数据缺失值的处理方法。

(王红)

第三章 数据文件格式介绍

随着数据科学与医学各分支学科领域的不断发展和交叉融合,医学研究的数据类型和数据来源也逐步趋于多元化。在对数据进行管理、清洗及分析的过程中,往往涉及数据文件的导入和导出、数据类型的选择或不同数据文件类型之间的转换。因此,了解数据文件类型的基本特征、优势和局限性是进行上述操作需要储备的知识。本章将以最常见的 Excel 和 Access 生成的数据文件为例,对医学研究中常见的数据文件类型进行介绍,为读者学习其他章节提供支持。

第一节 数据文件概述

数据库是由一批数据构成的有序的集合,这些数据被存放在结构化的数据表里,各数据表之间相互关联。本章所讲的数据文件即在计算机中存放数据表或数据库的具体电子文件格式。数据文件格式类型主要取决于生成和处理数据的软件类型及要求。

在经典医学研究中,数据产生、存储和分析的软件主要有 Epidata、Excel、Access、SPSS、SAS 和 R 等。近年来,随着人工智能、预测模型及数据分析结果可视化技术的发展,以 MATLAB、Tableau 和 Python 为代表的数据处理软件在医学研究中的应用逐渐增加。在应用这些软件对数据进行处理和分析时,对数据文件格式的要求既有共通之处,又有所区别。

医学研究数据的内容繁杂、形式多样,如果把医学研究中所用到的数据按是否是新生成的进行粗略的分类,大致可分为研究过程中产生的数据及对既往资料的整理而获得的可供分析使用的数据。基础生物医学研究中,研究者通过各种类型的“实验”获得手工数据记录或由各种软件产生的初始数据,常常以 Excel 的形式储存,供后续分析使用。在流行病学和临床医学研究中,问卷调查是最常用的一种数据收集形式,无论是纸质问卷、计算机电子问卷,还是网络在线问卷,收集到的关于每一个观测值的多条变量信息,都可以采用 Excel 的形式存储、导出,再进行下一步的数据检查和数据清洗。此外,在分子流行病学、医学影像学、空间流行病学等领域的研究过程中可能会产生大量图像格式的数据文件,这些数据文件需要经过培训的研究人员对有效信息进行提取、加工,直接作为结果展示,或者进一步生成基于数值的数据,供后续分析使用。与研究过程中生成的数据不同,对既往资料进行整理获得可供分析的数据这一过程,可能会更复杂一些。例如,通过传统的医院病历系统提取研究对象的基本信息、诊断信息等,如果没有规范的结构化数据库,这一过程可能涉及人工抄录、识别手写记录等,进而转化为基于数值的数据文件格式等过程;又如,基于公开网络数据的生物信息学分析,研究者往往需要检索、提取相关在线数据库中的所需变量，导出基于数值的数据文件格式。

不难看出，无论是研究过程中新生成的数据，还是对既往资料进行整理生成可供分析的数据，最常见的数据格式常常是以 Excel 数据表形式存在的，而 Excel 数据表可选择的存储形式又分为 . xls、. xlsx、. csv、. txt 等。此外，如果需要对大量的数据文件进行管理、查询或生成指定形式的报表，则会用到 Access 软件，研究者该如何选择呢？在本章后面的两节，将结合医学研究数据的特点和需求，为大家介绍 Excel 和 Access 及相应的数据文件格式。

第二节　Excel 相关数据文件介绍

一、Excel 软件简介

Excel 是 Microsoft Office 办公套件中的一个重要组件，它的主要功能是制作电子表格，进行各种数据处理、统计分析和辅助决策操作。自 1985 年首个版本发布后，Office 软件基本 2 ~3 年会更新一次版本，目前较新的版本有 Office 365 和 Office 2019。这款软件已被广泛地应用于各行各业。

Excel 具有表格处理、数据分析、数据管理和图表制作等基本功能和数据透视表等扩展功能，利用 Excel 可以灵活地实现上述功能的可视化操作。

（一）灵活的表格处理功能

Excel 是采用表格方式对数据进行处理的，所有的数据、信息都以二维表格形式（工作表）管理，从而使数据的处理和管理更直观、方便、易于理解。日常工作中常用的表格处理操作，如增加行、删除列、合并单元格、表格转置等操作，在 Excel 中均只需简单地通过菜单或工具按钮即可完成，用户可以快捷地进行创建、编辑、访问和检索等操作。

（二）利用函数实现复杂的数据分析

Excel 中设置了大量的公式和函数，可完成多种复杂运算，提供了包括财务、日期与时间、数学与三角函数、统计、查找与引用、数据库、文本、逻辑和信息九大类几百个内置函数，可满足许多领域的数据处理与分析的要求，也可根据数据逻辑间关系进行数据链接。公式可以在编辑栏进行操作，编辑栏可容纳长而复杂的公式。Excel 中的公式是对工作表中的数据执行计算的等式。它以等号（ = ）开始，运用各种运算符号将常量或单元格引用组合起来，形成公式的表达式，如（ = A1 + B2 + C3）表示将 A1、B2 和 C3 这 3 个单元格中的数据相加求和。输入到单元格中的公式包含 5 种元素：运算符、常量数值、括号、单元格引用、函数。在 Excel 中运用函数可以摆脱公式的算法，简化和缩短工作表中的公式，轻松快速地计算数据。函数的优势表现为简化公式，实现特殊计算，允许有条件的运行公式，提高效率。例如，在某个单元格区域内找出最大值，使用 MAX 函数就可以很容易实现。在 Excel 中，函数实际是一些预先编写的公式，代表一个复杂的运算过程，常用的有数学与三角函数、统计函数、日期和时间函数、逻辑函数、多维数据集函数等。

(三)精细化的图表制作

统计图表是提交数据处理结果的优选形式,使用 Excel 图表可以直观地显示出数据的众多特征,如数据的最大值、最小值、发展变化趋势、集中程度和离散程度等。Excel 具有创建图表、绘制图形、绘制结构图等功能。医学研究的结果利用统计图来呈现,直观形象,简明扼要,而且有利于显示数据变化趋势。Excel 可完成柱形图、条图、圆图、百分条图、线图、散点图、半对数图和组合图等。图形构成元素有标题、图表区、绘图区、图例、数据系列等。图形制作需打开插入菜单,在图表区进行操作。Excel 软件可以使用户快速创建基本图表,创建图表后,还可以轻松地向此图表添加新元素,如图表标题或新布局等。

二、Excel 的数据文件格式

(一)工作簿和工作表

Excel 最基本的文件单位是工作簿(workbook),由一个或者多个工作表(sheet)组成,一个工作簿最多可包含 255 个工作表。工作簿是 Excel 管理数据的文件单位,相当于人们日常生活中的“文件夹”,它们以独立文件的形式存储在磁盘上。工作表就是人们平常所说的电子表格,由一些横向和纵向的网格组成,在网格中可以填写不同的数据。可以把 Excel 看作一个制作和使用电子表格的软件,它的最基本工作形态就是标准的表格,即由横线和竖线所构成的一系列格子。在 Excel 的工作表中,由横线所间隔出来的横排的部分被称为行,由竖线所间隔出来的竖排的部分被称作列。在每个工作表窗口中,左侧有一组垂直排列的阿拉伯数字标签,标为 1,2,3……,它们标明了电子表格的行号;工作表的上方有一排水平的灰色标签,其中的英文字母 A,B,C……标明了电子表格的列号。这两组标签分别称为行号和列标。在工作表中,由行线和列线将整个工作表划分出来的每一个小方格称为单元格(cell)。单元格是输入数据、处理数据及显示数据的基本单位。单元格中的内容可以是数字、文本或计算公式等,最多可包含 32000 个字符。以光标点击单元格,电子表格左上名称框中会显示激活单元格所处的位置,以列、行的形式标记。由单元格、行号及列标组成的区域称为编辑区,不难看出,每个单元格都可以由一定的“行号 + 列标”定位,如 C2 代表 C 列第 2 行处的单元格。Excel 工作表的工作界面如图 3 - 1所示,除了由单元格组成编辑区外,还包括快速访问工具栏、标题栏、窗口控制按钮、功能区及工作表选项卡等模块。

在生物医学研究中,最常见的数据信息来自多个研究对象(病例、调查对象或实验动物)所收集的数据表中,每一行可代表一个特定的研究对象,且该对象有唯一特定的识别编码,即研究对象之间互不重复;而每一列代表一个变量值,如病例的年龄、性别、体重等。Excel 的数据变量类型有很多种,选定某个单元格,右键选择“设置单元格格式”,可以看到很多分类,有数值、货币、日期、时间、百分比、文本等,这些格式本质上可以分为两类,一类是数值型,一类是文本型。数值型的数据是右侧对齐的,可参与计算,如日期、时间、百分比等,一个单元格存储数字的时候,超过 15 位以后的部分全部显示为 0,比如身

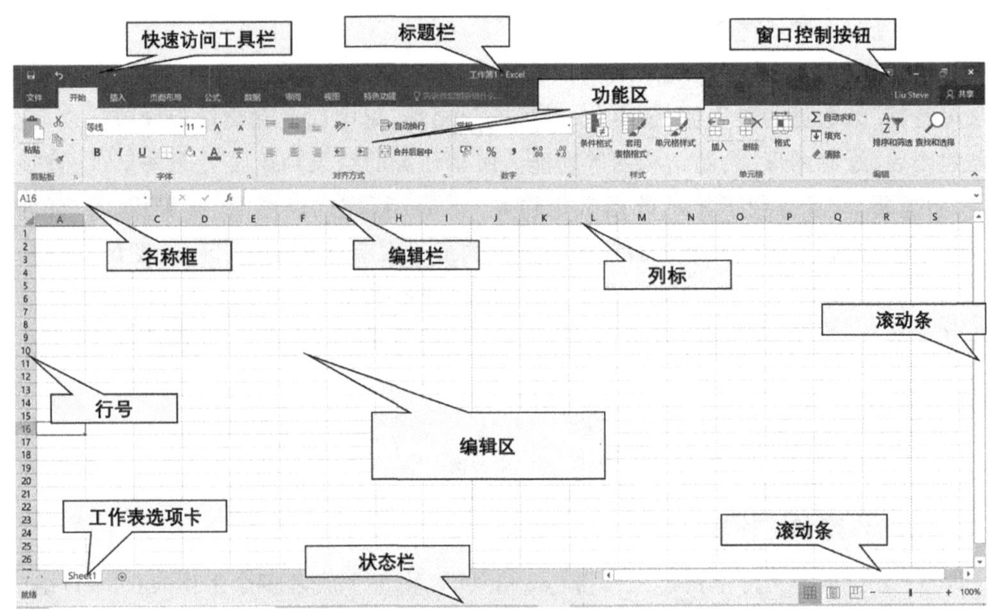

图 3－1　Excel 工作表的工作界面

份证号码，此时只需要将单元格格式变更为文本，就可以输入完整的身份证号码了。文本型是左侧对齐的，不可参与计算，常见的文本格式变量有姓名、地址等由文字编辑的数据。值得注意的是，格式本质为文本型的数字，通常会在单元格的左上角有标注，将鼠标放在上面会有提示，即是否“转化为数字”。在将 Excel 数据集导入到其他软件进行计算、数据分析前，应该对该数据集各变量的格式类型有所了解，如有必要，需进行相应的转换，否则容易出现导入后无法运算等问题。

（二）.xls 和 .xlsx 文件

Excel 软件保存数据文件的常用格式有 .xls 和 .xlsx 两种。.xls 是基于 Excel 2003 及以前版本的软件保存文件的格式，它的数据采用二进制格式，其核心结构是复合文档类型的结构；而 .xlsx 是 Excel 2007 及之后版本的软件保存文件的格式，它的核心结构是可扩展标记语言（extensible markup language，XML）类型的结构，采用的是基于 XML 的压缩方式。.xlsx 格式有向下的兼容性，可兼容 .xls 格式。此外，二者在应用中也存在诸多区别，比如，二者在保存的最大行、列数方面存在显著差异，.xls 格式的单个工作表可保存的最大列数位为 256，最大行数位为 65536，精准医学研究领域越来越强调大型或超大型队列的建设，研究对象可能超过数十万，甚至百万，而超过 6.6 万个研究对象的数据集则无法用单个 .xls 格式的文件保存；而 .xlsx 格式的单个工作表文件，最大可保存 1048576 行、16384 列，可以实现百万观测值以内的单个数据文件保存。此外，同样的数据内容，.xlsx 格式的文件所占用的空间往往远小于 .xls 格式的文件，在数据文件很多或者需要频繁进行网络传输时，文件越小，效率越高。

（三）CSV 文件

Excel 工作表数据可以保存为逗号分隔值（comma－separated values，CSV）格式文件，也称为字符分隔值,因为分隔字符也可以不是逗号。这种格式的文件将表格数据(数字和文本)以纯文本的形式进行存储。纯文本格式,意味着该文件是字符串序列,不含二进制数字,虽可以存储数据,但不包含公式和宏等信息,因此也被称为平面文件。.csv 文件由任意条数目的记录组成,每条记录之间以某种特定的换行符分隔开来;每条记录由字段组成,字段间的分隔符是某种特定的字符或字符串,最常见的分隔符是半角的逗号(,)或制表符,因此,如果数据字段中含有逗号、制表符或者空格,则必须用双引号括起来,否则逗号或制表符会被认为是分隔符,而分隔符前后未被双引号括起来的空格则会被忽略。.csv 文件中每条记录都存储为一行文本,每一条新行都表示一个新的数据库行。

.csv 是一种通用的、相对简单的文件格式,已经广泛应用于商业和数据相关科学研究等领域。.csv 最值得一提的应用是在不同的软件或程序之间转移表格数据,而这些软件或程序本身是采用某种特定的格式进行操作的。在医学研究中,常用的 SPSS、Stata、SAS 和 R 等数据分析软件都不同程度地支持某种 .csv 格式文件的输入/输出格式。

需要特别注意的是,.csv 文件并不是一种单一的、定义明确的格式,因为分隔符可以是逗号,也可以是其他的符号。例如,在使用 Phython 导入 .csv 文件时,如果是使用逗号为分隔符,则可以直接读取,命令为 df = pd.read_csv('data/XXX.csv'),但如果是其他分隔符,就需要指定分隔符。如使用空格为分隔符,命令为 df = pd.read_csv('data/XXX.csv',sep = ' '),如使用"*"为分隔符的,则命令为"df = pd.read_csv('data/XXX.csv',sep = '*')"。

与 Excel 格式文件不同,在编辑 .csv 格式文件时,即使已经点击过保存按钮,当使用者关闭 .csv 格式文件时,仍将弹出对话框,提示是否保存为 .csv 格式文件,这一步骤实际上是再次询问使用者是否丢弃在 Excel 界面下所进行的编辑,如单元格格式、颜色等的修改,以及是否存在多个工作表,因为 .csv 格式文件只能保存当前的活动工作表。

(四)TXT 文本文件

.txt 格式是 Microsoft 在操作系统上附带的一种文本格式,是最常见的一种文件格式,主要功能是存储文本信息,即文字信息。使用大多数软件可以查看该文件,如记事本、浏览器等。

Excel 文件在另存为新的文件时,可选的 .txt 文件有制表符分隔和空格分隔两种,可根据需要选择不同的 .txt 文件。与 .txt 不同的是,.csv 可认为是一种格式化的 .txt 文件,且默认分隔方式为半角逗号,而数据文件存为 .txt 文件时,往往需要指定其分隔方式。例如,在 Phython 中导入 .txt 文件时,即使文件是采用半角逗号分隔的,也需要说明分隔方式,这一点与导入 .csv 文件时有所不同,具体命令为 df = pd.read_table('data/XXX.txt',sep = ',')。

如果 .txt 文件是采用半角逗号为分隔符的,那么只需要将后缀的 .txt 直接更改为 .csv 就可以实现文件格式的更改。如果没有采用半角逗号为分隔符,可以把打开的 .txt 文件全部内容复制,然后打开一个 Excel 空白表,在最左上角格内粘贴,选中第一列,点击上面的菜单"数据"—"分列",按照固定格式把每行数据分开,分好后另存为 .csv 文件即可。

第三节　Access 相关数据文件介绍

Microsoft Access 是关系数据库管理系统，首个版本于 1992 年 11 月发布。Access 的各对象之间存在严格的关联，如各表之间、查询之间、窗体之间、报表之间都存在关联性。这种关联性造就了 Access 强大的处理能力，比 Excel 能更好地处理大量数据表格。因此，在设计表的过程中，必须遵守一定的规范性。Access 的功能主要是数据管理与分析、开发软件。利用 Access 的查询功能，可以方便地进行各类汇总、平均等统计，通过灵活地设置统计的条件，Access 可以一次性分析上万条记录，甚至十几万条记录及以上的数据，速度快且操作方便，这是 Excel 无法与之相比的。Access 还可以用来开发软件，比如 Epi Info、库存管理等各类数据管理软件。

一、Access 对象类型

Access 数据库有 6 种对象：表、查询、窗体、报表、宏、模块。Access 的主要功能通过对象来实现。

（一）表

表是 Access 数据库最基本的组成单位。表中数据以列（称为字段）和行（称为记录）的形式呈现，每一列的字段名是唯一的，每一列中的内容有相同的属性和数据类型。字段名一般以字符开头，后面可跟字符和数字等符号，最多可有 74 个字符，同一个表中不能有相同的字段名。要建立和规划数据库，应先要建立各种数据表，因为它是数据库中存储数据的唯一形式。使用者可以按照主题将表分类，使各种信息一目了然。根据数据的取值情况，确定每个字段的名称和数据类型，如图 3－2 所示。

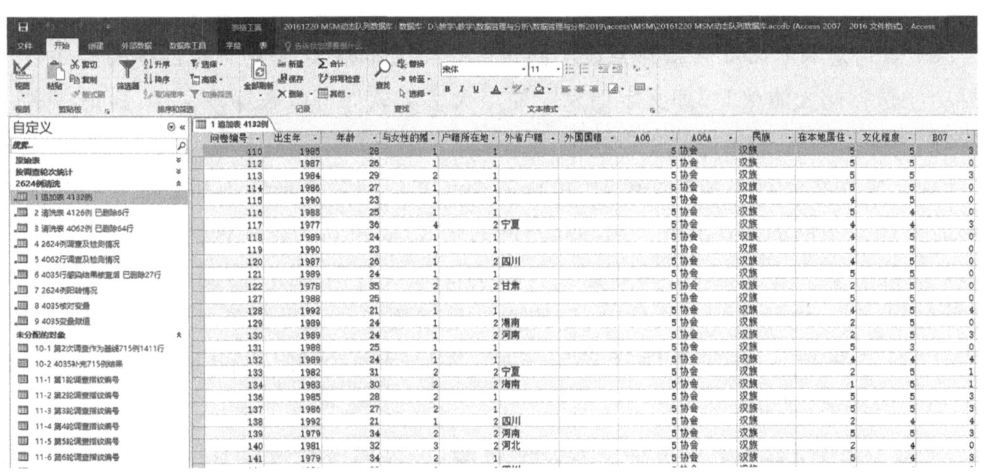

图 3－2　某研究人群信息表

（二）查询

利用“查询”可以从一个或多个表中获取数据，并可以对查询到的数据进行运算，如求和、计数和求平均值等。查询是数据库中应用最多的对象之一,可完成很多不同功能。查询的基本类型有选择查询、参数查询、操作查询和 SQL 查询。选择查询是最简单的一种,用于从一个或多个表中提取需要的字段,还可以将数据的更新返回底层的表。参数查询是指在查询时需要在打开的对话框中输入参数,然后根据输入的参数返回结果。操作查询用于对多个记录执行批量操作,包括生成表查询、追加查询、更新查询和删除查询。查询的结果是一个动态集,而不是表。动态集是记录的动态集合,实际数据依然保存在数据库的表中。

(三)窗体

窗体是用户操作数据库的界面,用于接受和处理用户的命令,并显示、编辑数据。用户可创建各种透视窗体,根据需要设计窗体,作为数据库中数据输入的接口,这种方式可以节省数据录入的时间,并提高数据输入的准确度。

(四)报表

报表主要用来打印或显示,是 Microsoft Access 数据库中查看、格式化和汇总信息的方式,用报表可创建标签,显示患者的相关信息。报表可广泛用于临床患者管理,也可以用于患者/临床研究受试者体检报告的生成。

(五)宏

宏(macro)是一种规则,也可看作简化的编程语言,用于实现交互功能。它用于说明某一特定输入(通常是字符串)如何根据预定义的规则转换成对应的输出。宏的设计是在宏生成器中完成的,打开 Access 数据库的文件,点击"创建"选项卡下的"宏",可进入宏生成器。用户可通过宏完成以下功能:打开/关闭数据表、窗体,打印报表和执行查询,显示提示信息框、警告,数据的输入和输出,在数据库启动时执行操作,筛选和查找数据记录。

(六)模块

模块是存储单元中声明、语句和过程的集合。模块是基于 Visual Basic 宏语言(visual basic for application,VBA)编程语言完成的。Access 中有两种类型的模块:标准模块和类模块。类模块包含各种事件过程,如窗体模块和报表模块都属于类模块。

二、Access 数据库和数据表

数据库是指长期存储在计算机内的、有组织的、可共享的、统一管理的大量数据的集合。Access 数据库是一种关系型数据库,由一系列表组成。数据表是特定主题的数据集合,是数据库中所有数据的载体,也是查询、窗体和报表的基础。

用户可新建一个 Access 空数据库,然后再自行建表、窗体等;或使用 Access 自带模板,选择合适的数据库,见图 3-3。建立数据库后,用户可以在其中添加表、查询、窗体等数据对象。创建数据表的方法共有 5 种,包括使用设计器、输入数据创建表、使用向导创建表、导入表、链接表,一般多使用设计器创建表,第一列为变量名,第二列为数据类型。

数据类型有文本、数字、日期/时间、货币、自动编号、是/否等 10 种。

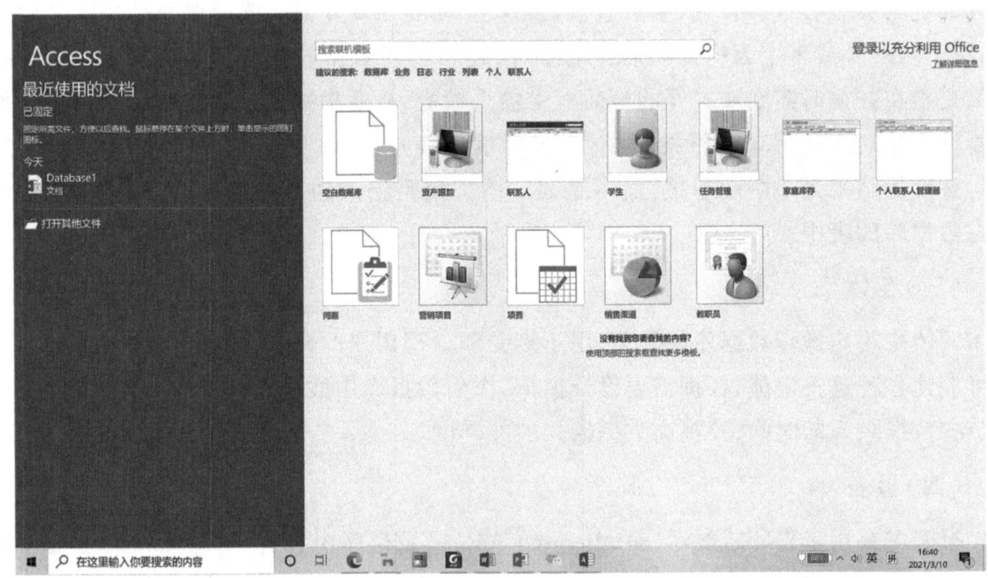

图 3－3　Access 启动后界面

第四节　数据分析常用软件数据读入方式举例

尽管医学研究中数据分析软件多种多样，但几乎每种软件都能读取常见的数据文件格式，然而，不同的软件对于读取文件的要求却不尽相同，使用者应该根据软件的具体要求，做出合适的选择，或者对初始的数据做适当的检查或处理，才能保证后续正常进行数据分析。

一、Access 数据文件读入与转换

Access 软件可读入多种格式的数据文件。从其他数据库导入数据时，Access 会在目标数据库中创建数据副本，而不会更改源。导入操作期间，可选择需要复制的对象、控制导入表和查询的方式以及指定是否应导入表之间的关系等。若要创建一些与另一个数据库中的表相似的表，可能需要导入数据。为了避免手动设计每个表，可能需要复制整个表或只复制表定义。若选择仅导入表定义，将获得一个空表。换言之，会将字段和字段属性而非表中的数据复制到目标数据库。与“复制”“粘贴”操作相比，导入的另一个优点是可选择随表一起导入表之间的关系。如果目标是将某数据库中的记录添加到另一数据库中的现有表中，则应考虑将记录导入一个新表，然后创建追加查询，导入操作期间不能将记录追加到现有表中。如果组织使用多个 Access 数据库，但要求在各数据库之间共享一些表（如“员工”）中的数据，可能需要链接另一 Access 数据库的数据，可将表保留在一个数据库中，然后从其他数据库链接到它，而无须在每个数据库中复制该表。

Access 数据库中的表可通过“导出”命令转换为其他多种数据格式文件，也可另存为

窗体、报表。

二、SAS 软件数据文件导入

SAS 有自己的数据集格式，即 SAS 数据集（SAS data set）形式，其后缀为 .sas7bdat。SAS 在读取文件时是比较灵活的，几乎可以读取常见的各种数据类型，如 .xls、.xlsx、.csv 及 .txt 等。原始数据有不同的数据类型，而在导入数据后，SAS 将其进行了简化，并将其归为两类，即数值型和字符型。数值字段就是数值，可以进行运算，可以是正数，也可以是负数；数值型以外的其余数据均为字符型数据，字符型数据可以包含数字、字母或特殊符号，最长为 32767 个字符长度。在 SAS 数据集中，缺失数值用英文的句号表示（.）。此外，与其他软件不同的一点是，SAS 数据中不区分大小写，字符型数值大写或小写对于 SAS 来说是一样的，根据使用者的喜好选择即可。SAS 数据集中除了数据变量本身，还有存储信息，即数据变量的名称、标签、类型（数值或字符）、长度以及其在数据集中的位置等，这些信息是对 SAS 数据的自我说明。

三、R 语言数据文件导入

R 语言作为一种免费开源性的编程语言，能够自由地用于统计分析和绘图。R 语言的数据文件格式为 RData，同时 R 语言可以灵活方便地读入或写出多种外部数据格式，如网络、电子表格、数据库、文本文件等形式。R 语言对外部数据文件常常有特定的格式要求，要求首行为数据库的变量名称，随后每一行的首个条目为行标签，在医学研究中，首行往往是研究对象的编码，其余条目为变量的取值。值得注意的是，在导入 Excel 格式数据时，由于常用的 .xls 和 .xlsx 两种格式较为复杂，往往推荐先在 Excel 中将其另存为 CSV 文件，再进行导入。此外，R 语言还可以通过 read. 系列语句导入 SAS、SPSS、Epi info、Stata 格式数据文件，其中对于 SAS，只能读入 SAS Transport format（xport）文件，具体命令为"read. xport"（"dataname. xpt"）。

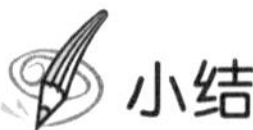

小结

数据只有以规范合理的格式保存，才能保证其在相应的软件中正常被使用，尽管各种数据分析软件对于外部数据的导入形式不尽相同，但是只要使用者对常见的数据文件（.xls、.xlsx、.csv 等）有所了解，掌握基本的格式要求、常见文件格式的特点及相应软件的导入命令，文件格式选择就不是一个难题。

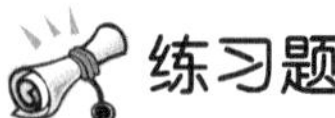

练习题

请列举 .csv 文件格式的规则。

（刘鑫　吴谦）

第四章　EpiData 软件应用

现场调查结束后，通过纸质调查表获得的数据都要录入计算机管理。EpiData 是一款数据录入和数据管理软件。EpiData 的主要功能包括建立调查表文件、数据录入、录入核查和数据导出等。该软件的录入界面和纸质调查表可以保持一致，对录入人员非常友好，使录入更加方便，能有效提高录入速度。EpiData 还设计了录入核查和双录入比对功能来提高数据录入的准确性。

第一节　EpiData 软件概述

EpiData 目前有多种语言版本，包括英文、中文、法文等。该软件占用空间较小，安装、运行不依赖系统文件夹中的任何文件，可以通过 Setup. exe 安装程序安装运行，也可以复制 EpiData. exe 文件到计算机中直接运行，甚至可以在 U 盘中直接运行。运行 EpiData 3. 1 后，主窗口（图 4－1）包括菜单、工作流程栏（work process toolbar）、编辑器工作栏（editor toolbar）和显示窗口。

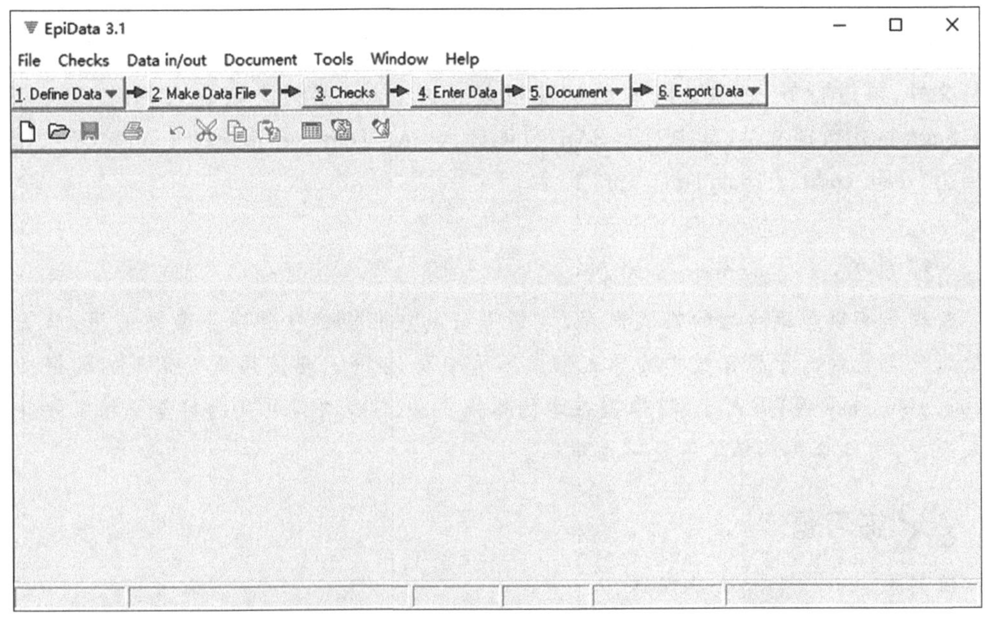

图 4－1　EpiData 3. 1 主窗口

用 EpiData 进行数据录入和管理，将至少产生 3 种类型的文件，分别为调查表文件、数据文件和核查文件，后缀名分别为 . qes、. rec 和 . chk。调查表文件（. qes 文件）用于定义数据库的结构，包括变量名、变量类型和变量长度等。根据 . qes 文件可以直接生成数据文件(. rec 文件)，用于数据录入及管理。由此可见，用 EpiData 建立一个简单的数据库，实现数据录入和管理，只需要完成以下两步。①数据库建立：根据调查表制作 . qes 文件。②生成数据文件：根据 . qes 文件生成 . rec 文件。理论上来讲，有了 . rec 文件就可进行数据录入了，但在实际工作中，为保证录入数据的准确性，需要对录入工作进行质量控制，如设定逻辑合法值、跳转等。这些质量控制工作需要由核查文件(. chk 文件)来完成。因此，数据库建立一般还会有第三步工作，即编写核查程序，建立 . chk 文件。

EpiData 的工作流程栏(图 4 - 2)直观地显示了数据库的创建过程，分别是建立调查表文件(define data)、生成数据文件(make data file)、建立核查文件(checks)、数据录入(enter data)、数据处理(document)、数据导出(export data)。

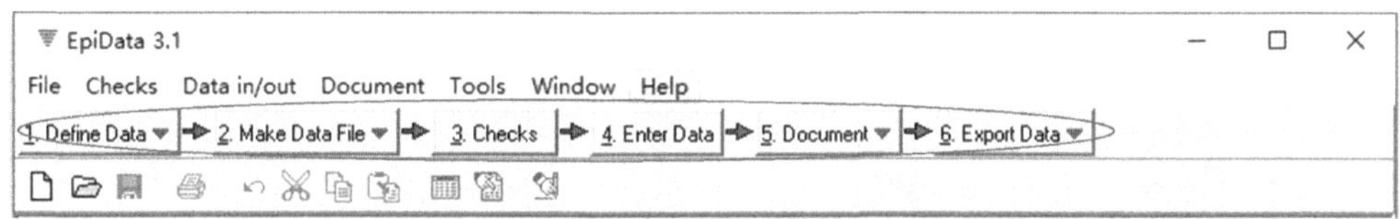

图 4 - 2 EpiData 3. 1 工作流程栏

第二节 建立调查表文件

EpiData 建立新 QES 文件的方法有 3 种：①点击菜单中的“File”，选择“New”。②点击工作流程栏中的“Define Data”，选择“New. QES file”。③点击编辑器工作栏中的 。这时，编辑器工作栏被激活，显示窗口变成一个空白的文档，可以在这里直接键入调查表，也可以把在 Word 或其他文本编辑器中编写的调查表粘贴过来。在 QES 文件中，需要定义数据库的结构，包括数据库中每一个变量的变量名、变量类型和变量长度等。

一、变量名

(一)定义变量名

变量名是在数据库中用于识别变量的重要信息，以英文字母(A ~ Z)开始，之后可以包含字母和数字(0 ~ 9)，不含空格，最长 10 个英文字符，且在同一个 QES 文件中变量名必须唯一，不能重复。

EpiData 中有两种生成变量名的方法可供选择(图 4 - 3)。点击菜单中的“File”，选择“Options”，会出现设置窗口，点击“Create data file”选项卡，左侧可以选择生成变量名的方法：①以“问题”中的第一个单词为变量名“First word in question is field name”。②自动生成变量名“Automatic field names”。右侧可以选择变量名英文字母的大小写。

1. 以“问题”中的第一个单词为变量名

当以“问题”中的第一个单词为变量名时，通常遵循以下 4 个规则。

(1) EpiData 会把“问题”，也就是变量前解释性文字中的第一个单词认作是变量名，

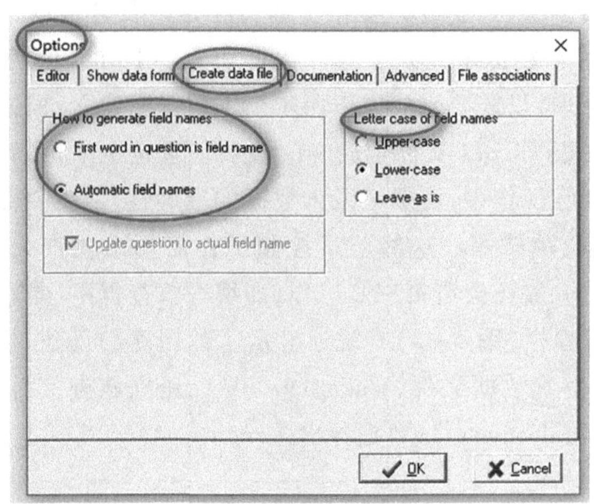

图 4 –3　两种命名变量名的方法

如果第一个单词超过 10 位,则用前 10 位作为变量名。例如,问题是“Q1 Age of the participant:##”,则变量名为“Q1”;问题是“Age of the participant:##”,则变量名为“AGE”。

(2)如果“问题”的第一个单词是数字,软件会自动在数字前插入字母 N。例如,问题是“1. Name ________”,则变量名为“N1”。

(3)如果变量名已被使用过,再次出现时,软件会自动依次增加一个数字作为变量名。例如,问题“Q1 Name of the participant:________”和“Q1 Age of the participant:##”同时出现在一个 QES 文件中,则变量名分别为“Q1”和“Q2”。

(4)目前,EpiData 不支持用中文作为变量名,如果变量前解释性文字中同时出现中文和英文,软件会自动选择第一个出现的英文单词作为变量名;如果变量前的解释性文字全是中文,软件会认为前面没有解释性文字,生成的变量名为“FIELD1”。例如:问题是“姓名:________”,则变量名为“FIEID1”。

2. **自动生成变量名**

EpiData 会自动根据“问题”,也就是变量前的解释性文字来产生变量名。自动生成变量名时,软件会遵循以下几个规则。

(1)软件优先采用大括号中的文字作为变量名。例如,问题是“{name}:________”,则变量名为“NAME”;问题是“{D}octor's {name}:________”,则变量名为“DNAME”。可见,大括号提供了一个定义变量名的有效方法。

(2)常用词会被忽略,如 what、who、the 等。例如:问题是“What is your name? ______________”,则变量名为“ISYOURNAME”。

(3)如果“问题”的第一个单词是数字,软件会自动在数字前插入字母 N。例如,问题是“1. Name:________”,则变量名为“N1NAME”。

(4)如果一个变量编码前没有任何解释性的文字,软件会延续前一个变量的名字,同时在末尾加一个数字。例如,前一个变量名是“NAME”,则下一个变量名为“NAME1”。如果前面没有变量,则默认的变量名为“FIELD1”。如果变量前的解释性文字是中文,软件会认为前面没有解释性文字,变量名的命名同此规则。例如:问题是“姓名:________”“性别:________”,则变量名为“FIEID1”“FIEID2”。

(5)如果调查表中的问题数目编号排序明确,可以考虑使用以“问题”中的第一个单词为变量名的方法来生成变量名,可以较快捷地生成整齐的变量名,如“N1”“N2”“N3”等。这样的变量名简单明了,但很难理解具体的意义是什么,需要对照原始调查表,或通过变量标签来了解这个变量记录的是什么信息。因此,更建议采用自动生成变量名的方法,将要生成的变量名用大括号括起来,虽然操作相对复杂些,但这样变量名里的信息相对较多,更容易了解变量的意义,方便后续的数据管理和分析工作。例如,问题“1. {Name}:________”,两种命名方法生成的变量名分别为“N1”和“NAME”,显然后者更容易识别,更能表达变量的意义。

(二)查看变量名

点击编辑器工作栏中的▦,通过预览数据录入界面,将光标放在想了解的变量上,窗口下方状态栏左侧显示的就是软件生成的变量名(图4-4)。

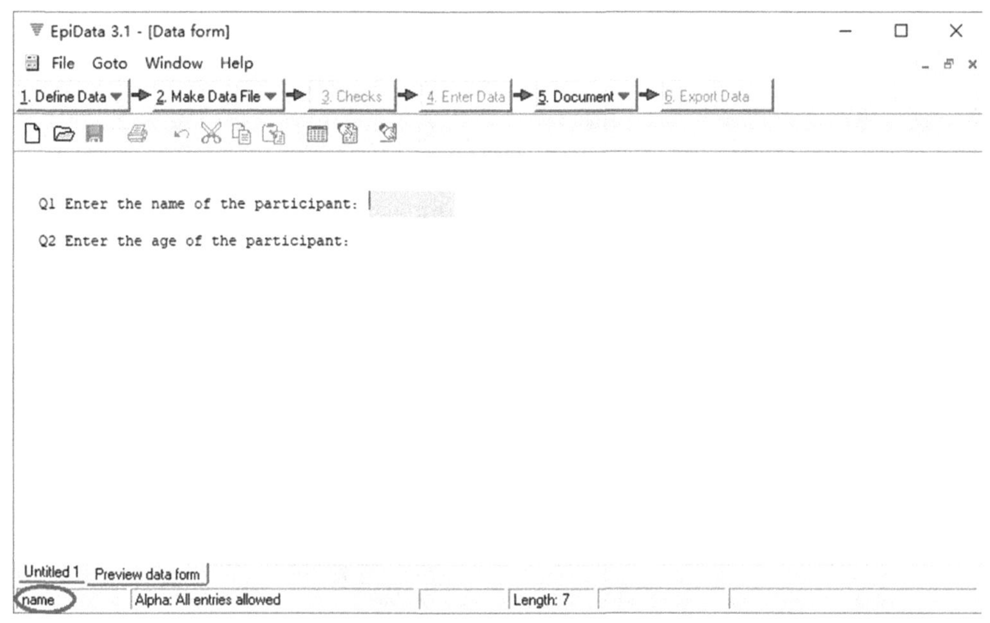

图4-4 通过预览界面查看变量名

(三)修改变量名

生成REC文件后,也可以修改变量名。点击菜单中的“Tools”,选择“Rename fields”,打开要查看或修改变量名的REC文件,就可以看到该文件里所有变量的变量名,也可以根据需要修改变量名(图4-5)。

二、设置变量类型及长度

在数据库中,不同类型的数据应该选择相应的变量类型,比如调查表中的姓名、地址

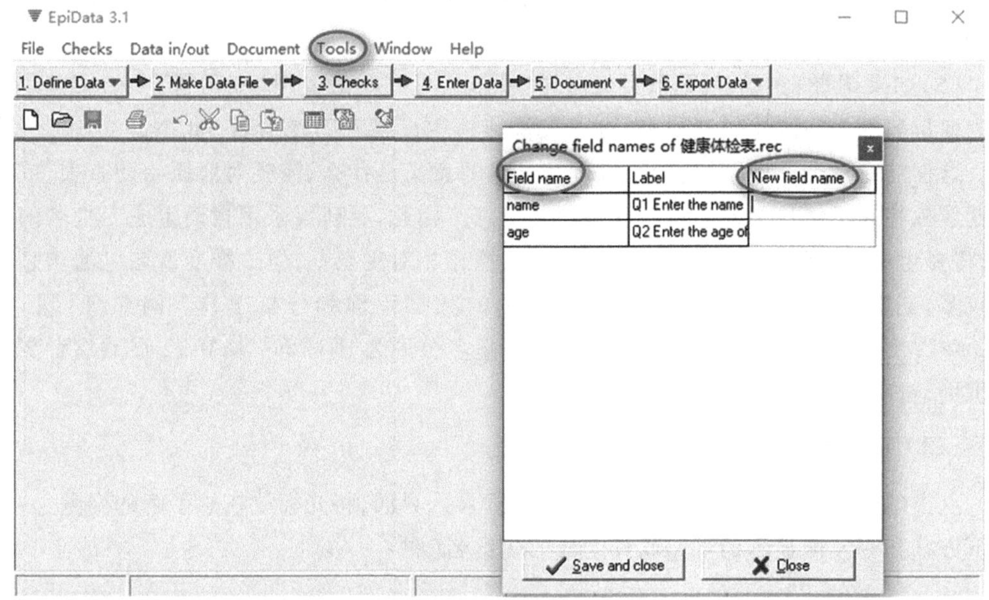

图 4－5　修改变量名

等文字数据需设置为文本型变量，身高、体重等数字数据需设置为数值型变量，而日期数据需设置为日期型变量。

点击编辑器工作栏中的 ，或点击菜单中的“Edit”，选择“Field pick list”，可以打开变量类型选择列表（图 4－6），从中选择恰当的变量类型，设置合适的变量长度后，插入变量名后即可。

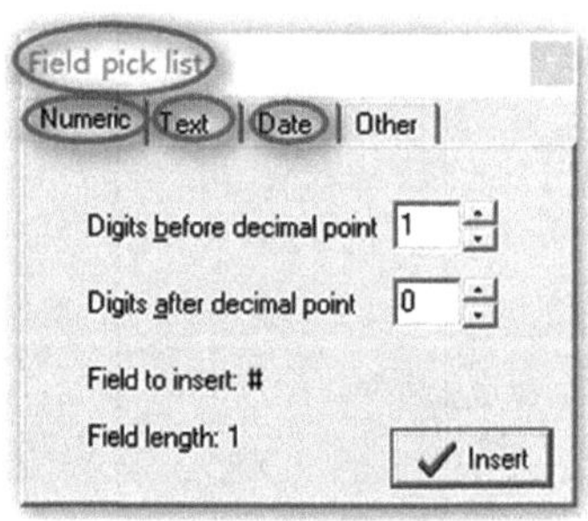

图 4－6　变量类型选择列表

不同类型的变量有不同的编码方式。例如，数值型变量的编码为“#”或“#. #”，“#”个数表示数字的位数或小数位数；文本型变量的编码为“________”，下划线字符个数表示文本的长度。EpiData 根据变量编码来确定变量，并按照选定的变量名命名方法来生成变量名。

三、设置字体及背景颜色

点击菜单中的“File”，选择“Options”，会出现设置窗口，其中“Editor”“Show data

form”和“Documentation”选项卡分别可以设置 QES 文件、REC 文件和 DOC 文件的字体及背景颜色。建议将这 3 种文件的字体设置成一致的,以免生成的 REC 文件录入界面与 QES 文件不同。

四、预览数据录入界面

在建立 QES 文件的过程中,可以通过预览数据录入界面来查看 QES 文件编写是否符合要求,变量设置是否合适。数据录入界面应尽可能与原调查表一致,有利于直观地录入数据。

预览数据录入界面的方法有 3 种:①点击菜单中的“Data file”,选择“Preview data form”。②点击工作流程栏中的“Make data file”,选择“Preview data form”。③点击编辑器工作栏中的▦。

五、通过数据文件生成调查表文件

在 REC 文件中已经录入一定数量的数据后,发现需要修改 REC 文件,如增加变量的长度,需要回到 QES 文件中做相应修改。如果已经找不到相应的 QES 文件,可以通过 REC 文件重新生成 QES 文件。

点击菜单中的“Tools”,选择“QES file from rec file”,在弹出的对话框中选择要生成 QES 文件的 REC 文件和要生成的 QES 文件(图 4-7)。

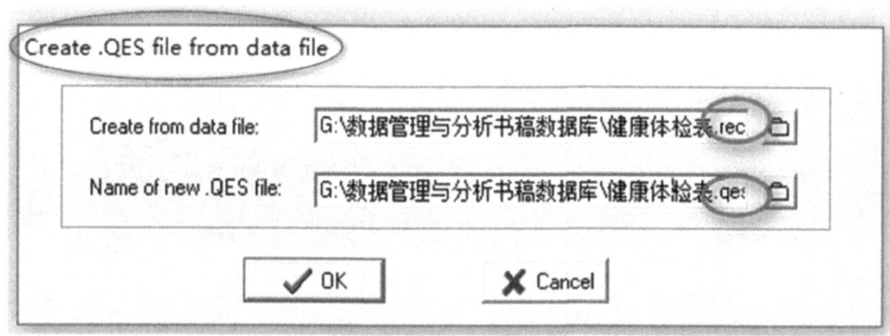

图 4-7 根据 REC 文件生成 QES 文件时的对话框

第三节 生成数据文件

一、生成数据文件

QES 文件建立后,还需要在此基础上生成 REC 文件,才能开始下一步的数据录入。EpiData 生成 REC 文件的方法有 3 种:①点击工作流程栏中的“2. Make data file”。②在没有激活窗口的情况下,点击菜单中的“Data in/out”,选择“New data file”。③在有激活窗口的情况下,点击菜单中的“Data file”,选择“Make data file”。在弹出的对话框里,可以选择用来生成 REC 文件的 QES 文件(图 4-8)。软件默认 REC 文件的名称和保存位置与 QES 文件的名称和保存位置相同,只是后缀名不同。

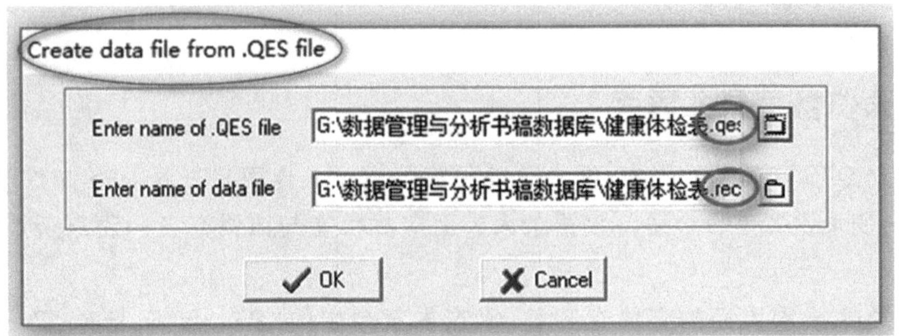

图 4 -8　生成 REC 文件时的对话框

二、修改数据文件

在录入一定数量数据后,发现需要修改 REC 文件,如增加变量或修改已有变量的类型等,需要回到 QES 文件中做相应修改。若根据修改后的 QES 文件直接生成 REC 文件,会替换掉原有 REC 文件,原有的数据库中的数据将丢失。此时,应该使用“根据修改的 QES 文件修改 REC 文件(revise data file)”功能。点击菜单中的“Tools”,选择“Revise data file”,在弹出的对话框中选择修改后的 QES 文件和要修改的 REC 文件(图 4 -9),即可在不丢失原有数据的情况下修改 REC 文件。

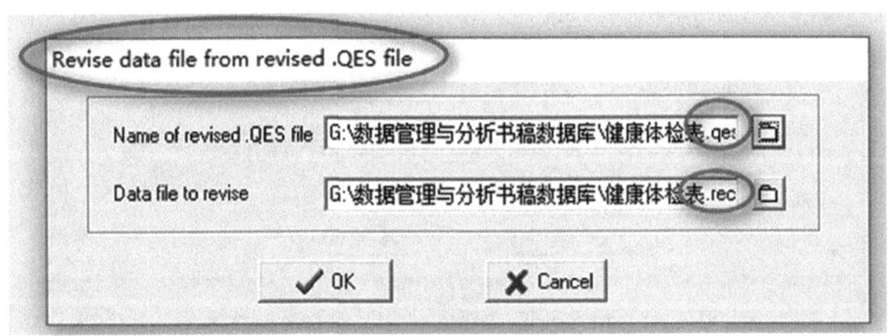

图 4 -9　根据修改的 QES 文件修改 REC 文件时的对话框

三、复制数据文件结构

在 REC 文件中录入一定的数据后,可能需要增加录入人员同时录入数据,如果把已经录入数据的 REC 文件传递给新录入人员继续录入,会导致原 REC 文件和新 REC 文件的记录重复。复制 REC 文件结构给新录入人员可以避免这种情况。点击菜单中的“Tools”,选择“Copy file structure”,在弹出的对话框中选择要复制的 REC 文件后,出现复制 REC 文件结构对话框(图 4 -10),定义新 REC 文件的名字和保存位置后,就可以生成一个与原 REC 文件结构完全相同但没有任何记录的新的 REC 文件。

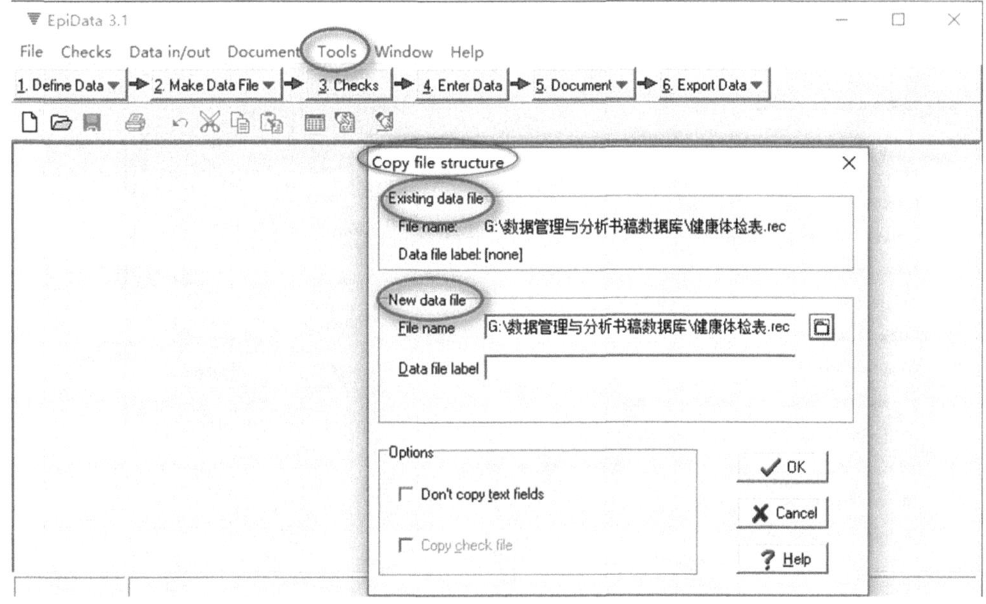

图 4－10　复制 REC 文件结构对话框

第四节　建立核查文件

虽然有了 REC 文件就可以录入数据，但为了保证数据录入的质量或控制数据录入的流程，建立 CHK 文件是非常必要的。CHK 文件总是针对一个具体的 REC 文件，并在数据录入过程中起作用，因此一般都是先有 REC 文件，然后才针对 REC 文件建立 CHK 文件。

一、核查文件的建立

EpiData 建立 CHK 文件的方法有两种：①点击工作流程栏中的“Checks”。②点击菜单中的“Checks”，选择“Add/Revise”。在弹出的对话框中选择用来建立 CHK 文件的 REC 文件后，点击“打开”，就会出现创建 CHK 文件窗口(图 4－11)。主窗口是数据录入预览界面，同时有一个浮动的设置核查程序对话框。在数据录入预览界面，点击需要添加核查程序的变量，或者在核查程序对话框中选择需要添加核查程序的变量，就可以在设置核查程序对话框里设置该变量的核查程序了。图 4－11 中显示了对变量“NUMBER”设置的核查程序。

虽然建立 CHK 文件时是分别给每个变量添加核查程序，但这些核查程序都是保存在一个 CHK 文件中的。CHK 文件的文件名和保存位置必须与 REC 文件相同，唯一的不同就是后缀名。只要保存 REC 文件的同一文件夹里有同名的 CHK 文件存在，录入数据时，对应的 CHK 文件中的命令会自动加载，对数据的录入过程发挥核查作用。

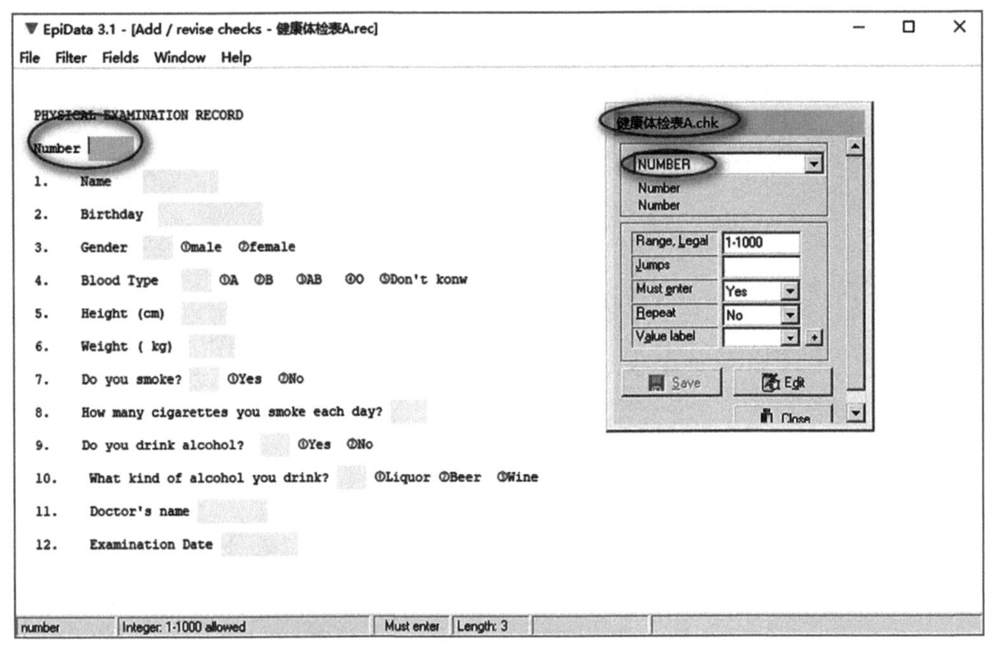

图 4－11　创建 CHK 文件窗口

二、常用核查命令的设置

（一）数值允许范围及允许值

为了减少数值型变量的录入错误，可以设置该变量的允许录入范围及允许值（range，legal）。选择要设置允许录入范围及允许值的变量后，在核查程序对话框的"Range，Legal"栏内就可以设置了（图 4－12）。例如，键入"1－1000"，表示当前变量只能录入 1 到 1000 范围内的数值；键入"1，3，5"，表示当前变量只能录入 1、3 和 5 三个数值；键入"1－3，5"，表示当前变量只能录入 1、2、3 和 5 四个数值；键入"－INF－1000"，表示当前变量只能录入小于或等于 1000 的数值；键入"1－INF"，表示当前变量只能录入大于或等于 1 的数值。

（二）跳转

在数据录入过程中，给某个变量录入一定值后，可能不需要继续按顺序录入下一个变量，而是要直接录入另外一个变量，这时为了提高录入的效率，保证录入的流程，最好设置跳转（jumps）。例如，当"是否吸烟（变量名：smoke；变量类型：数值型；数值允许范围：1，2）"录入了"否（录入值为：2）"，则不需要回答后续的吸烟相关问题，而要跳转到"是否饮酒（变量名为：alcohol）"；选择"是否吸烟（变量名为：smoke）"后，在核查程序对话框的"Jumps"栏内就可以设置跳转（图 4－13）。例如，键入"2 > alcohol"，表示如果录入值为"2"，跳转至"是否饮酒（变量名为：alcohol）"；也可以在键入完跳转值和跳转符号" > "，如"2 > "后，用鼠标直接点击跳转的目标变量"是否饮酒（变量名为：alcohol）"，这时，目标变量的变量名"alcohol"会自动插入到" > "后面。除了指定变量外，跳转的目的

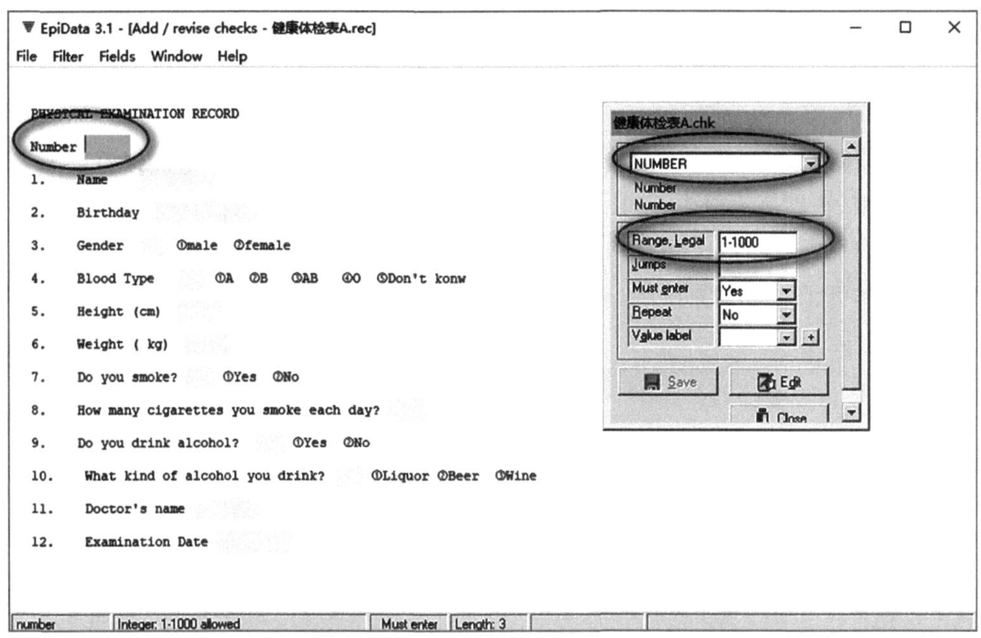

图 4－12 设置数值允许范围及允许值

还可以是“End”和“Write”，前者表示跳转至数据录入表的最后一个变量，后者表示将当前记录存盘。

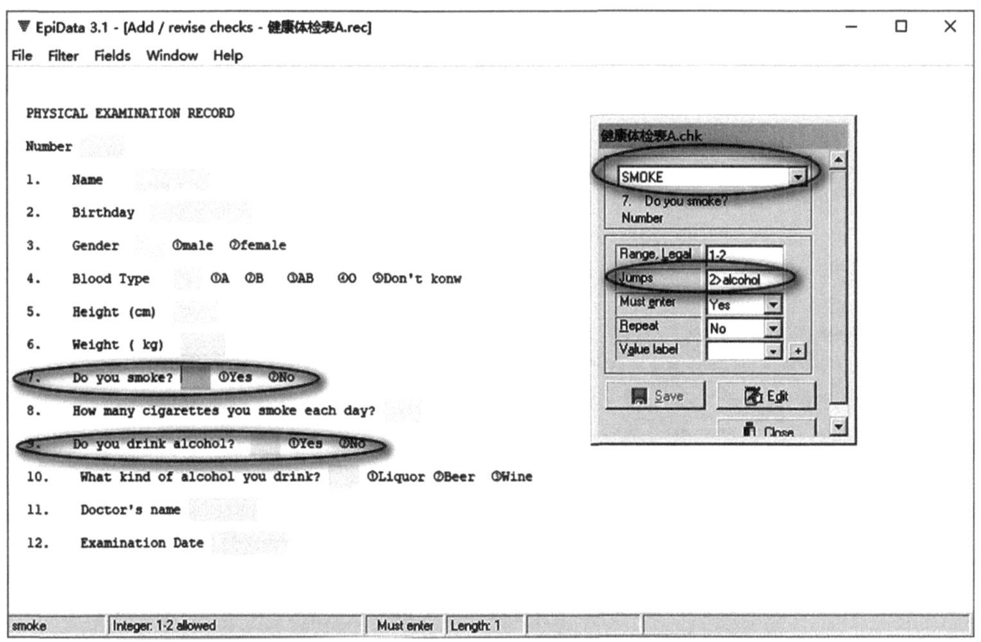

图 4－13 设置跳转

（三）必须录入

为了避免录入人员在录入过程中错过变量，可以设置必须录入（must enter）。如果不录入该变量,则无法进入下一个变量。选择要设置的变量后,在核查程序对话框的“Must enter”栏内选择“Yes”即可。

（四）重复

有些变量的值在连续的多个问卷中会重复出现,如学校名称、学生班级等。为了减少录入工作量,提高录入效率,可以设置重复(repeat)。选择要设置的变量后,在核查程序对话框的“Repeat”栏内选择“Yes”即可,这时前一条记录在此变量上录入的数据将自动在接下来的新记录中重复显示。在数据录入过程中,重复显示的数据可以随时改变。

第五节　数据录入

一、数据录入界面

EpiData 进入数据录入界面的方法有 3 种:①点击工作流程栏中的“Enter data”。②在没有激活窗口的情况下,点击菜单中的“Data in/out”,选择“Enter data”。③点击菜单中的“File”,选择“Open”。在弹出的对话框里,可以选择用来录入数据的 REC 文件。选定 REC 文件后,点击“打开”,就会出现数据录入窗口。窗口下方为记录导航条,图 4－14 显示的是当前数据库共有 3 条记录,现在位于第 3 条记录。

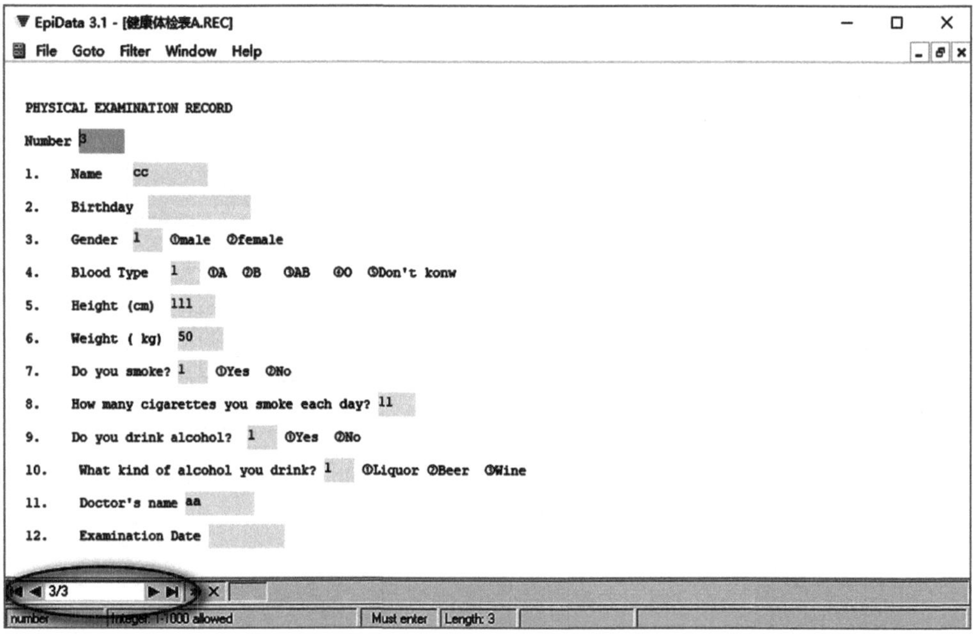

图 4－14　数据录入窗口

在数据录入过程中,可以按 Enter 键、Tab 键或上、下箭头来选择变量录入数据,尽量避免用鼠标选择变量。如果用鼠标改变数据录入的先后顺序,可能会与 CHK 文件中的跳转规定发生矛盾,进而引起错误。

二、记录查找

如果发现数据录入错误，需要找到有录入错误的记录。如果已知记录号，点击菜单中的“Goto”，选择“Record”，在弹出的对话框中输入要查找的记录号，即可定位至目标记录；如果不知道记录号，点击菜单中的“Goto”，选择“Find record”，打开查找条件设置对话框（图4－15），软件默认在当前变量上进行查找，输入查找条件后，即可定位至目标记录。例如，查找身高为178 cm的记录，变量名为“height”，查找条件为“178”。

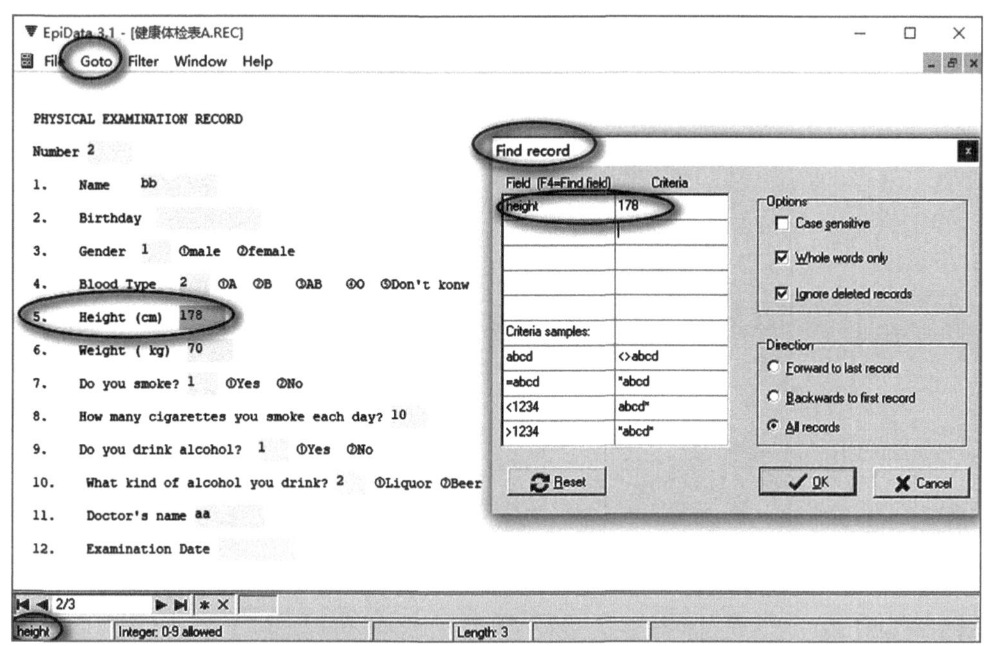

图4－15 查找条件设置对话框

三、双录入核查

将同一批问卷重复录入两次，比较两次录入的差异，可以控制和评价录入质量、修改录入错误。点击菜单中的“Document”，或点击工作流程栏中的“Document”，选择“Validate duplicate files”，在弹出的对话框中选择要比对的两个REC文件后，即可出现双录入核查条件设置对话框（图4－16）。

此时，应注意要设置关键变量（key field）。关键变量是用来匹配两个数据库中对应的记录，或者说是要比较的记录。在两个数据库中所用的关键变量必须唯一，如果数据库中的关键变量有重复值，则不能进行比对。如果不指定关键变量，则第一个文件和第二个文件按记录号进行比较，即第一个文件的第一条记录和第二个文件的第一条记录比较。这种比较方式只有在问卷录入顺序完全相同的情况下才有意义。按需要进行设置后，单击“OK”按钮，软件就会给出比较的结果。从图4－17显示的核查结果报告中可以看到，两个REC文件编号为3的记录不一致，文件1的3号记录中性别为1，而文件2的3号记录中性别为2。

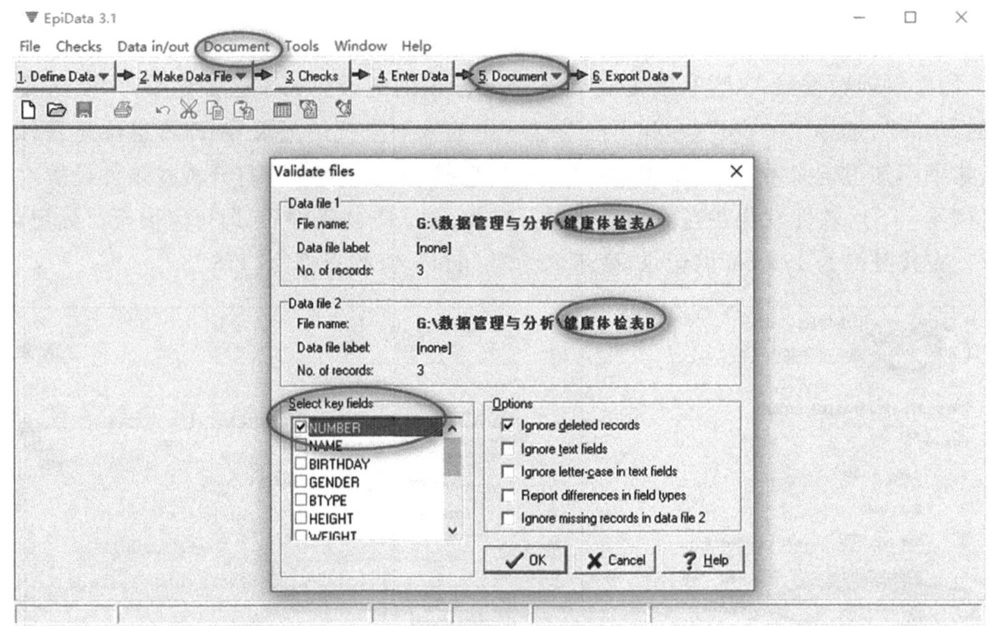

图 4 －16　双录入核查条件设置对话框

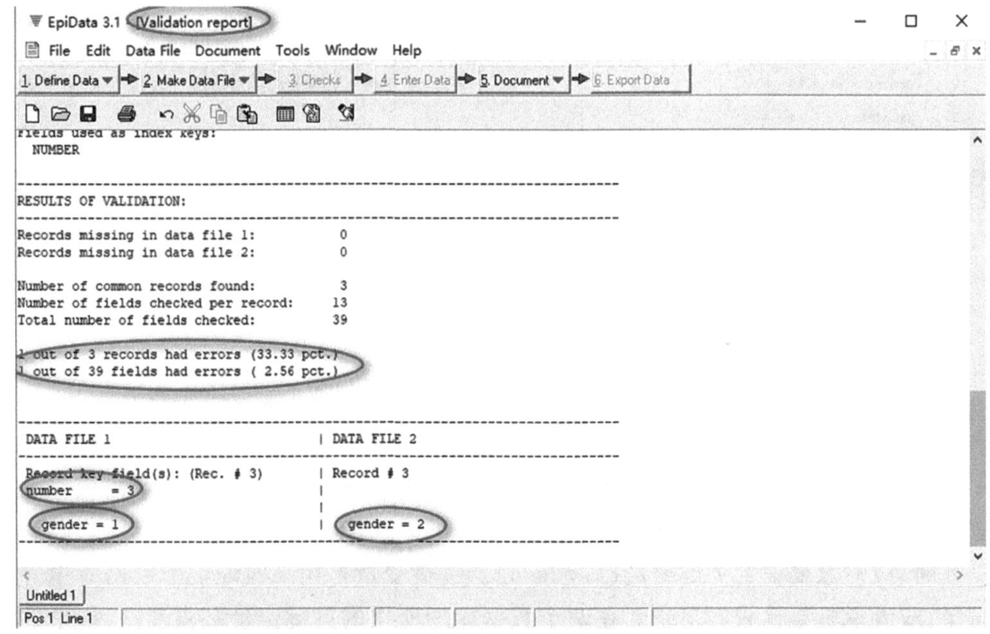

图 4 －17　双录入核查结果

四、双录入实时校验

双录入核查是在完成两遍录入之后，通过比较两个 REC 文件来发现错误。比如，图 4 －17 里显示经过比对发现两个文件 3 号记录的性别录入值不同，这时需要找到原始调查表来确认性别真实值。如果比对发现不同的变量值比较多,则会有较大的确认工作量。双录入实时校验(prepare double entry verification)是在第二遍录入的过程中进行实时比对,可以及时发现错误并确认真实值。

点击菜单中的"Tools",选择"Prepare double entry verification",确认要比对的 REC 文件后,在弹出的对话框中设置实时校验条件,一般会选择在双录入过程中忽略对文本型变量的核对,并通过关键变量匹配记录来比对。图 4-18 中选择了"number"作为关键变量。软件默认双录入实时校验的文件名为在原文件名后加"_dbl",并与原文件保存在同一位置(图 4-18)。

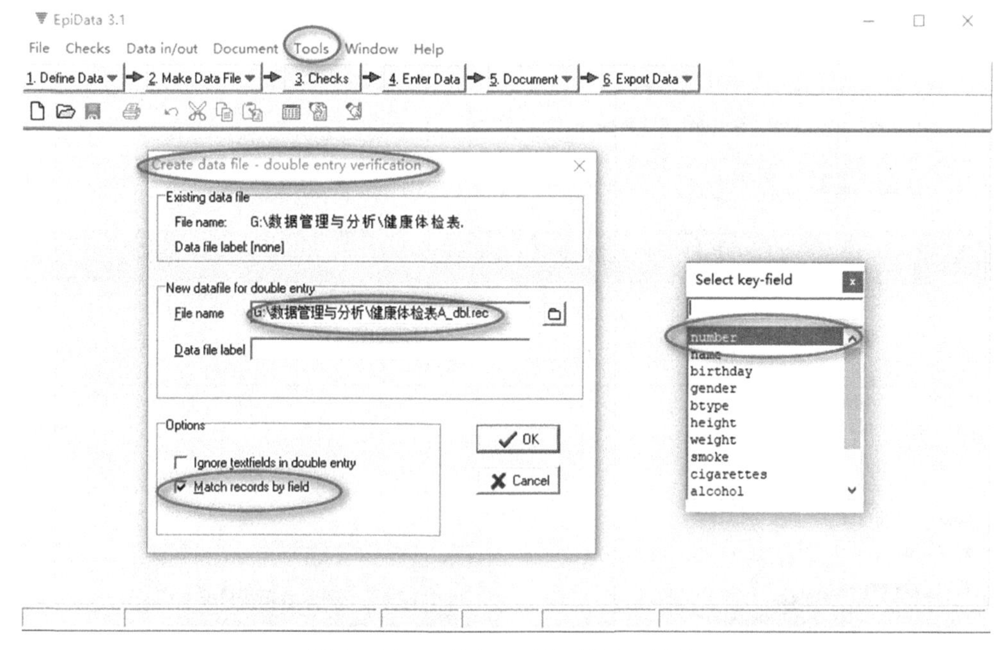

图 4-18 双录入实时校验设置对话框

打开设置双录入实时校验的 REC 文件,会显示双录入实时校验信息提示框(图 4-19)。当第二次录入值与第一次不同时,软件会弹出提示框。

图 4-20 的警告框显示第二次录入性别为 3,与第一次录入的 1 不同,可以在及时核对问卷中性别的真实值后选择"修改(Edit)""保留新值(New)"或"保留原始值(Original)"。

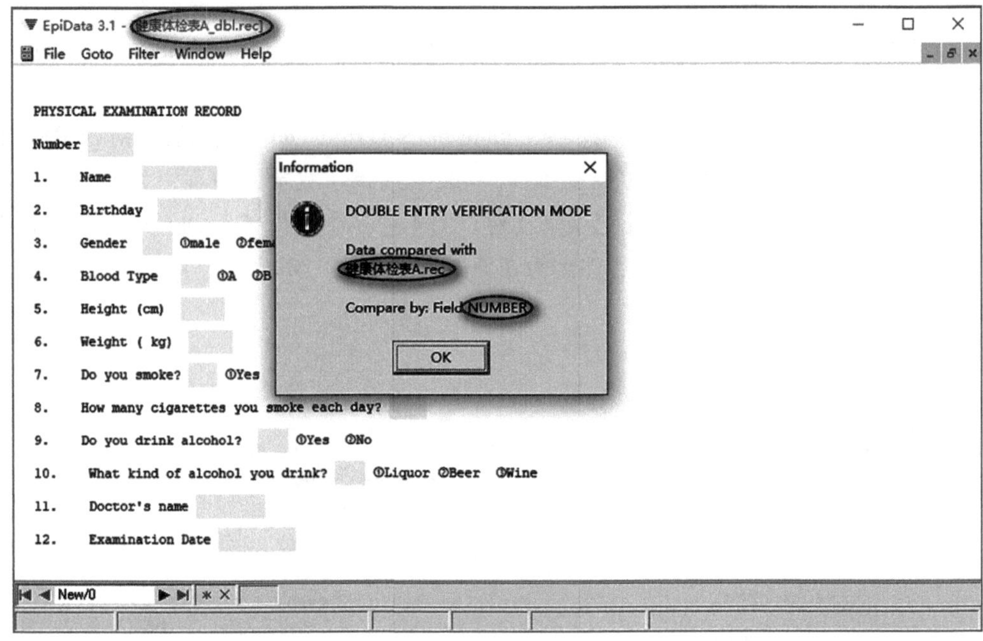

图 4－19　双录入实时校验信息提示框

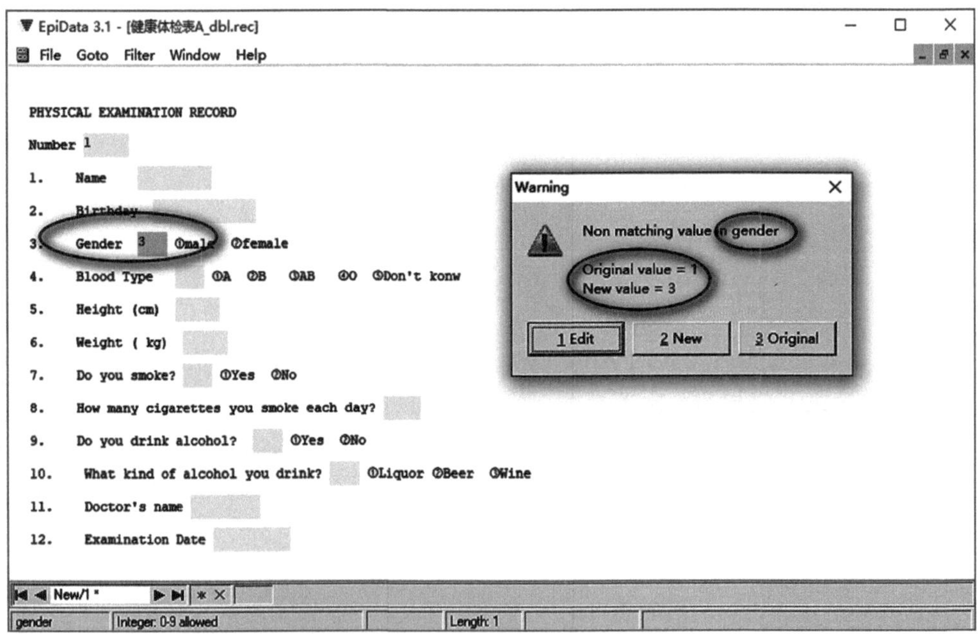

图 4－20　双录入实时校验警告提示框

第六节 数据处理

一、浏览数据

如果想查看REC文件中已经录入的数据,可以点击菜单中的"Document",或点击工作流程栏中的"Document",选择"View data",在弹出的对话框中选择要显示的REC文件后,数据就会以行列表的形式展示出来。从图4-21可以看到,REC文件"健康体检表A"里共有3条记录,其中1号记录的身高为170 cm,体重为60 kg。

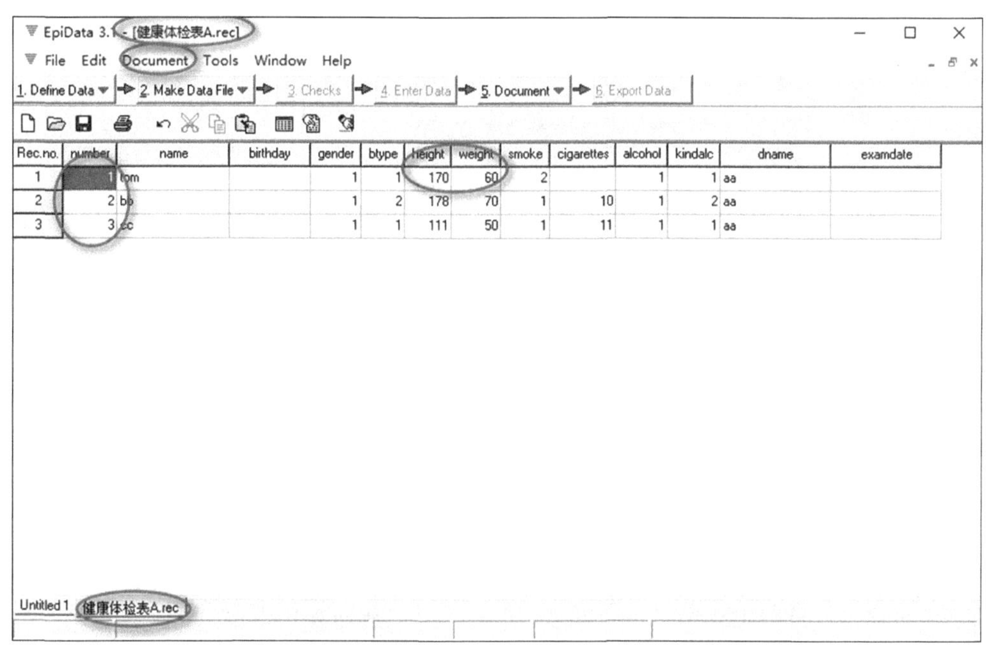

Rec.no.	number	name	birthday	gender	btype	height	weight	smoke	cigarettes	alcohol	kindalc	dname	examdate
1	1	tom		1	1	170	60	2		1	1	aa	
2	2	bb		1	2	178	70	1	10	1	2	aa	
3	3	cc		1	1	111	50	1	11	1	1	aa	

图4-21 浏览数据

二、数据库的追加

当调查问卷数量比较多时,为尽快完成录入工作,通常会安排多个录入人员在多个REC文件中同时录入。例如,A录入人员负责录入A学校的健康体检表,B录入人员负责录入B学校的健康体检表,录入结束后数据会保存在多个REC文件里。为了能统一管理整个调查的数据,可以使用纵向追加(append)功能将多个REC文件追加成一个拥有全部调查表数据的REC文件。纵向追加(append)是将两个数据结构完全一样或基本一样的REC文件连接起来,以增加记录数,又称串联。

点击菜单中的"Data in/out",选择"Append / Merge",确认要追加的REC文件后,在弹出的对话框中键入追加后形成的REC文件的名称及保存位置,并设置追加方式为"Append"。图4-22中选择了以文件A的变量作为基础,文件B中与文件A相同的变量才会被追加到文件A中,文件A中没有而文件B中有的变量会被忽略。另外一种追加方式是保留文件 A 和文件 B 中的全部变量。

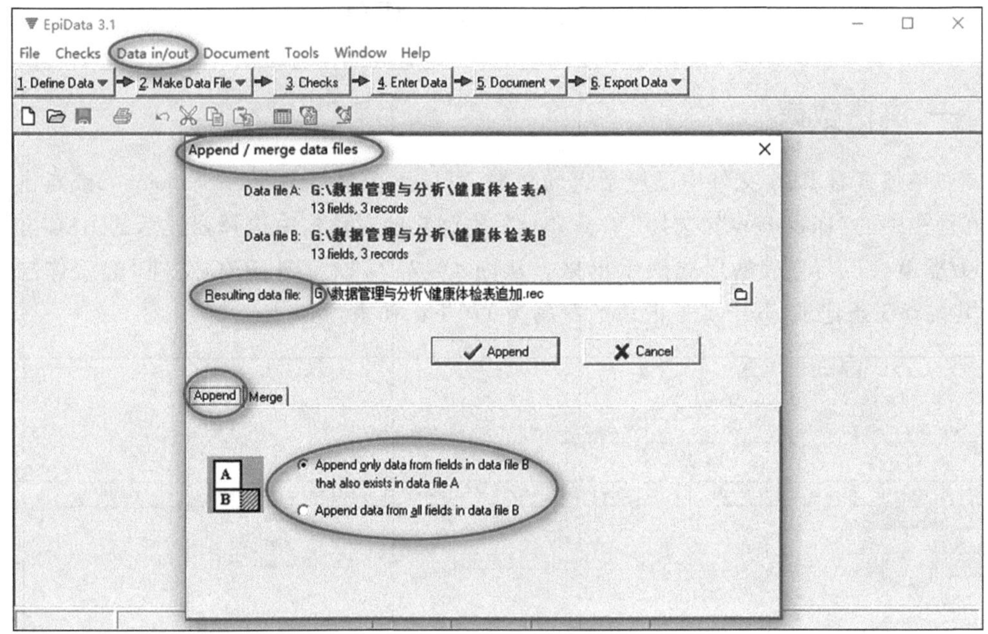

图 4-22　追加方式设置对话框

三、数据库的合并

如果针对同一批调查对象有两个调查表，一个是高危行为调查表，另一个是实验室检查结果表，分别录入在两个 REC 文件中。为了能统一管理调查对象的所有数据，可以使用横向合并(merge)功能将多个 REC 文件合并成一个拥有全部数据的 REC 文件。横向合并(merge)是将两个数据结构不同，但至少有一个共同标识变量(关键变量)的 REC 文件连接起来，以增加变量数，又称并联。

点击菜单中的“Data in/out”，选择“Append / Merge”，确认要合并的 REC 文件后，在弹出的对话框中键入合并后形成的 REC 文件的名称及保存位置，并设置合并方式“Merge”。横向合并需要指定一个或多个标识变量来保证同一个调查对象的数据能被准确连接到一起。图 4-23 中选择了以“number”为标识变量来对接，文件 B 中与文件 A 编号相同的记录才会被合并到文件 A 中，文件 A 中没有而文件 B 中有的记录会被忽略。另外一种合并方式是保留文件 A 和文件 B 中的全部记录。

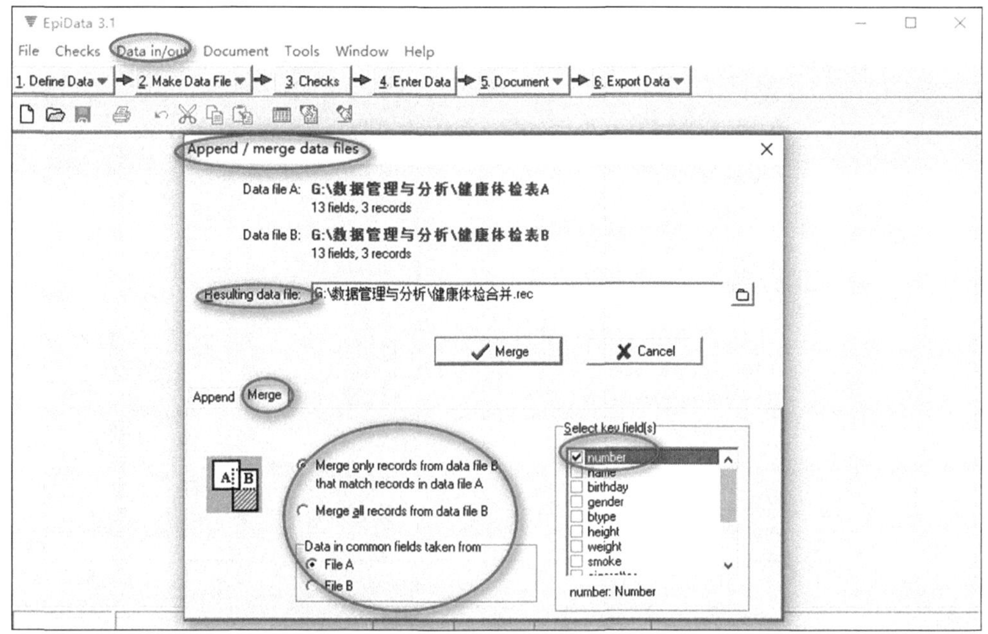

图 4 -23　合并方式设置对话框

第七节　数据导出

通过 EpiData 录入的数据，可以导出成各种类型的数据文件，以供其他数据管理或分析软件使用。点击工作流程栏中的“Export Data”，或点击菜单中的“Data in/out”，选择“Export”，可以选择导出的文件类型，包括 text、dBaseIII、Excel、Stata、SPSS、SAS 等。选择要导出的 REC 文件后，就会出现导出数据条件设置对话框，键入导出文件的名称和保存位置，选择要导出的记录和变量后，单击“OK”，就可以将 REC 文件导出成目的文件类型了。图 4 -24 显示的是将 REC 文件“健康体检表 A”的全部 3 条记录的全部变量导出成 Excel 文件。

如果选择导出的文件类型为 SPSS 文件，则会导出 SPSS 命令文件(*. sps)和原始的数据文件(*. txt)，需要在 SPSS 中运行命令文件，如图 4 -25 所示，将数据载入 SPSS 程序，然后将打开的数据库保存为常用的 SPSS 数据库文件(图 4 -26)。

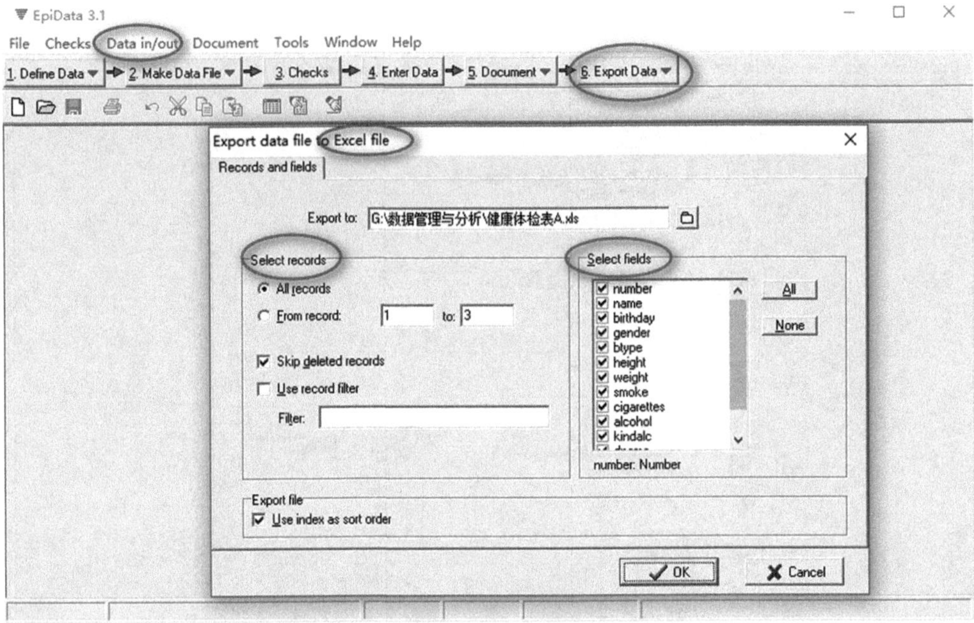

图 4－24　导出数据条件设置对话框

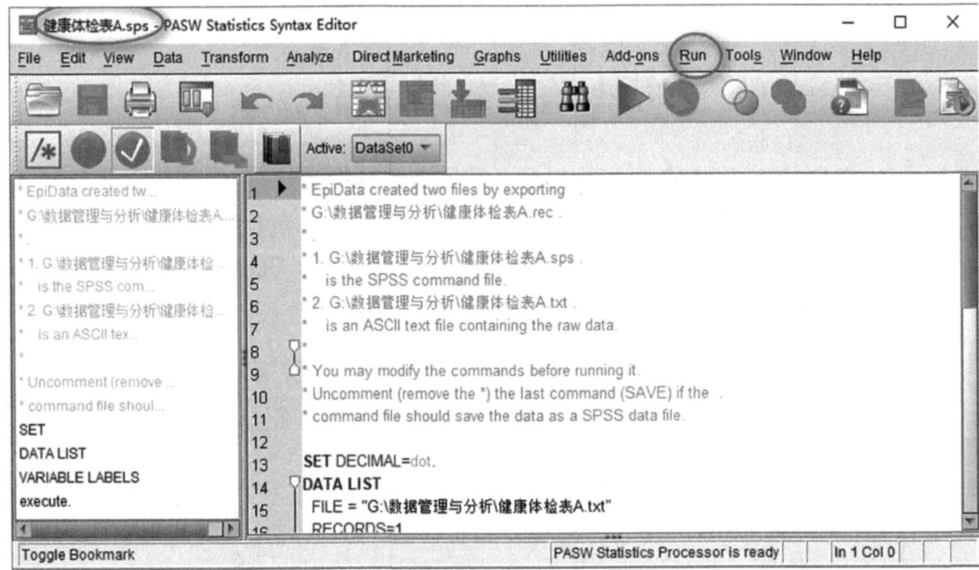

图 4－25　SPSS 命令文件窗口

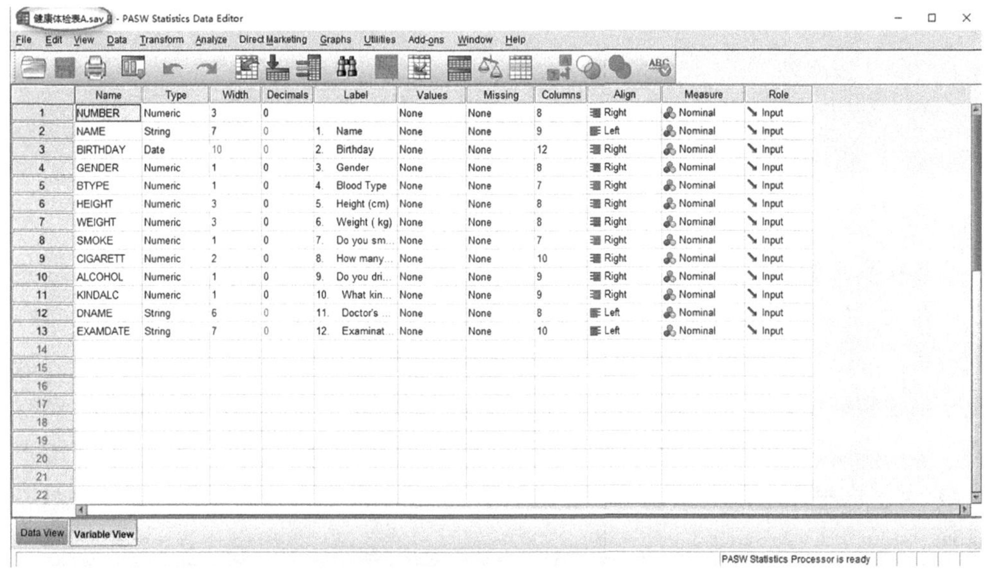

	Name	Type	Width	Decimals	Label	Values	Missing	Columns	Align	Measure	Role
1	NUMBER	Numeric	3	0		None	None	8	Right	Nominal	Input
2	NAME	String	7	0	1. Name	None	None	9	Left	Nominal	Input
3	BIRTHDAY	Date	10	0	2. Birthday	None	None	12	Right	Nominal	Input
4	GENDER	Numeric	1	0	3. Gender	None	None	8	Right	Nominal	Input
5	BTYPE	Numeric	1	0	4. Blood Type	None	None	7	Right	Nominal	Input
6	HEIGHT	Numeric	3	0	5. Height (cm)	None	None	8	Right	Nominal	Input
7	WEIGHT	Numeric	3	0	6. Weight (kg)	None	None	8	Right	Nominal	Input
8	SMOKE	Numeric	1	0	7. Do you sm...	None	None	7	Right	Nominal	Input
9	CIGARETT	Numeric	2	0	8. How many...	None	None	10	Right	Nominal	Input
10	ALCOHOL	Numeric	1	0	9. Do you dri...	None	None	9	Right	Nominal	Input
11	KINDALC	Numeric	1	0	10. What kin...	None	None	9	Right	Nominal	Input
12	DNAME	String	6	0	11. Doctor's ...	None	None	8	Left	Nominal	Input
13	EXAMDATE	String	7	0	12. Examinat...	None	None	10	Left	Nominal	Input
14											
15											
16											
17											
18											
19											
20											
21											
22											

图 4 -26　SPSS 数据库文件窗口

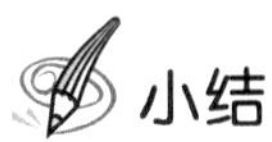

小结

EpiData 是一款小巧灵活、简单易学的数据录入和数据管理软件，可以简化录入工作，提高录入速度及录入的准确性。用 EpiData 建立数据库，主要包括根据调查表制作 QES 文件、根据 QES 文件生成 REC 文件、编写核查程序建立 CHK 文件 3 个环节。QES 文件建立的核心是设置变量，包括定义变量名和变量类型。REC 文件是在 QES 文件基础上生成的数据录入界面，所有录入的数据都存储在 REC 文件中，针对数据的各种操作也都是在 REC 文件中进行的。CHK 文件是针对 REC 文件中的变量设置的逻辑核查命令。三种文件中的变量需要保持一致，尤其是 REC 文件和 CHK 文件，否则会导致 CHK 文件报错而无法运行。

练习题

1. EpiData 有哪几种生成变量名的方法？

2. 图 4 -4 中显示的变量名采用的是哪种变量名命名方法？

3. EpiData 控制数据录入质量的方法有哪些？

4. 在录入过程中，发现有些变量的长度需要修改，却找不到相应的 QES 文件，怎么办？

5. 已经开始录入数据后，发现需要增加一个变量，该如何处理才会不损失已经录入的数据？

（王丽荣）

第五章　GeoDa 软件应用

描述疾病和健康问题的地理空间分布是公共卫生、流行病学研究和实践的重要内容。近年来，随着信息技术的进步，地理信息系统（geographical information system，GIS）和空间分析（spatial analysis）方法在公共卫生相关领域的应用日趋广泛。空间分析方法可以用于描述疾病的地理空间分布，以及分析影响疾病地理空间分布差异的因素。而空间分析方法的实现，有赖于使用相关的 GIS 软件。那么，作为公共卫生工作者，如何踏入这个领域，学习应用 GIS 软件和空间分析方法呢？GeoDa 软件提供了适合初学者学习实践的选择。

第一节　GeoDa 软件概述

GeoDa 软件是一种免费的开源 GIS 软件，旨在通过空间探索和建模，为数据分析提供新思路，常作为空间地理数据分析的入门工具被使用。GeoDa 软件适用于区域经济学、法学、政治学等社会学科，以及公共卫生、地理学、植物学、土壤学、地质学、水文学和气候学等领域。GeoDa 的设计包含由地图和统计图表相联合的互动环境，使用强大的连接窗口技术，能够在 Windows 操作系统和 IOS 操作系统下使用，为用户在探索性空间数据分析（exploring spatial data analysis，ESDA）方法提供了较友好的图形界面，可用于聚合数据（aggregated data）的空间自相关统计以及点和面数据的基本空间回归分析。截至 2021 年 12 月 31 日，GeoDa 软件的最新版本是 1.20 版，中文版也已经推出。该软件及相关资料可通过搜索官方网址下载免费使用。根据公共卫生专业常见的学习和工作需求，本章通过案例教学，重点介绍 GeoDa 软件的原理及常用功能。

第二节　GeoDa 软件应用中的数据准备

本节以某镇各街区某年度慢性病患病率的空间分布数据为例，探讨 GeoDa 软件的基本应用。在数据分析之前，首先进行数据准备。

一、地理边界数据准备

地理边界数据文件，即通常所谓的地图数据文件，可通过 GeoDa 等 GIS 软件展示为地图，常见的格式有 MapInfo 和 ShapeFile 格式，均可以在 GeoDa 软件中打开、展示并做进一步分析。本章以 MapInfo 格式为例。该市各街区地理边界（MapInfo 格式）为一组文件，由 4 个文件名相同但类型不同的文件构成，各文件名均为 City，格式（后缀）分别为 . tab、

. DAT、. ID、. MAP，存储在同一个文件夹（文件夹名：City）中，如图 5 - 1 所示。GeoDa 软件在展示地图时，同时打开这 4 个文件，缺少任何一个文件都有可能造成地图无法打开。

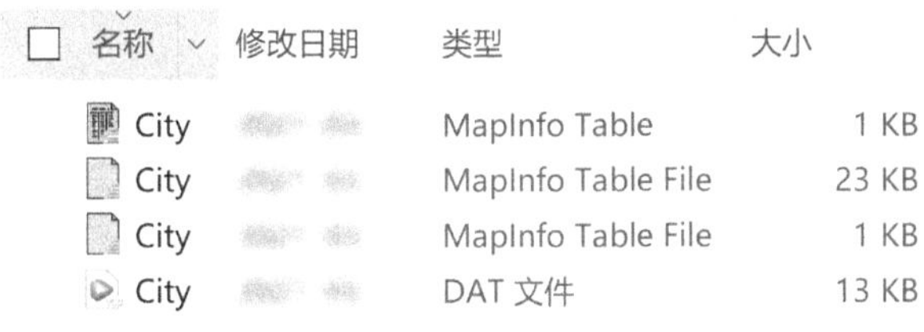

图 5 - 1　地理边界数据文件

二、健康和人口相关数据准备

健康和人口相关数据是描述性研究的关键，在空间分析中主要表现为不同区域疾病病例/死亡数和率的差异在地图上展示。在基于 GeoDa 软件的空间分析中，相关数据以 Excel 格式（. xls 或 . csv 格式）存储，并在 GeoDa 软件中打开。该文件应包括每个街区代码、病例数、人口数等资料。其中，街区代码应与地理边界文件中各街区代码一致。本案例中 CODE、Population、Case 和 Rate 分别代表该街区代码、人口数、死亡人数和患病率（%），详见图 5 - 2。需要注意的是，这些变量应在 Excel 文件中设置为数值形式。

	A	B	C	D
1	CODE	Population	Case	Rate
2	40018050000	179	1	5.59
3	40018840000	251	2	7.97
4	40018860000	400	2	5
5	40019140000	509	2	3.93
6	40019160000	347	2	5.76

图 5 - 2　健康和人口相关数据文件

第三节　GeoDa 软件数据合并

地理边界数据、健康和人口相关数据为独立的文件。如果要展示疾病的空间分布，并进行下一步空间分析，需要通过 GeoDa 软件中的数据合并功能，将地理边界数据、健康和人口相关数据合并。

一、使用 GeoDa 软件打开地理边界文件

在 Windows 系统下，点击“开始”，找到名为“Software”的文件夹，单击“GeoDa”，即可打开 GeoDa 软件，也可以通过桌面快捷方式打开。打开 GeoDa 软件后，界面如图 5 - 3 所示，可以看到界面上方的菜单栏，能够提供各类空间数据分析，下方弹出名为“Connect to Data Source”的对话框。数据导入亦可采用拖拽（drop file here）的方法，直接将文件拖入方框。

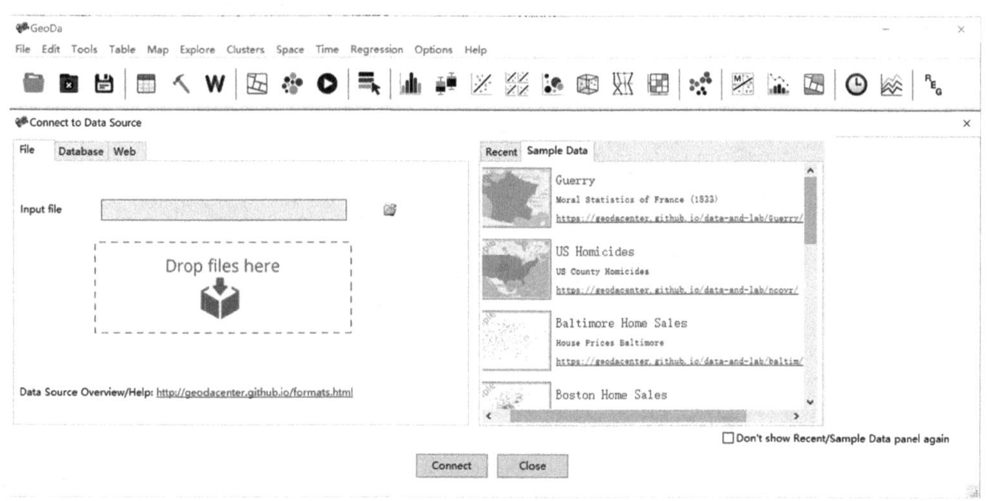

图 5 -3　GeoDa 软件打开后的界面

接下来，点击“输入文件（input file）”选项指令右侧的文件夹图标，选择“MapInfo”（＊.shp；＊.mif；＊.mid），寻找存储“City”文件的文件夹，显示如图 5 -4，并单击“打开”按钮。

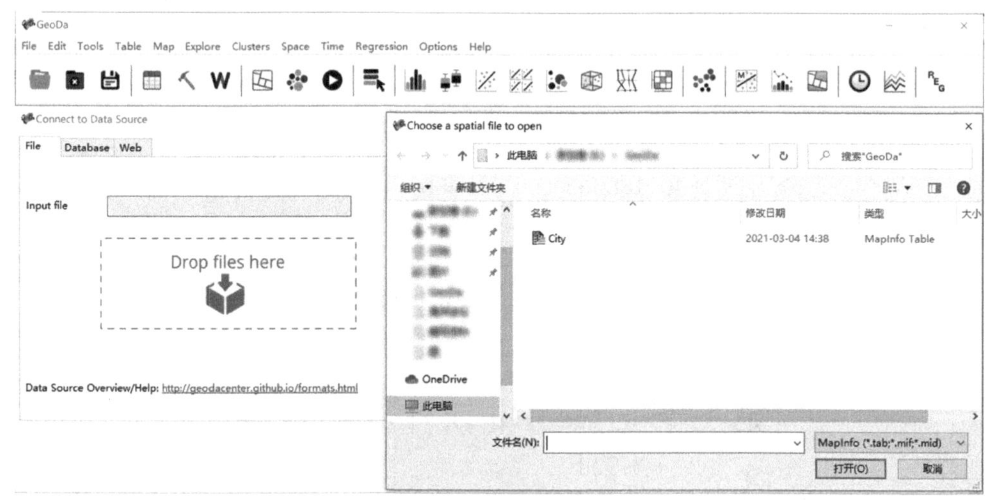

图 5 -4　找到该镇地理边界文件“City”

City 在 GeoDa 软件中地图展示如图 5 -5 所示，左侧图例显示，整个镇由 175 个街区构成。

点击菜单栏按键表格“Table”功能图标（　），即可展示该镇每个街区的信息，如图 5 -6所示。其中，CODE、AREA、LONGITUDE、LATITUDE 分别代表该街区的代码、面积、中心点经度和中心点纬度。需要注意的是，应确保地图中 CODE 与健康和人口 Excel 文档中的 CODE 信息一致。

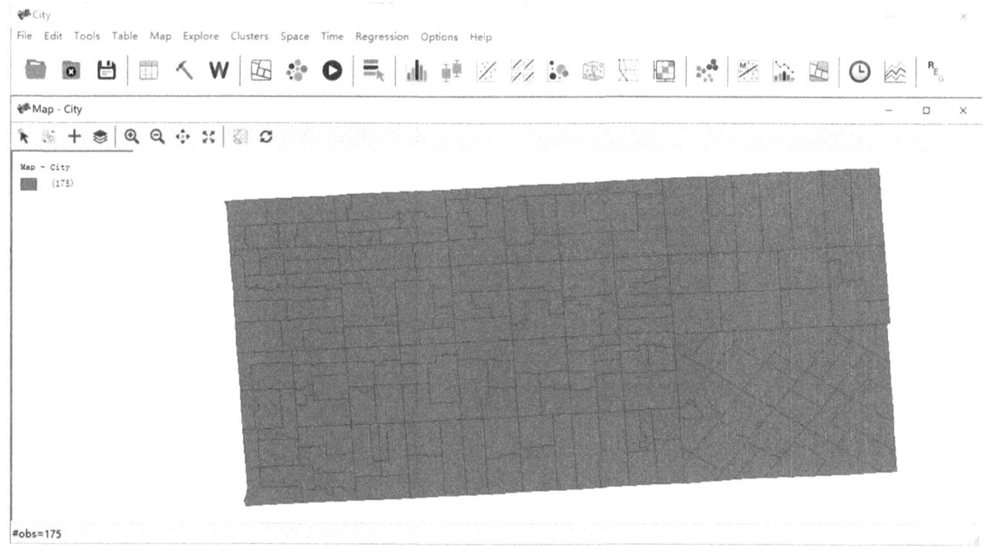

图 5－5　City 地图打开后的状态

City
File Edit Tools Table Map Explore Clusters Space Time Regression Options Help
Table - City

	CODE	AREA	LONGITUDE	LATITUDE
1	40018050000	8269.21	1[illegible]	3[illegible]
2	40018840000	5107.18	1[illegible]	3[illegible]
3	40018860000	2892.20	1[illegible]	3[illegible]
4	40019140000	3926.40	1[illegible]	3[illegible]
5	40019160000	47.51	1[illegible]	3[illegible]
6	40019180000	1665.10	1[illegible]	3[illegible]

#row=175

图 5－6　各街区相关信息展示

二、合并地理边界及健康相关数据文件

单击“表格(Table)”菜单栏，选择“合并(Merge)”，弹出名为“Merge”的新对话框(图 5－7)，在其中单击“Select datasource”右侧的文件夹符号，出现名为“Connect to Data Source”的工具框。

接下来，点击“输入文件(input file)”右侧的文件夹图标，选择 MS Excel(＊.xls)或 Comma Separated Value(＊.csv)，寻找存储 Case and population 文件的文件夹并打开，出现名为“GeoDa CSV File Configuration”的对话框，本例中选择.csv 格式的文件，如图 5－8、图 5－9 所示。

单击“OK”，然后进入“Merge－City”框，“Method”选项选择“Merge”，“参数(Parameters)”选项选择“根据关键值合并(Merge by key values)”，“当前表格的关键值(current table key，来自地理边界的排序变量)”选择“CODE”，“引入表格的关键值(imported table key，来自健康和人口数据文件的排序变量)”选择“CODE”，并将“Exclude”框内的 Population、Case 和 Rate 三个变量选入“Include”框内，如图 5－10 所示。

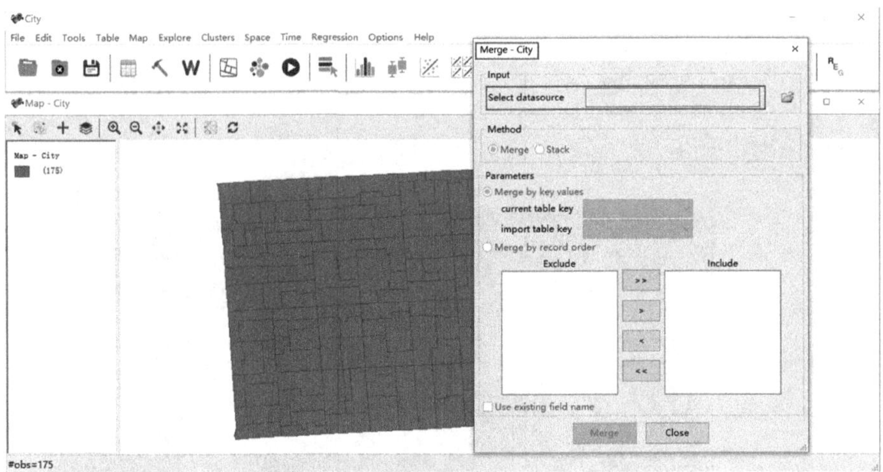

图 5-7　数据合并(1)

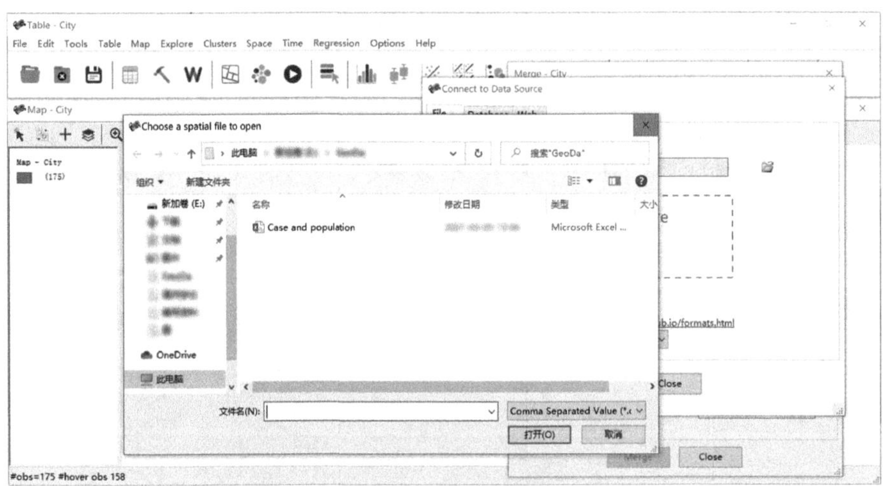

图 5-8　数据合并(2)

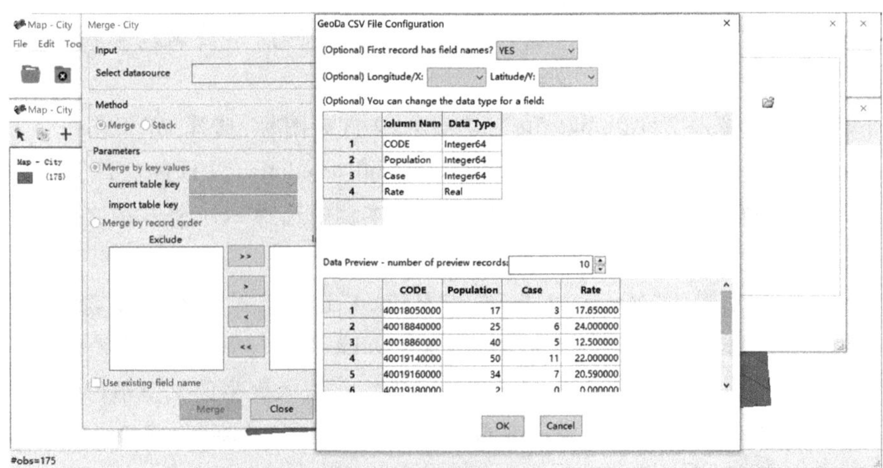

	Column Name	Data Type
1	CODE	Integer64
2	Population	Integer64
3	Case	Integer64
4	Rate	Real

	CODE	Population	Case	Rate
1	40018050000	17	3	17.650000
2	40018840000	25	6	24.000000
3	40018860000	40	5	12.500000
4	40019140000	50	11	22.000000
5	40019160000	34	7	20.590000

图 5-9　数据合并(3)

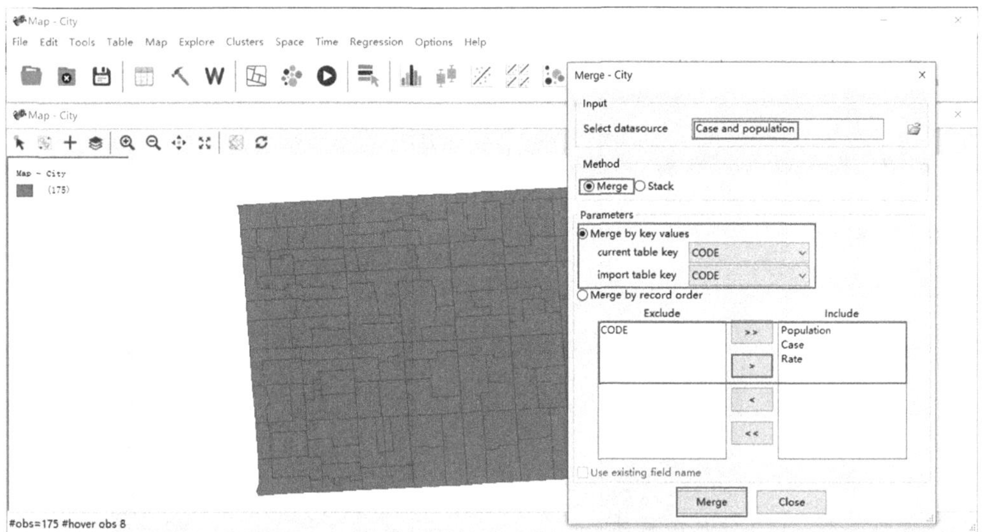

图 5－10 数据合并(4)

单击“Merge”,显示文件已合并成功,如图 5－11 所示,然后单击“OK”。

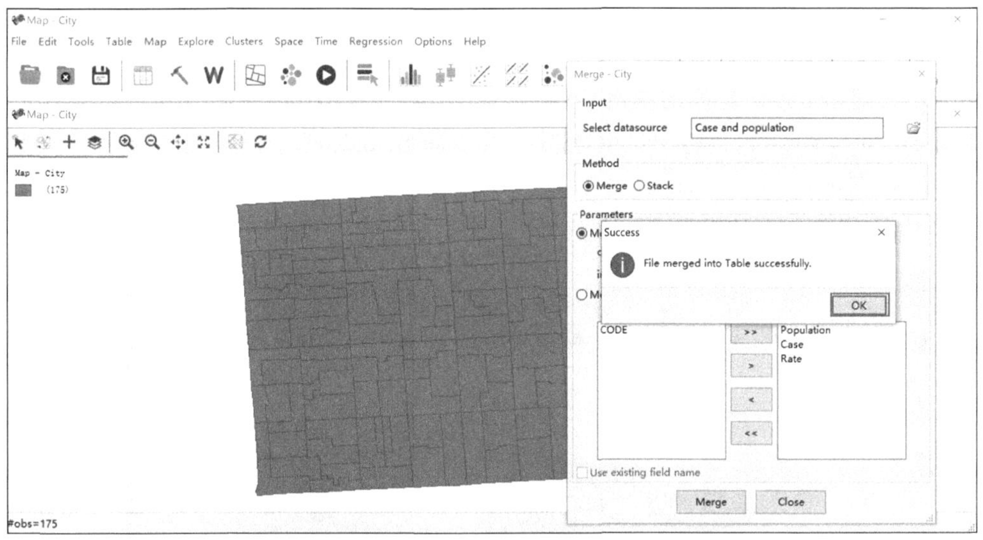

图 5－11 数据合并(5)

第四节 空间地图展示

一、粗率地图展示及结果解释

右键单击地图,选择“Rates”栏中的“Raw Rate”(粗率,本例中为患病率)选项,出现“Raw Rate Smoothed Variable Settings”工具框,其中“事件数(Event Variable)”选择“Case”,“基数(Base Variable)”选择“Population”,“地图主题(Map Themes,即 175 个街区

按照患病率分级）"可根据需要选择，本例中选择"四分位（Quantile Map）"，然后单击"OK"，如图 5－12 所示。

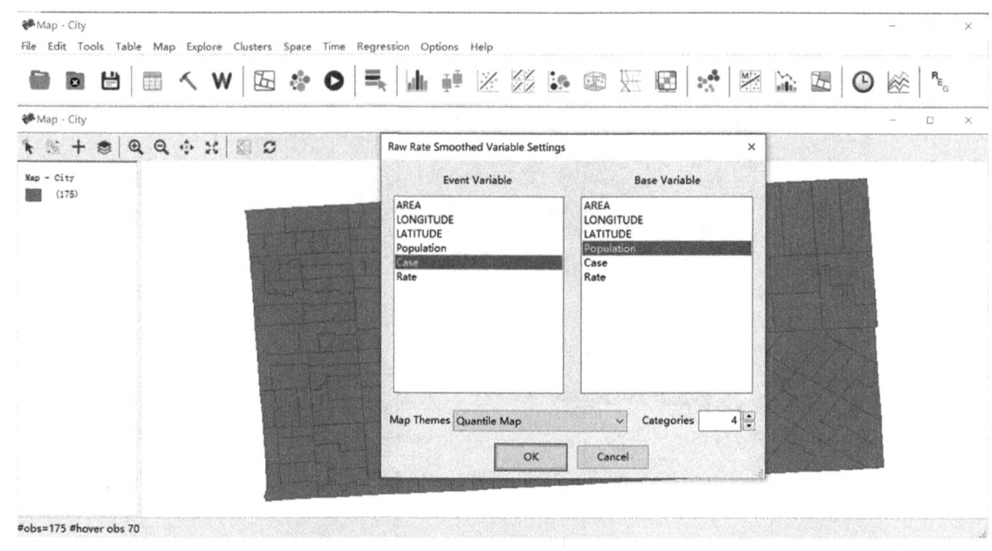

图 5－12　粗率地图展示（1）

图 5－13 展示该镇各街区患病率的分布，地图中各街区颜色由浅到深显示患病率由低到高。右键单击地图左侧的图例，可设置精度（set display precision）、使用科学计数法（use scientific notation）、调整图例颜色（legend background color）等。可在地图上点击右键，选择"保存图片（save image as）"，以图片格式存储结果；也可以选择"保存率（save rates）"，保存计算出来的粗率。该方法也适用于以下分析中的结果保存。

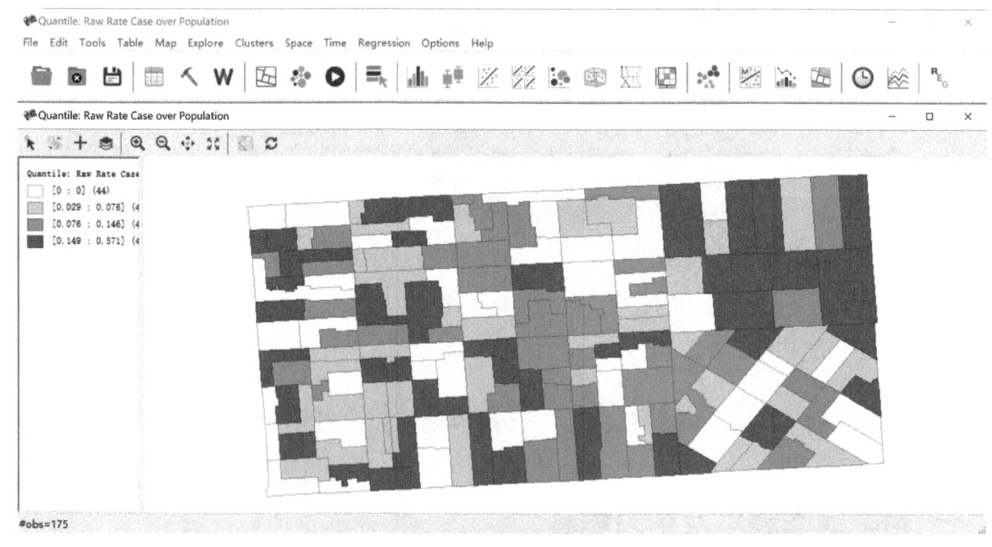

图 5－13　粗率地图展示（2）

二、超额率比地图展示及结果解释

右键单击地图，选择“Rates”栏中的“超额率比（Excess Risk）”选项，出现“Excess Risk Map Variable Settings”工具框，其中“病例数（Event Variable）”选择“Case”，“基数（Base Variable）”选择“Population”，单击“OK”，如图 5－14 所示。

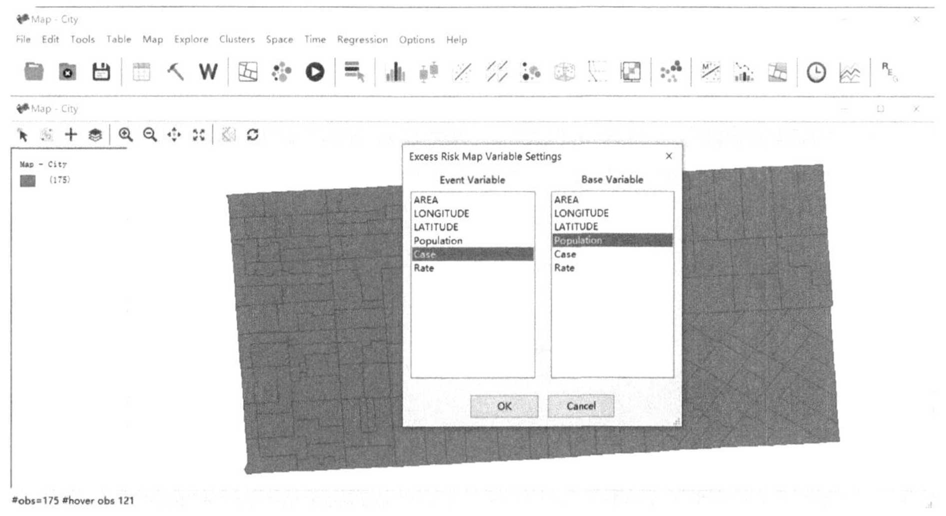

图 5－14　超额率比地图展示(1)

图 5－15 展示了该镇各街区发病超额率比（实际上是标准化率的概念）的分布。以全镇总死亡率为参考值，计算机屏幕显示暖色（≥1.0）者为高风险街区，显示冷色（<1.0）者为低风险街区。颜色越浅，表明该街区死亡风险越接近全镇平均水平。软件输出图示中显示的深红色、深蓝色分别代表极高风险街区和极低风险街区。（注：图 5－15 仅展示地图样式，冷、暖色显示较为接近，具体的各种颜色区域可参考软件输出图示，以便进一步明确该结果。）

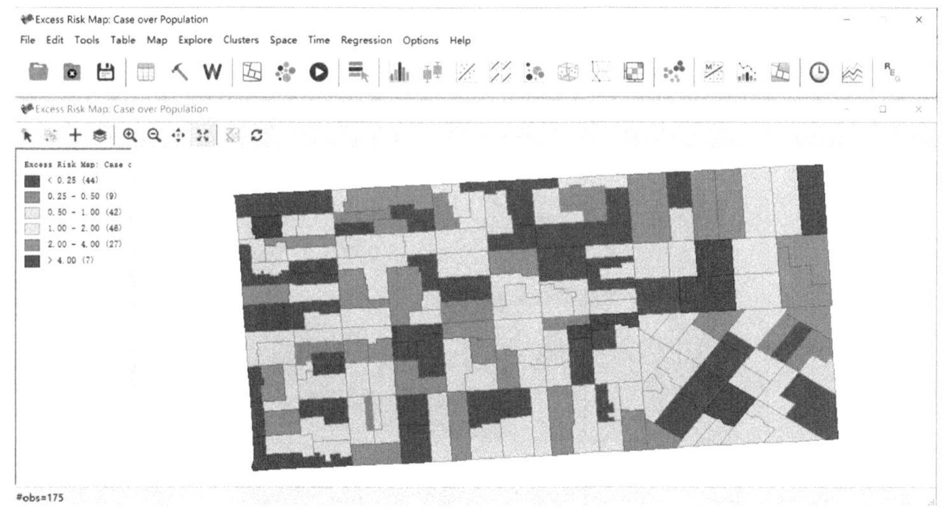

图 5－15　超额率比地图展示(2)

三、经验贝叶斯地图展示及结果解释

当先验分布未知时，可利用历史样本来估计先验分布，提升当前均值、标准差等质量评价参数的估计精度，并确定贝叶斯决策函数，称为经验贝叶斯（empirical Bayes，EB）方法。利用经验贝叶斯平滑方法对变量进行修正，适合于小样本或低概率事件检测。在本例中，右键单击地图，选择“Rates”栏中的“Empirical Bayes（经验贝叶斯）”选项，出现“Empirical Bayes Smoothed Variable Settings”工具框，“Event Variable”与“Base Variable”选择参考前面的介绍，单击“OK”，如图5－16所示。

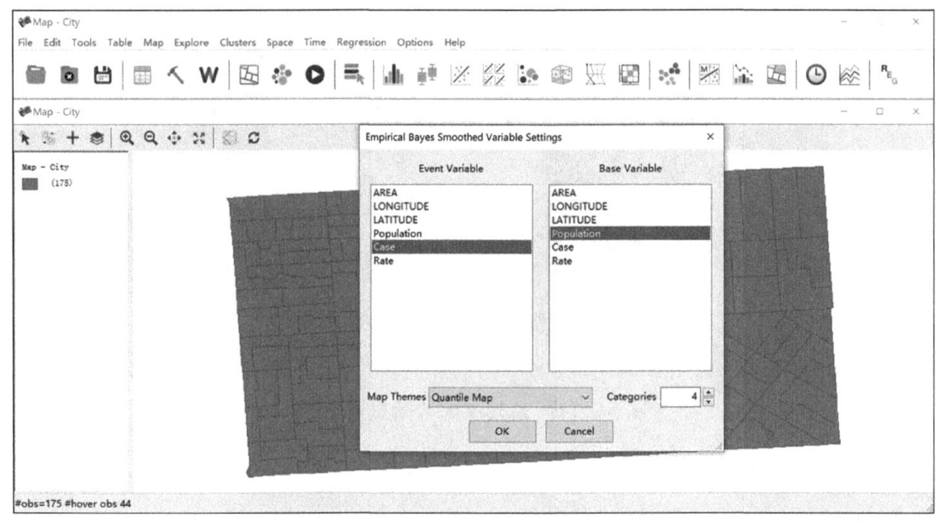

图5－16　经验贝叶斯地图展示（1）

图5－17展示了该镇各街区经过经验贝叶斯方法平滑后患病率的分布，地图中各街区颜色由浅到深显示患病率由低到高。与图5－13展示的粗患病率相比，经过平滑后，

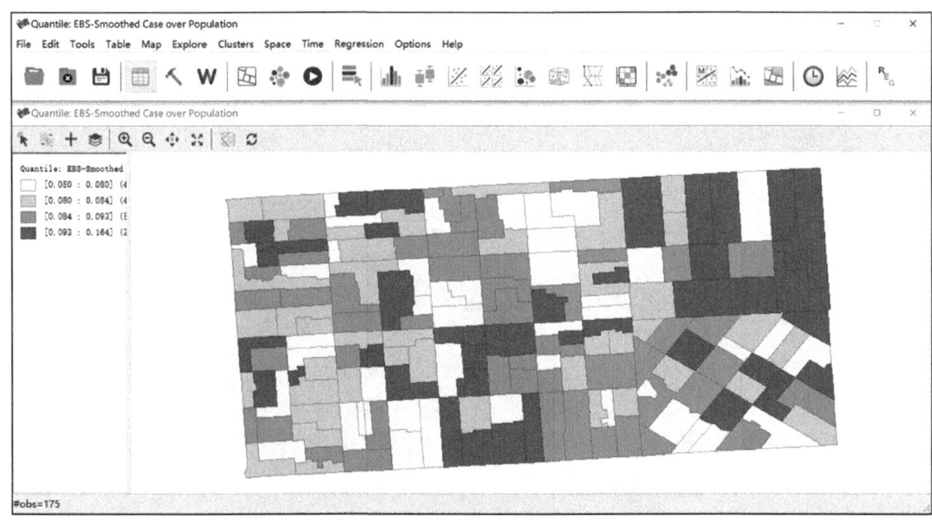

图5－17　经验贝叶斯地图展示（2）

一些街区模拟的患病率与粗患病率有差异，经验贝叶斯方法能够更准确地估计这些街区患病率的一般情况。

四、空间权重文件创建

在空间统计中，空间和空间关系被直接整合到数学计算中(如面积、距离、长度或邻域等)。通常，这些空间关系通过被称作空间权重(spatial weights)的值来进行定义。空间权重将被构建成一个空间权重矩阵，并以空间权重矩阵文件的形式存储。空间权重矩阵可以量化数据集要素中存在的空间和时态关系。从概念上讲，将空间权重矩阵看作一个表格，数据集中的每个要素都对应着表格中的一行或一列。任意给定行/列组合的像元值(即组成数字化影像的最小单元)即为权重，可用于量化这些行要素和列要素之间的空间关系。在初级层面上，权重可能为二进制或变量。例如，二进制加权可应用于固定距离、空间－时间窗口、κ 最近邻域和邻接空间关系。对于特定的目标要素，二进制加权将所有相邻要素的权重指定为 1，将所有其他要素的权重指定为 0。对于反距离或反时间空间关系，权重为变量。变量权重介于 0 和 1 之间，因此较近邻域所获得的权重将大于较远的邻域。

使用 GeoDa 创立空间权重文件，首先点击菜单栏空间权重图标，出现“权重管理(Weights Manager)”工具框，点击“创建(Create)”，出现“权重文件创建(Weights File Creation)”框，在“选择身份/代码变量(Select ID Variable)”中选择“CODE”作为各街区代码。对于权重类型，由于本案例中各街区为连续邻接的行政区划，我们选择“相邻权重(Contiguity Weight)”(以两个空间单元是否存在共有点和/或共有边定义两者的相邻关系)，并默认选择“Queen contiguity”(两个空间单元存在共边或共点相邻)，也可以选择“Rook contiguity”(两个空间单元存在共有边)；再单击下方的“Create”按钮，如图 5－18 所示。

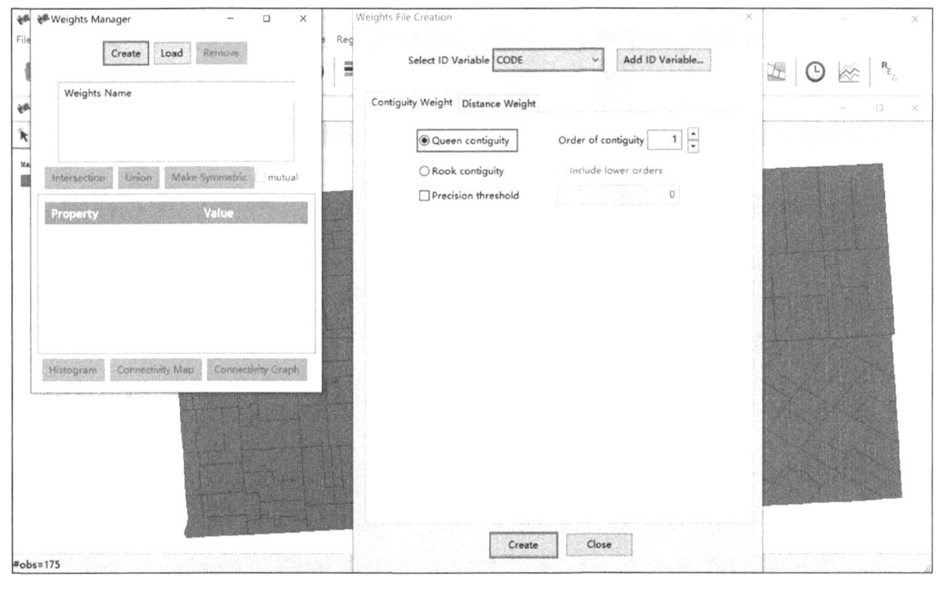

图 5－18　空间权重创建(1)

将权重文件(＊.gal)保存至“City 地理边界”所在的文件夹,单击“保存”,显示名为“City.gal”的权重文件创建成功,如图 5－19、图 5－20 所示。

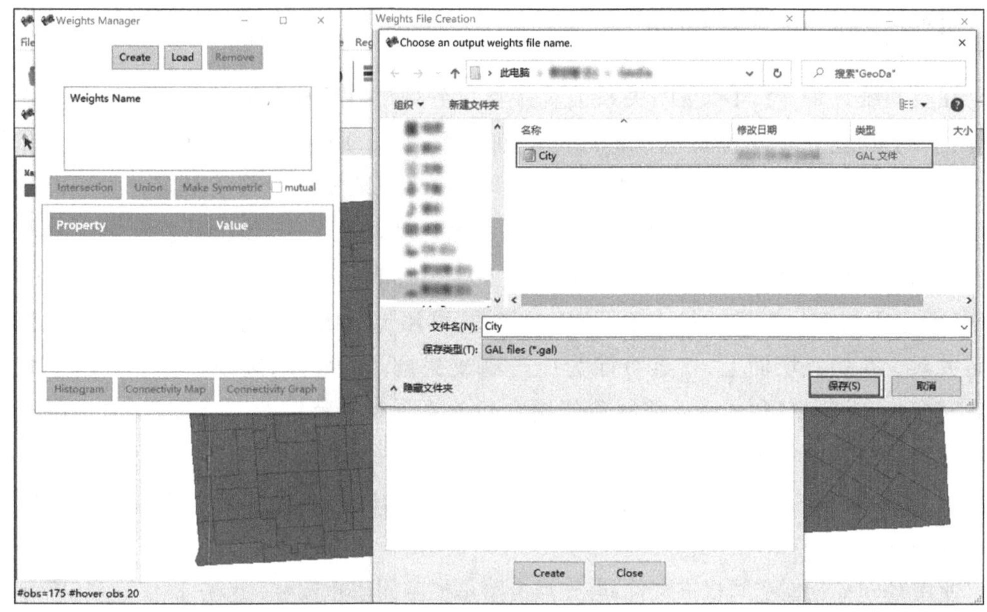

图 5－19　空间权重创建(2)

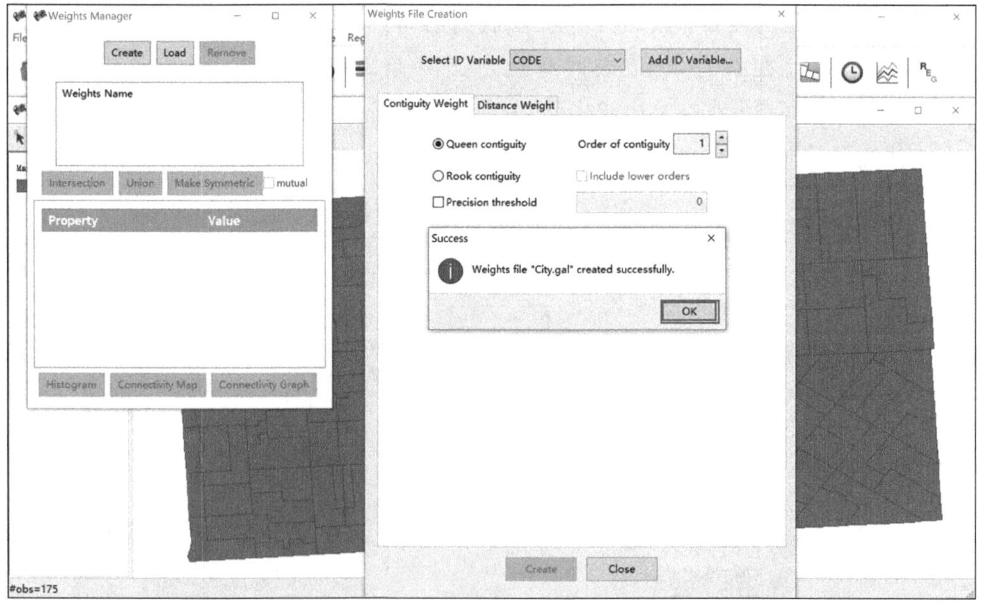

图 5－20　空间权重创建(3)

基于图 5－20,单击“OK”键结束创建,如图 5－21 所示,“左侧权重管理(Weights Manager)”提供了空间权重的基本信息。本例中全镇总共 175 个街区,每个街区邻接的其他街区数量最低为 2,最高为 12,平均为 5.81,中位数为 6。

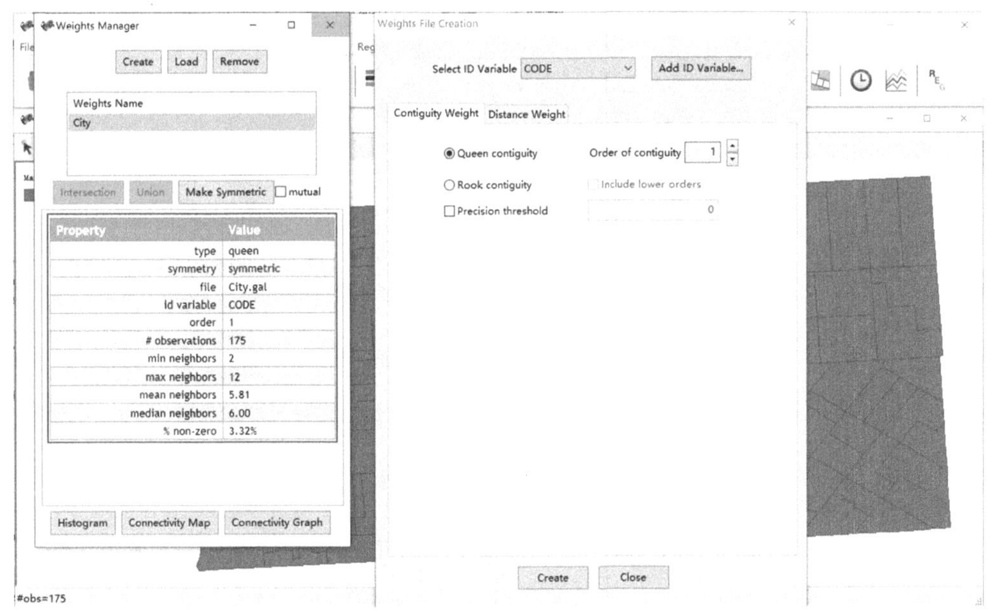

图 5－21　空间权重创建(4)

找到“City. gal”文件，单击右键，使用记事本打开，空间权重信息如图 5－22 所示。第一行“175”表示该镇包含的街区数目，并以代码(CODE)展示每个街区邻接的相邻街区分布情况。第二行左侧“40018050000”表示该街区代码，右侧的“4”表示与该街区邻接的其他街区数量为 4，即第三行代码为“40018840000”“40019190000”“40019350000”“40020410000”的街区，依此类推。在某些案例中，如出现岛屿，则与该岛屿邻接的街区数量为 0，下方为空行。

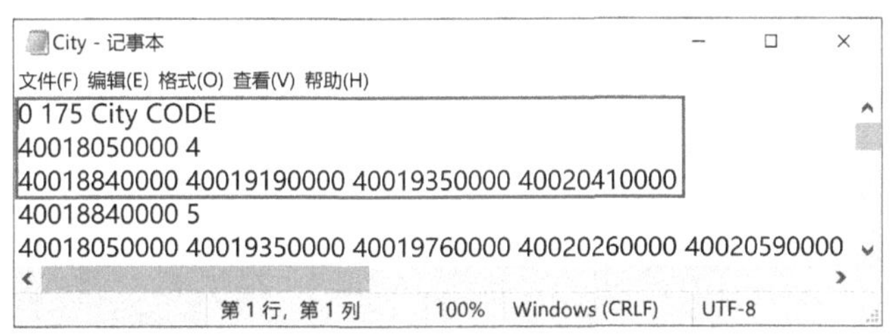

0 175 City CODE
40018050000 4
40018840000 40019190000 40019350000 40020410000
40018840000 5
40018050000 40019350000 40019760000 40020260000 40020590000

图 5－22　空间权重详细信息

如果地理数据是点数据(如气象站点、村庄等)而非面数据，需要使用距离权重(distance weight)，包括阈值距离(threshold distance)和 κ 阶邻近(κ － nearest neighbours)两种方式生成的名为“＊. gwt”的权重文件。

五、空间比率平滑地图展示及结果解释

空间比率(spatial rate)平滑方法考虑了空间单元的邻接关系(即权重)对结果的影响。该部分操作需要使用上述空间权重文件。操作步骤类似其他空间展示方法，选择“Spatial Rates Smoothed Variable Settings”工具框，注意下方的“权重(Weights)”为自动选

择已建立的权重“City. gal”,单击“OK”,如图 5 - 23 所示。

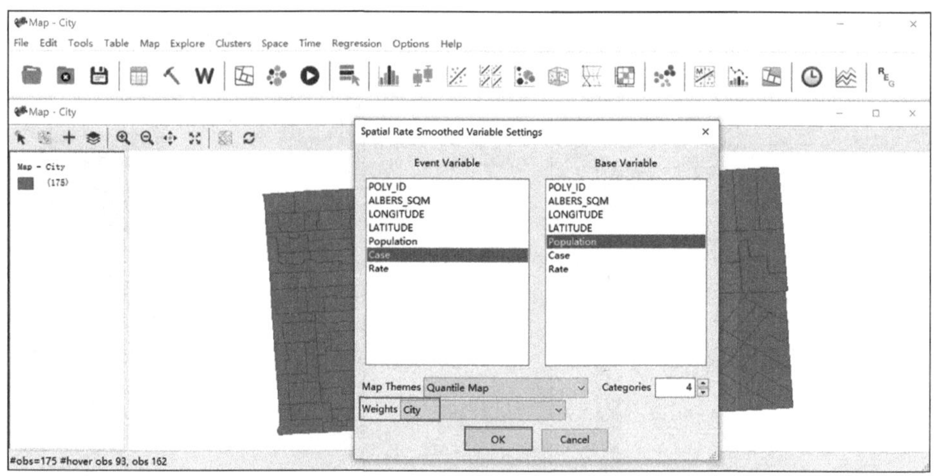

图 5 - 23　空间比率平滑地图展示(1)

图 5 - 24 展示了经调节各地区空间权重后模拟的患病率空间分布。与粗患病率相比,该镇高风险街区和低风险街区呈现连片分布,尤其是东北部、中南部高风险街区和西南部低风险街区。患病率较高的街区对与其邻接的街区影响程度较强,而对距离较远、未邻接的街区影响程度较弱。在本例中,部分患病人数较少、患病率较低的街区也呈现了高风险,这可能是由于该街区毗邻其他高风险街区,且有类似水平的危险因素(如经济社会、老龄化、卫生服务等),在此基础上可进一步收集危险因素,并探讨其对慢性病空间分布的关联。

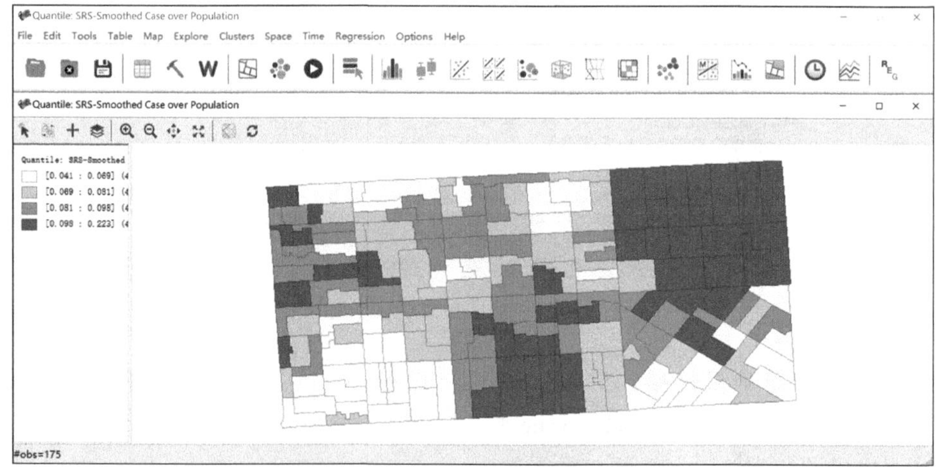

图 5 - 24　空间比率平滑地图展示(2)

六、空间经验贝叶斯平滑地图展示及结果解释

空间经验贝叶斯平滑方法是基于局部变化的参考平均值和方差,结合了空间比率平

滑方法和经验贝叶斯方法的优势，能够考虑到各街区之间患病率相互影响差异（空间权重）并消除因小样本或低概率事件造成的不稳定，通过模拟，比较真实地反映当地事件发生的一般水平。

该方法操作步骤类似空间比率平滑地图展示，选择“Empirical Spatial Rate Smoothed Variable Settings”工具框，同样需要调节权重，文件默认为“City. gal”，单击“OK”（图5－25）。

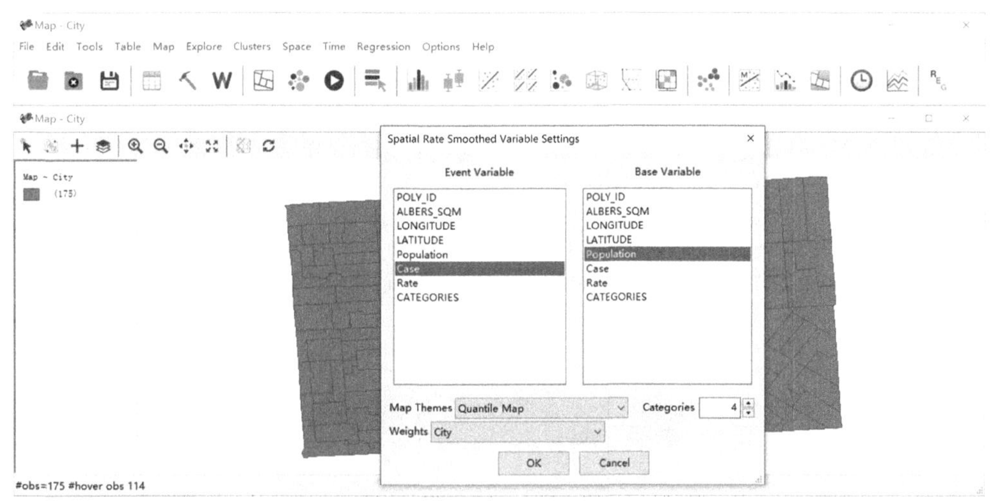

图5－25　空间经验贝叶斯平滑地图展示（1）

图5－26展示了经调节各街区空间权重并采用经验贝叶斯方法后模拟的患病率空间分布。该镇东北地区人口较多，患病人数也较多，粗患病率整体较高，空间经验贝叶斯平滑方法模拟患病率与空间比率平滑方法和经验贝叶斯方法模拟的结果比较相似，而与粗患病率的空间分布有一定差异。西南地区人口较少，空间经验贝叶斯平滑方法模拟患病率街区分布与粗患病率及经验贝叶斯模拟结果分布比较相似，而与空间比率平滑方法模拟相比则差异较大。

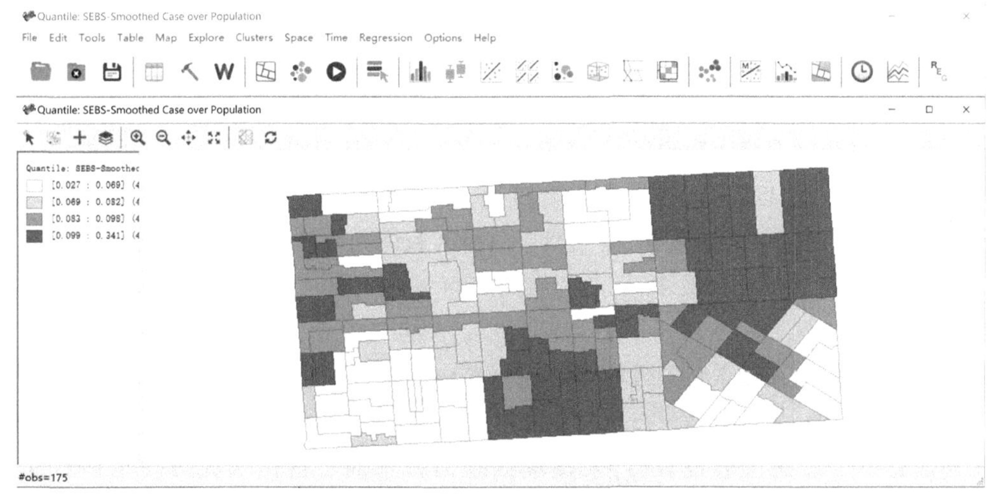

图5－26　空间经验贝叶斯平滑地图展示（2）

第五节　Moran's I 系数空间聚类分析

Moran's I 系数方法反映了空间邻接或邻近的区域单位属性值的相似程度，用于空间自相关分析，通过计算全局或局部 Moran's I 系数，寻找患病率较高的热点地区及探索是否存在地区聚集性，分为局部 Moran's I 系数和全局 Moran's I 系数。

一、单变量局部 Moran's I 空间聚类分析

点击菜单栏"聚类地图(cluster maps)"图标，选择"单变量局部 Moran's I 分析(univariate local moran's I)"，出现"Variable Settings(变量设置)"框，选择"Rate"为"第一变量(First Variable)"，可见空间权重已自动选择，单击"OK"(图 5-27)，选择"显著性地图(significance map)""聚类地图(cluster map)""Moran 散点图(moran scatter plot)"，单击"OK"。

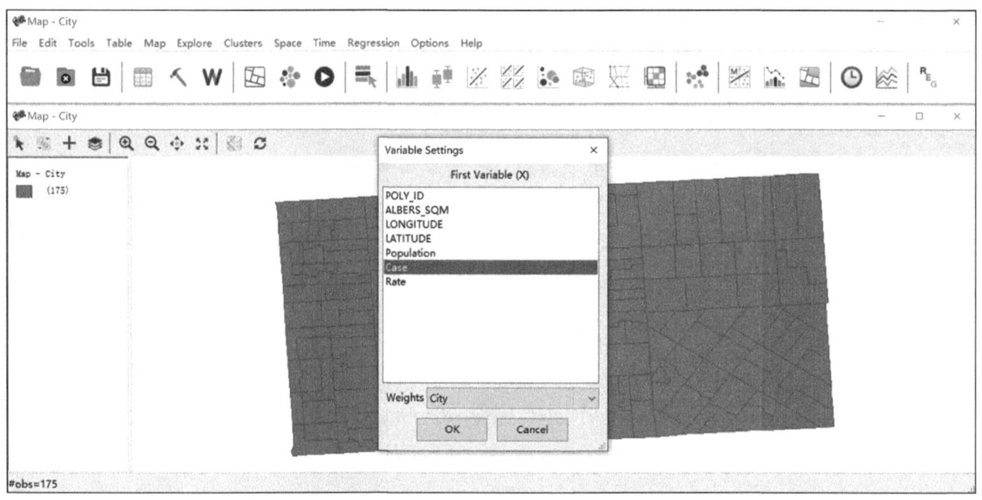

图 5-27　单变量局部 Moran's I 空间聚类分析(1)

结果如图 5-28 所示，右上方为聚类地图，"High - High"街区，即本街区患病人数较多，而相邻接的街区患病人数也较多，尤其以东北部人口稠密、患病人数较多的街区更为显著；"Low - Low"街区，即本地患病人数较少，而相邻接街区患病人数也较少；"Low - High"街区，即本地患病人数较少，而相邻接的街区患病人数较多；与之相应的是"High - Low"街区，即本地患病人数较多，而相邻接的街区患病人数较少。前三类街区均呈现显著聚集性，其显著性如左下方的显著性地图所示，颜色越深，说明该街区患病病例聚集性在统计学上越显著，而浅灰色则说明当地病例聚集在统计学上不显著($P \geq 0.05$)。右下方为 Moran 散点图，显示患病分布呈现正向空间自相关，即患病人数较多的街区，与其邻接的街区总体上患病人数也较多，未接壤或距离较远的街区患病人数较少；"High - High""Low - Low""High - Low""Low - High"街区分布如该图四个象限所示。

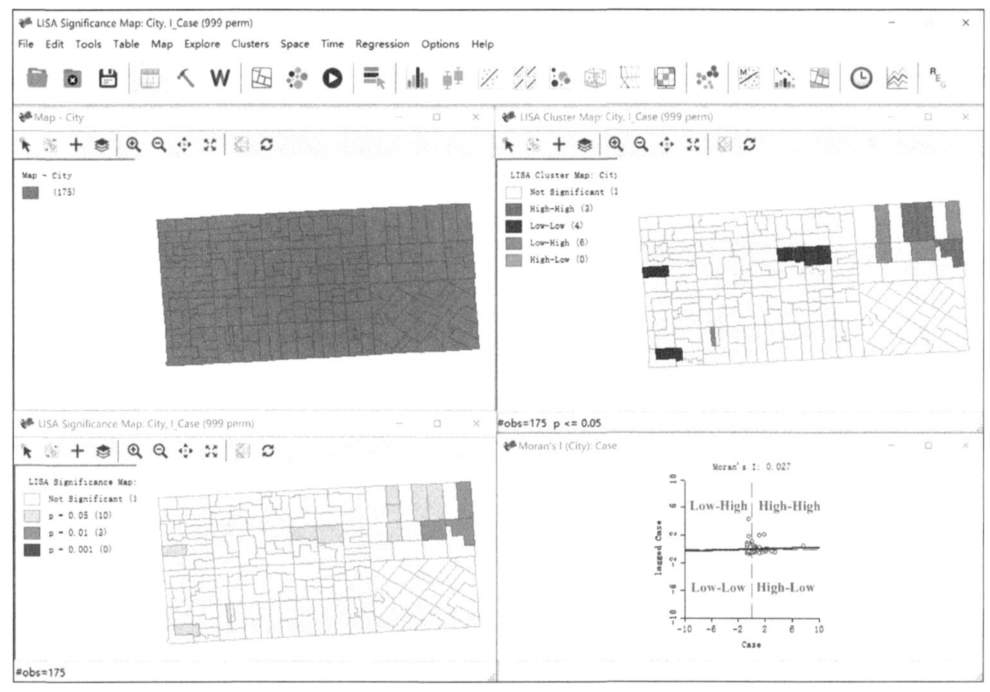

图 5－28　单变量局部 Moran's I 空间聚类分析(2)

二、双变量局部 Moran's I 空间聚类分析

与单变量分析方法类似，选择"Cluster Maps"中的双变量局部 Moran's I 分析(bivariate local moran's I)，在变量设置工具框中，选择"Case"为第一变量(first variable)，各街区中心点经度(LONGITUDE)为第二变量(second variable)，其他操作类似于单变量分析，结果如图 5－29 所示。结合右上方的聚类地图和右下方 Moran 散点图可见，患病人数(横坐标)分布与经度(纵坐标)呈显著正相关，即患病人数较多的街区(横坐标)及与其东部邻接的街区总体上患病人数通常更多，反之则更少。此外，也可计算各街区患病率作为自变量(第一变量)，第二变量选择纬度或其他指标，根据相关专业知识对结果给出合理的解释。

GeoDa 软件还具有其他类型的局部 Moran's I 空间聚类分析功能，如 Differential Local Moran's I 空间聚类(微分局部 Moran's I，可检测空间聚集性随时间的变化)和经过经验贝叶斯(EB)校正的单变量局部 Moran's I 空间聚类法(local moran's I with EB)。全局 Moran's I 空间聚类分析可以视为对整个研究空间的总体描述。其他聚类分析方法有局部 G 聚类地图法(local G cluster map)、局部 $G*$ 聚类地图法(local $G*$ cluster map)、关联计数法(local joint count)、非参数空间自相关(nonparametric spatial autocorrelation)、局部 Geary(local geary)指数法等。这些方法可以根据数据特征和实际需要，灵活选择使用。同时，GeoDa 软件也可以对疾病相关危险因素(尤其是自然环境和社会环境因素)的空间分布进行可视化操作，为进一步探讨环境危险因素与疾病的关联提供了基础。

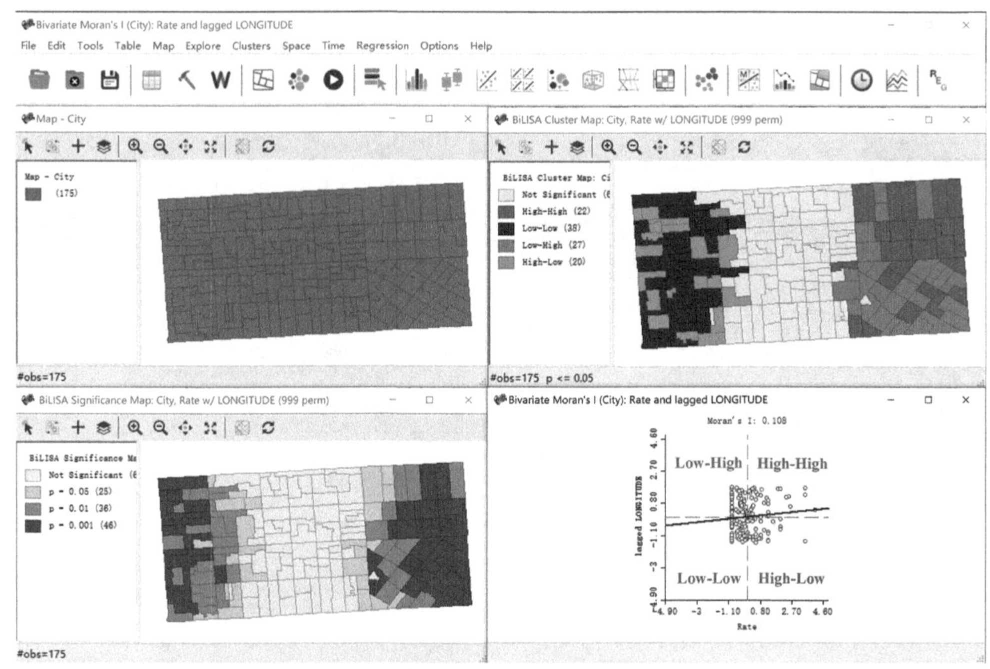

图 5－29　双变量局部 Moran's *I* 空间聚类分析

第六节　空间回归分析

GeoDa 软件中的空间回归分析包括经典回归线性模型、空间滞后模型(spatial lag)和空间误差模型(spatial error)等,适合于不同的空间回归分析需要。本节简要介绍空间回归方法。基于前几节的案例,点击菜单栏中的“回归(regression)”选项,弹出回归分析界面窗口,选择“Rate”为因变量(dependent variable),选择经、纬度(LONGITUDE、LATITUDE)为自变量(covariate),模型(Models)选择“经典(Classic)”,单击“运行”(Run),如图 5－30 所示。

图 5－31 为空间回归的结果展示。其中,因变量基本信息包括观察样本数(number of observation)、均值(mean dependent var)、标准差(S. D. dependent var)、自由度(degree of freedom)等;回归模型的相关统计量包括决定系数(R－squared)、校正决定系数(adjusted R－squared)、残差值(sum－squared residual)等;回归模型拟合信息表包括各变量的相关系数(coefficient)、标准误(std. error)、*P* 值(probability)等。

结果运行完成后,即可使用回归分析界面(图 5－30)的保存至表格(save to table)和保存至文件(save to file)功能,单击后将数据保存至属性表,将结果保存为文本格式文件。

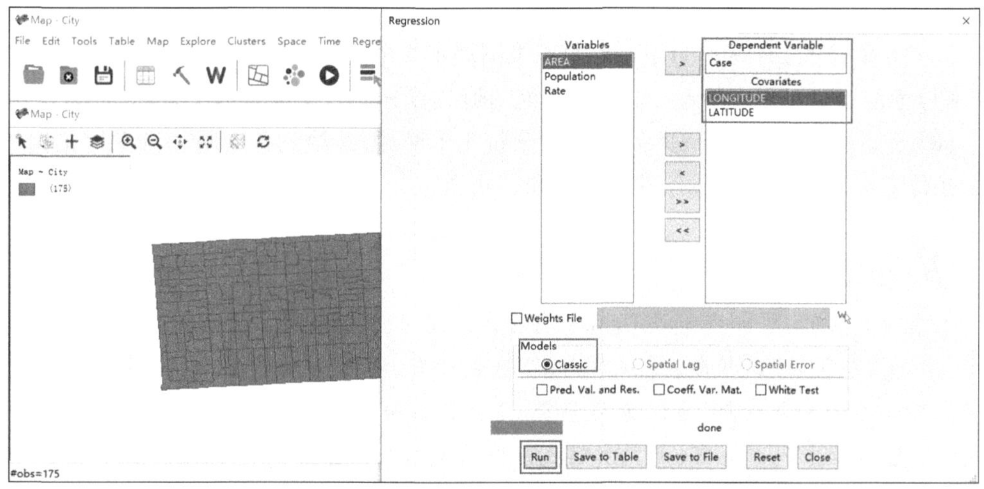

图 5 -30 空间回归分析(1)

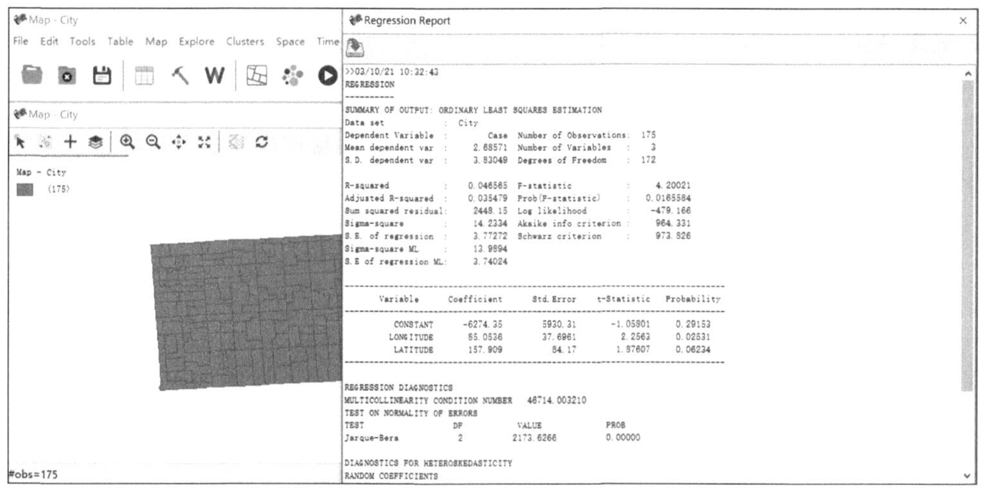

图 5 -31 空间回归分析(2)

第七节 探索性数据分析

除了上述分析方法外,GeoDa 软件还可以通过各种描述性统计方式对数据的非空间分布进行可视化处理,主要方法有以下几种。

(1)直方图(histogram):按照一定组距显示单一变量的频数分布,并可更改组距、保存结果图片。

(2)厢式图(box plot):对单一变量进行划分,显示均值和四分位数,展示离群值。

(3)散点图(scatter plot):可观察两变量之间的相关关系(如线性/非线性)。

(4)散点图矩阵(scatter plot matrix):用矩阵方式将各散点图在同一张图上展示。

(5)平行坐标图(parallel coordinate plot):将所有空间单元(如本例中的街区)各变量

的值用各变量之间连线的方式展示。

(6)3D 散点图(3D scatter plot):用三维图展示 3 个变量之间的关联。

(7)泡泡图(bubble chart):以圆圈泡泡的形式将分析的变量展示出来。

(8)条件图(conditional plot):可同时分析 3 个变量,并绘制各变量两两关联的组图,包括条件地图、条件直方图、条件散点图和箱式图。

小结

本章通过实例,重点介绍了 GeoDa 软件在疾病分布地图制作方面的应用,包括数据合并、率比的空间展示(粗率、超额率比、经验贝叶斯、空间比率平滑、空间经验贝叶斯平滑等)、空间权重文件创建、空间聚类分析、空间回归分析等。这些功能可以展示疾病及相关因素在地理空间的分布,寻找疾病负担较重地区并探索相关因素与疾病空间分布差异的关联。GeoDa 软件为公共卫生和流行病学工作者更好地利用数据资料、开展研究和实践提供了有效的工具。

练习题

1. 简述 GeoDa 软件常用的功能。

2. 通过 GeoDa 软件展示的不同类型的疾病分布地图,在疾病控制方面有什么样的重要意义?

(齐欣)

第六章　Epi Info 软件应用

Epi Info 软件是世界卫生组织（WHO）和美国疾病预防控制中心（CDC）为医学研究人员开发的免费软件，主要用于疾病、健康事件的数据管理和统计分析。通过 Epi Info 软件，全球的临床医生、疾病预防控制人员及其他医务人员可快速建立调查问卷、完成调查表设计、数据库建设、数据分析、统计图、统计地图制作等工作，对医务人员高质量地完成医学相关工作有重要意义。本章重点介绍 Epi Info 7 的相关功能。

第一节　Epi Info 软件概述

一、Epi Info 软件的发展

Epi Info 软件的第一版是基于 DOS 系统的软件，于 1985 年发布，到 1995 年，美国疾病预防控制中心和 WHO 共同研制推出了 6 版，都是基于 DOS 系统的。2000 年 6 月，美国 CDC 研制出 Windows 版本的 Epi Info 2000，Windows 版本保留了以往 DOS 版的优点，同时具备了视窗操作的特点。目前，最新版的 7.2.5 版 Epi Info 软件分为 Windows 版、手机版和网络版，各种版本和教学资料可通过相关网站免费下载应用。

二、Epi Info 软件及其安装环境

Epi Info 7 有 4 个主要工具用于录入整理、分析或可视化数据处理。

（一）Create Forms

创建表格工具用来建立一个或多个表格文件，形成收集数据视图，为录入数据做准备。

（二）Enter Data

录入数据工具用于录入调查问卷的数据，并浏览、编辑现存记录。

（三）Analysis Data

分析数据工具包含经典分析和可视化处理，主要用来管理数据，运行分析程序，生成列表、表格、统计图。

（四）Create Maps

创建地图工具利用收集的疾病、地区数据，通过地图服务器创建地图，形成 .shp 文件。

除了这四个工具,Epi Info 可使用的工具还包括计算器。计算器主要处理流行病学常用统计分析,如样本量、关联强度计算。Epi Info 有几个功能齐全的教学案例项目,也可用于做调查问卷的设计模版。例如,营养项目(nutrition. prj)包含的功能 NutStat。它包含几个营养人体测量的函数,可用于分析儿童生长数据;其他案例项目包含公共卫生事件数据集或疫情数据,可供初学者使用。

Epi Info 软件的安装环境要求电脑具备 Microsoft Windows XP 及以上系统,至少配备 1 GHz 处理器、256 MB 内存。Epi Info 软件下载界面提供两种格式文件,分别是安装设置(. exe 文件)、压缩包安装格式。

三、Epi Info 的主程序窗口

Epi Info 工具可在主菜单浏览到,通过双击 Epi Info 的快捷方式打开主菜单。Epi Info 指引菜单位于主菜单的上方(图 6 -1),中间是 6 个工具框,在底部的状态条显示了版本号与语言等信息。

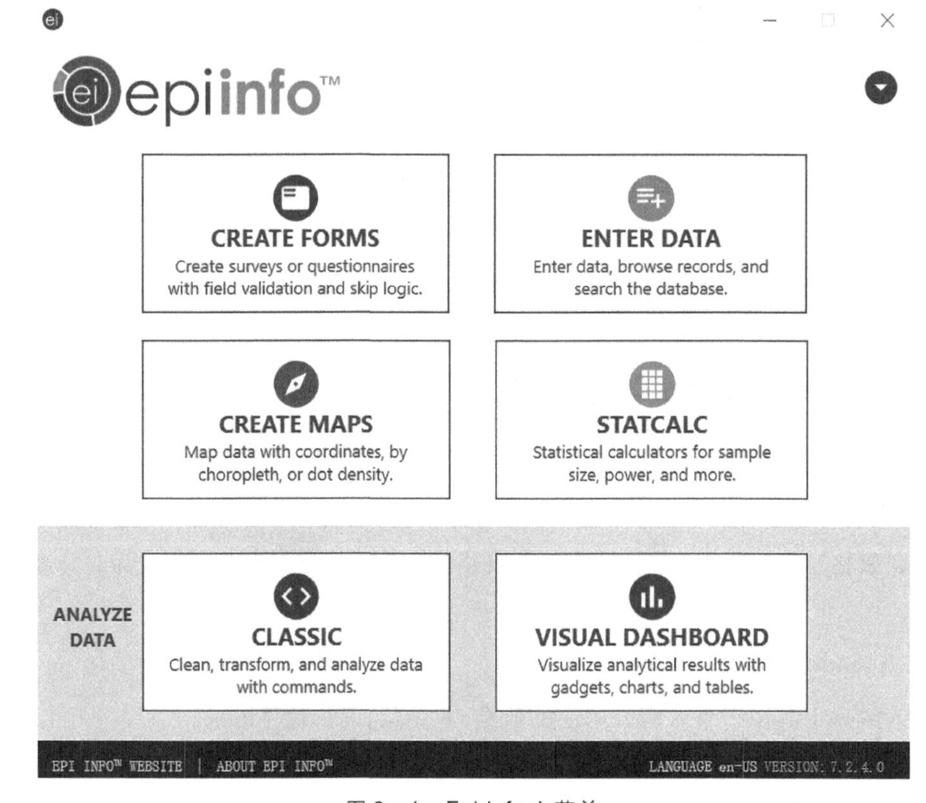

图 6 -1　Epi Info 主菜单

点击 ● 后,可以在选项“Options”中设置默认选项。“Options”选项菜单下包括总体、语言、分析、插件、时间和网络调查,以及图片背景和数据默认格式等。“STACAlC”工具是一个计算器,其功能主要有人口调查、队列或横断面研究、非配对病例对照研究的样量计算、趋势卡方检验、2 ×2 表或 2 ×n 表的统计(可计算多种流行病学指标,如比值比、相

对危险度以及分层计算等)、泊松分布计算、二项分布计算、配对病例 - 对照研究等。"Help"按钮则提供访问 Epi Info 用户指南、在线帮助视频、Epi Info 论坛,并说明如何联系服务。Epi Info 的设计初衷是为了公共卫生和流行病学工作的需要,因此软件涵盖了流行病学的基本方法,并可计算流行病学的特有指标,这是其他统计软件难以完成的。

第二节 Epi Info 软件数据管理

在 Epi Info 软件中,表格设计工具和录入工具共同完成数据录入和收集任务。在 Epi Info 7 中,创建数据表(create form)是设计调查表的工具,其功能与 Epi Info 2000 中的视图(views)相似。Form 是个虚表,占用空间很小,录入的数据实际存放在数据表(table)中。在 Epi Info 7 中,数据收集由项目(Prj)完成。Epi Info 7 仍使用 Microsoft Access 数据库格式,创建新 Prj 后,数据存储在 Prj 的数据文件中,文件名是"MS. mdb"。Epi Info 7 也支持 Microsoft SQL Server 数据库,可以使用这种格式进行数据存储,此时访问数据则不再是 Access 的数据格式。Epi Info 7 每个项目可有一个或多个表格,而每个表格可以有一个或多个页面。在每个页面中,可添加一个或多个数据输入字段收集个人的数据元素(图 6 - 2)。

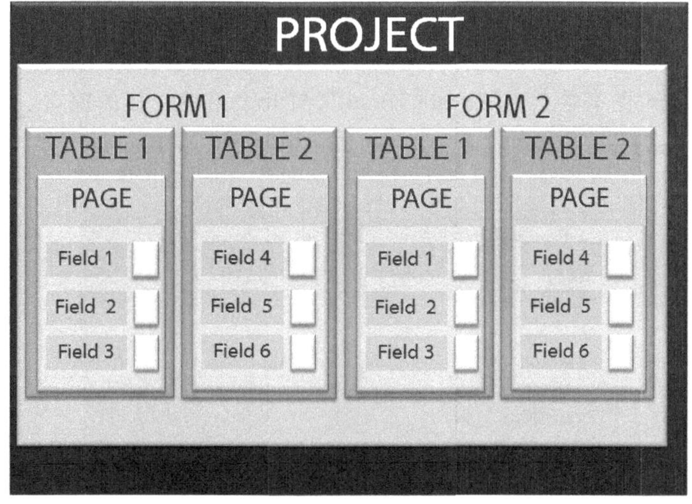

图 6 - 2 项目组成

Epi Info 软件录入数据的基本步骤有 5 步,依次为创建数据表、定义数据文件结构、设置变量录入条件、建立数据核对规则、录入数据。

一、创建项目和数据表

创建数据表(create form)可完成数据表的创建。在 Epi Info 主菜单点击"Create Forms",打开表格设计器,如图 6 - 3 所示。

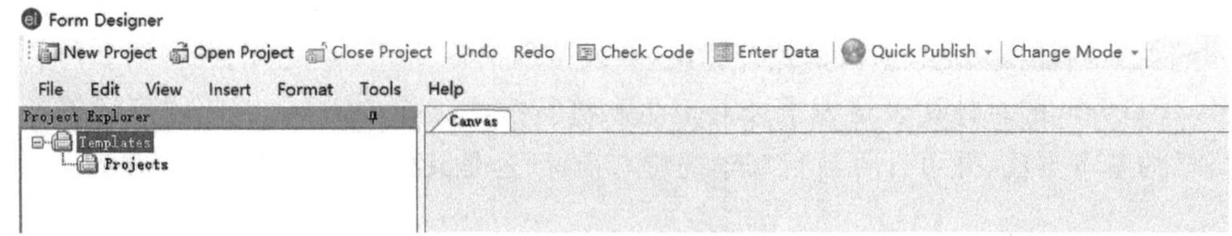

图 6－3　表格设计器

（一）新建项目

菜单工具条可以管理新项目，编辑表格，定制画板（图 6－3）。在表格设计器的左侧是项目探索框（Project Explorer），这里可添加新的页面以及变量、表格模板，每个类别可通过"＋"展开。表格设计器的右侧空白页是表格设计的画板，可以进行定义变量和编辑变量，从而完成调查表；也可选择表的颜色、字体、网格，定制工作背景；也可打开既往项目。Epi Info 有多个实例项目的数据包、模板，可帮助初学者理解其特征和功能。

每个项目包含两个文件，即数据库文件和项目文件（. prj）。项目文件包含了项目文件夹，可显示数据库的位置和格式以及其他相关信息。如果数据库采用 Access 格式文件，则项目中数据库文件的后缀名则是 . mdb。如果项目中数据库使用结构化查询语言（structured query language，SQL）的数据库，只会以后缀名为 . prj 的文件保存。新建项目一般包括以下 7 步。

（1）从 Epi Info 主菜单点击"Create Forms"，打开表格设计器的窗口。

（2）单击"New Project"按钮，或者选择"File"中的"New Project"，新项目窗口就打开了，如图 6－4 所示。

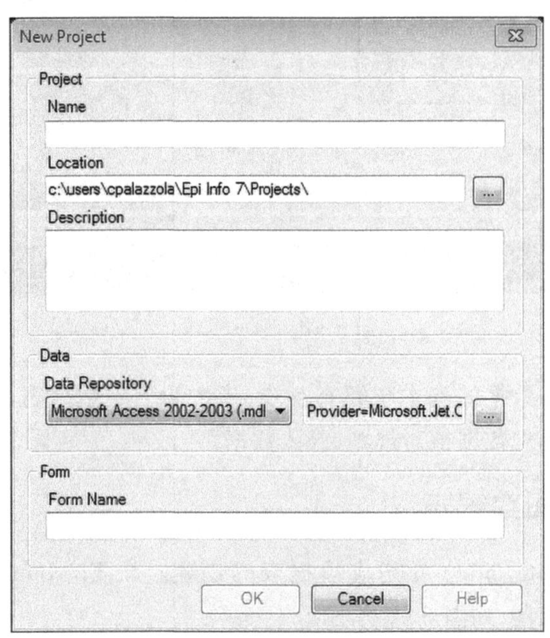

图 6－4　新项目保存界面

(3)新建项目则需录入一个项目名称,注意项目名称不能包含空格,一般由字母构成。

(4)设置在计算机上存储项目的具体位置,或者单击“浏览”按钮,确定想要保存的位置,否则会默认项目在\Epi Info 7\Projects 文件夹下保存。

(5)创建数据库后,需要选择数据存储的格式,以保存建立的文件。通常利用下拉列表进行,数据存储格式默认的选项是“Microsoft Access 2000 – 2003”,如图 6 – 4 所示,但也支持 SQL Server,使用“SQL Server”选项,需要访问一个 SQL Server 数据库。

(6)如果选择 Microsoft SQL Server 数据存储库,则单击“Browse”按钮,向右进入 SQL Server 数据库的链接信息。

(7)录入表单名称,注意表单名称只能使用字母、数字和下划线,不能以数字开头,且不能用空格,然后单击“OK”,一个新的表单画板就出现了。

(二)添加字段

字段也被称为数据输入字段,通常包含一个问题或一些文本,用以描述收集的数据。不同字段表示不同类型的信息,可用字段的列表显示 Project Explorer 字段类别,或右键单击画布,则跳出对话框。注意 Epi Info 软件中有几个不接收任何数据的字段类型,如标签字段和命令按钮。字段属性决定存储哪些数据,每种字段都有一系列字段属性。字段属性包括以下 6 种。

1. Required

该命令是“必须”,要求字段应强制性地输入数据。如果一个页面包含字段标记 Required 的属性,输入工具将不允许有缺失的记录保存,直到提供所有 Required 的字段。为保证录入过程顺利,应谨慎使用“Required”命令。

2. Read Only

该命令是“只读”,表示阻止给变量录入数据。这个属性常用于保存计算或填充的字段值不应被编辑。

3. Range

该命令是“范围”,是给数值型字段规定的有效范围和上下限。如果输入一个值超出上限或下限,会得到一个警告信息,禁止输入。

4. Repeat Last

该命令是“重复”,是为该字段自动填充上一个记录的字段值,以方便录入;如果该记录和上一个记录的值不同,则重新录入。这个命令可加速数据录入过程,通常用于住址等容易重复的信息。例如,调查省、市、县,一次调查可能有上百个对象来自同一个城市,那么这几百个记录的字段则可重复,以减少数据录入员的录入时间。

5. Prompt Font

该命令是“提示字体”,表示提示字段名的输入文本字体,如“年龄”,即为这个字段的字段名。

6. Field Font

该命令是“字段的字体”,表示录入数据的字体,如年龄的字段值为“39”。

Epi Info 软件的字段类型较为复杂,有 22 种。常用的字段类型有标签(Label/Title)、文本(Text)、数值(Number)、电话号码(Phone Number)、日期(Date)和逻辑变量(Yes/No)等,其属性详见表 6 - 1。

表 6 - 1 Epi Info 软件的字段类型

字段类型	必须	只读	图像尺寸	范围	重复	模式	兼容网络调查	兼容移动设备
Label/Title	—	—	—	—	—	—	X	X
Text	X	X	—	—	X	—	X	X
Text(Uppercase)	X	X	—	—	X	—	—	X
Multiline	X	X	—	—	X	—	X	X
Unique Identifier	—	—	—	—	—	—	—	—
Number	X	X	—	X	X	X	X	X
Phone Number	X	X	—	—	X	X	—	—
Date	X	X	—	X	X	—	X	X
Time	X	X	—	—	X	—	X	X
Date - Time	X	X	—	—	X	—	—	—
Checkbox	—	X	—	—	X	—	X	X
Yes/No	X	X	—	—	X	—	X	X
Option	—	—	—	—	—	—	X	X
Command Button	—	—	—	—	—	—	—	X
Image	—	—	X	—	—	—	—	X
Mirror	—	—	—	—	—	—	—	—
Grids	—	—	—	—	—	—	—	—
Legal Values	X	X	—	—	X	—	X	X
Comment Legal	X	X	—	—	X	—	X	X
Codes	X	X	—	—	X	—	—	—
Relate	—	—	—	—	—	—	—	—
Group	—	—	—	—	—	—	X	X

注:"X"表示支持该功能;"—"表示不支持该功能。

二、数据录入与查询

在录入模块,主要完成数据录入创建的表格、修改现存的数据以及查询记录等。在数据录入之前,应该对建立的数据库进行核对、控制,保证数据按照研究者的需求准确录入。

(一)数据核对

Check Code,该命令是"校验码",可以定义数据的输入过程。校验码对数据录入有重要作用,可检查录入过程的错误,自动计算某些字段,如果数据符合某条件时可以进行跳转,每次一个操作可以自动执行数据输入字段,单击表单设计器中的“Check code”按钮,打开核查编码编辑器。核查编码编辑器的窗口包含4个部分,即选择要激活的字段(Choose Field Block for Action)、添加命令字段(Add Command to Field Block)、项目编辑(Program Editor)及信息(Message),如图6-5所示。选择要激活的字段是指允许选择字段并设置执行命令在该字段录入的前或后。添加命令字段窗口则显示了检查表单可以添加的所有命令。项目编辑窗口则显示生成命令的代码,代码可以来自选择要激活的字段窗口,也可以直接输入并保存到程序编辑器。

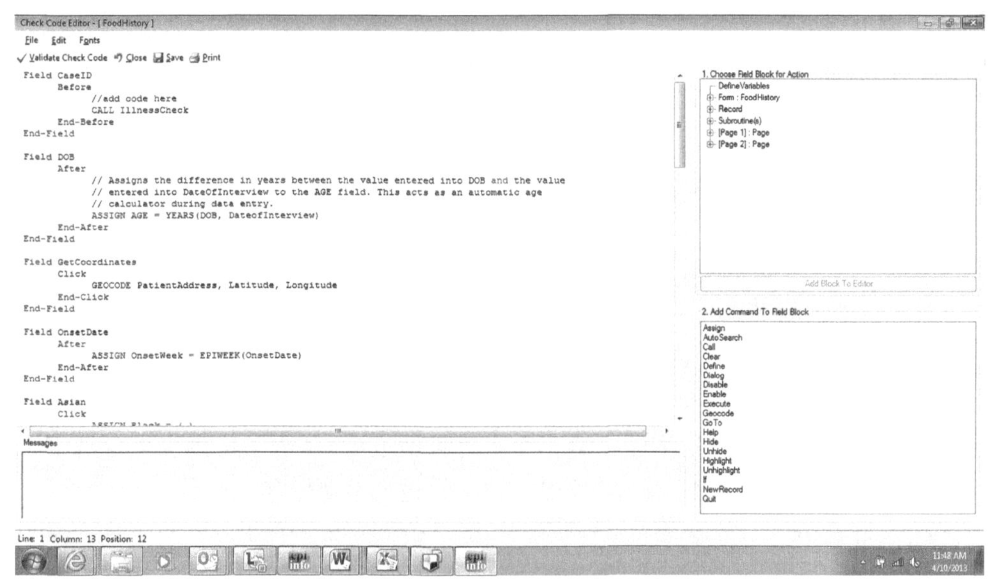

图6-5 检查程序码编辑器

(二)数据录入

设置完成相应的校验码之后,就可以进行数据录入了。录入模块有5个主要区域,即页、记录链接、画板、工具条和状态条。记录链接位于图的左下方,被用于管理接触者追踪,说明了这个记录的患者是由哪个患者感染所致,也显示他作为传染源传染了哪些人。图6-6展现了某次大肠杆菌O157引起的食物中毒,1号患者接触了第50、13、263、258号四个患者,同时他又传染了第99号患者。当鼠标放在记录链接的病例号50上时,即可显示第50号病例的基本信息,双击该图标,即可跳至第50号记录。输入数据比较简单,单击“Enter data”按钮(如果是在表单编辑器中,可以单击“输入数据”按钮,直接进入输入状态),选择建立好的项目文件(.prj文件),打开即可在右侧选择相应功能。

数据录入过程中需注意,用“回车”键或“Tab”键把光标跳转到下一个字段,如果使用鼠标,则某些设置的功能可能会受到影响,如跳转、自动计算等。每次录入完成当前表单后,选择导航栏的“New Record”,则可以录入下一张表单,后面的“前进”及“后退”按钮则可以返回到任何一张录入过的表单。

在每个字段中输入数据,检查代码会自动执行。录入完成当前字段后,数据将自动

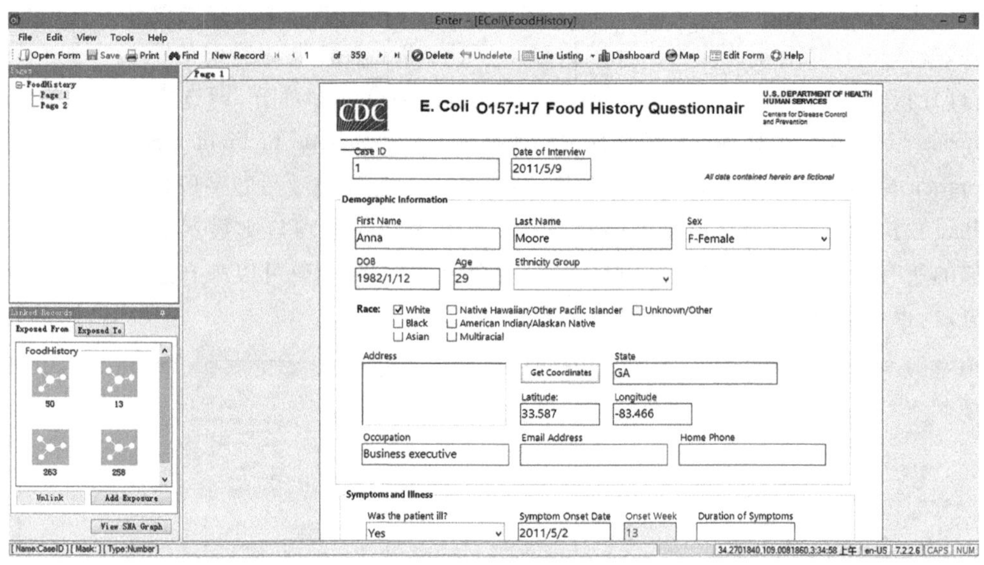

图6－6 数据录入模块面板

保存。完成页面上的最后一个字段后,光标将自动跳转到序列中的下一页。在表单设计器中定义的字段属性(如只读、必须、合理范围)在数据输入期间被强制执行,在 Form Designer 中创建的下拉列表和代码表被强制执行。多字段在填充文本时自动滚动,最多可容纳 1 GB 的信息。纯文本字段在填充文本时自动滚动,每个字段最多可容纳 128 个字符。完成录入后,可以点击“保存”或用“Ctrl + S”进行手动保存。

(三)查找记录

查找是指搜索匹配任何字段值或字段值组合的记录,如果表单有超过 255 个字段和多个关联数据表,则只有第一个数据表会被显示。其操作步骤如下。

(1)从工具栏中选择“查找”图标,打开“查找记录”窗口。

(2)从“选择搜索字段”部分中选择一个或多个字段名称。

(3)输入搜索条件,然后单击“搜索”,结果会显示在“查找”窗口的网格中;单击“重置”,可以开始新的搜索,需要注意的是,一次可以搜索多个字段。单击“返回”,以返回到输入工作区。

(4)双击所选行上的箭头,打开记录,该记录会显示在“输入数据”工作区中。

当搜索数字或日期字段时,该字段接受的搜索格式显示在输入字段的右侧。通过搜索“ * word * ”,可以找到多行和文本字段中的嵌入文本项,其中“word”是要查找的文本字符串,这种类型的搜索称为通配符搜索。在通配符搜索中,星号(*)表示任何字符串,如搜索“DIAGNOSES * 心脏 * ”,将识别一个名为“DIAGNOSES”的大写文本字段的所有记录,其中包含“心脏”一词。此外,可以使用“ < > ”搜索日期和数字字段,只有“OR”可以用于根据多个条件搜索匹配。搜索不区分大小写,旨在使搜索具有更大的包容性。

第三节　Epi Info 软件数据统计分析

Epi Info 软件有三个模块可以进行统计分析，分别是 Classic Analysis、Visual Dashboard 和 StatCalc。Classic Analysis 是 Epi Info 软件主要的数据管理和分析工具，作为一个统计工具箱，提供了许多方法来转换数据和统计分析。数据可以选择、分类列出或用一系列的命令操作、功能进行高级分析。统计分析的主要功能包括频率、均值和更高级的方法（Kaplan－Meier 生存分析、Cox 比例风险模型及 Logistic 回归）。

一、Analysis 程序运行和功能分类

（一）Classic Analysis 的运行

通过点击访问 Epi Info 软件主窗口的"Classic"，打开分析程序主窗口。它可以读取表单设计器产生的数据文件和其他类型的数据库，如 MS Access、MS Excel、SQL Server 及 ASCII。"Classic"也可以产生图表呈现图形表示的数据。

（二）Classic Analysis 包含的四个方面

Classic Analysis 包含分析命令树（Command Explorer）、程序编辑（Program Editor）、分析输出窗口（Output）及消息区域（The Message Area）。

（三）Classic Analysis 命令功能分类

Classic Analysis 命令树结构视图的命令按照功能可分为 9 类（图 6－7）。

1. 数据库处理

数据（Data）库处理包括读取或输入数据文件、关系数据文件、输出文件、连接数据文件、删除数据文件/数据表、删除记录和恢复删除记录。

2. 变量处理

变量（Variable）处理包括定义与删除新变量、变量赋值、变量重新编码和显示变量/视图/数据表等功能。

3. 记录处理

分析模块中记录处理（Select/If）包括记录选择、取消旧选择、设置运算条件、记录排序和取消记录排序。

4. 统计分析

统计分析（Statistics）主要包括列表、频数描述、列联表分析、匹配分析、均数比较、汇总分析和作图等功能。

5. 高级统计分析

Epi Info 中的高级统计分析（Advance Statistic）包括线性回归、Logistic 回归、Kaplan－Meier 生存分析、Cox 比例风险模型、复杂抽样数据频数分析、复杂抽样数据的列连表分析及复杂抽样数据的均数分析。

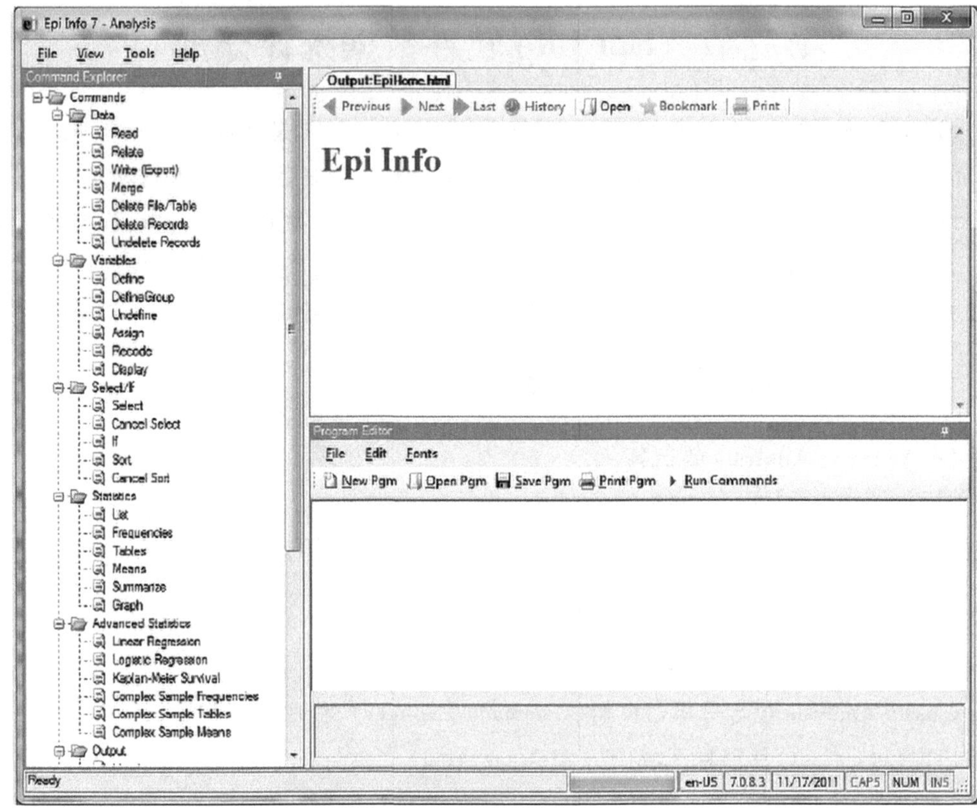

图 6 -7　Classic Analysis 框架图

6. 输出格式

输出格式(Output)包括标题、类型、输出结果保存至文件、关闭当前输出文件、输出至打印机、报表和结果储存等功能。

除了常用的这 6 个命令,还有用户自定义命令、用户交互操作和选项设定功能 3 类命令。

二、基本数据管理

(一)读入数据

“Read”命令是“读取数据文件”,用于分析数据前,必须先读入或者录入数据文件。“Read”命令几乎每次打开 Classic Analysis 时都会用到。数据库的字段类型提示被读取数据库文件(. prj、. mdb、. xls),需要指定要读取的数据格式。

(二)输出数据

“Write”命令是“重写数据文件”,可将选择的变量创建新的文件。要使用这个命令,需要先在项目中读取数据文件,默认设置是把所有的变量写入一个新文件。在“Write”对话框中,有变量选择、输出模式选择、输出格式路径及文件名等。

例如,读取 Sample 文件中的“RHepatitis”数据,点击“Write”,弹出对话框,在结果输出模式(Output Mode)中点击"Replace",然后文件输出格式(Output Format)选择不同格式输出,如 Excel 格式,接下来创建一个新的文件,最后确定存储位置和文件名称。"Append"则是添加新变量和记录到现有数据,操作过程与"Replace"相似。

(三)文件合并

"Merge"命令是"数据连接",使用"Merge"命令可通过一个关键变量将一个数据库的记录同第二个数据库的记录相连接。第二个数据库中的记录可以附加在第一个数据库的末尾,与第一个数据库进行横向合并。

(四)定义新变量及赋值

"Assign"命令是"变量赋值",将某个表达式结果赋值给一个变量以及用"Define"命令定义的新变量。在 Classic Analysis 命令树中依次点击"Variables"和"Assign","Assign"对话框就会被打开。从"Assign"变量下拉列表中选择"Variables",分配一个值。在表达式中创建基于所需的数据赋值语法,然后单击"OK"。例如,要在一个地图中使用邮政编码定位,一个新的邮政编码变量必须定义和指定文本值。首先,读取"Sample. prj"文件,在表单中选取 Surveillance 数据,依次点选"Variables"和"Display",查看变量信息;然后使用"Define"按钮,创建一个新变量"Zip2",再使用"Assign",从"Assign Variable"的下拉列表中选择 Zip2,在" = Expression"对话框(图 6 - 8)中输入格式(ZipCode,"00000")。在这个例子中,Format 函数用于把 ZipCode 变量的值转换为文本格式。文本值被双引号包围,分配到新的 Zip2 变量,最后单击"OK"。代码将在程序编辑器中显示,可以使用"Display"命令查看变量信息,也可使用"List"显示。

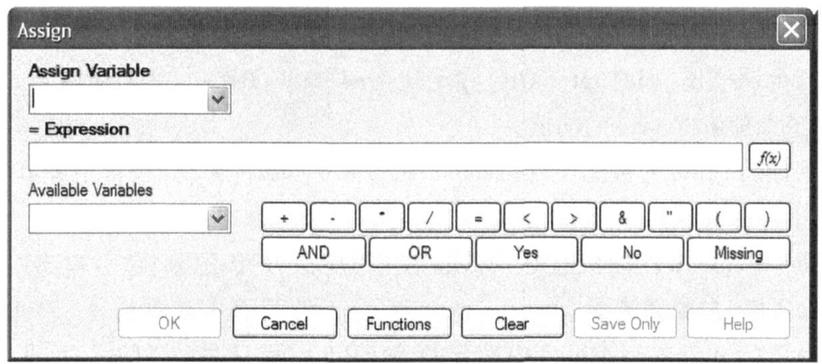

图 6 -8 Classic Analysis 工作环境

(五)选择数据

"Select/If"命令是"记录选择",通过"Select/If"命令可查看或分析符合一个表达式的记录。操作方法:在 Classic Analysis 命令树中,依次单击"Select/If"和"Select",打开"Select"对话框,使用 Available Variables 下拉列表,在打开的数据库中选择可用变量,在"Select Criteria"的对话框中选择相应函数创建选择代码,点击"OK",完成"Select"命令。

例如,按出生日期选择记录,应先读取一个项目文件,然后在 Classic Analysis 中,依次单击"Select/If"和"Select",打开"Select"对话框,如图 6 - 9 所示,在 Available Variables 下拉框中选择日期变量。在这个例子中,DateVar 日期变量用于数据表。DateVar 必须由一个日期字段或被转换成一个日期字段使用 Numtodate。

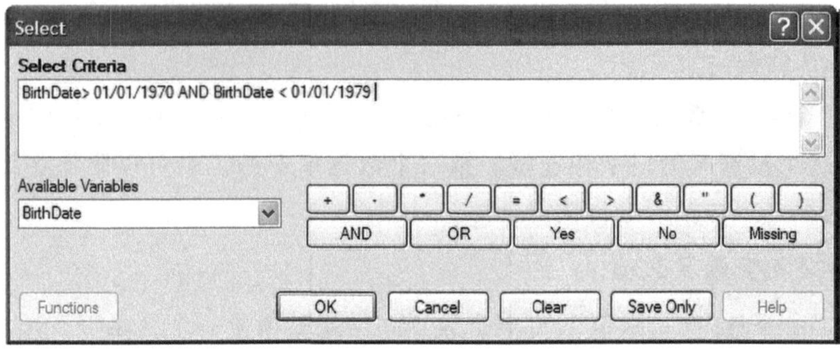

图 6-9 Select 工作环境

三、数据分析

Statistic 可完成基本的统计描述和推断。

(一)显示数据

"List"命令是"显示数据文件",点击"显示数据内容"命令并设置变量的显示格式,可以查看数据库内容,默认为表格(grid)形式显示数据,也可以网页(web)格式显示数据,如果选择了"允许修改",则可以在查看数据时对数据进行修改。

(二)计数资料分析

"Tables"命令是"列联表分析",用于检验两分类变量或多分类变量间的关系,使用"2 * 2"表,产生比值比(odds ratio,OR)和率比(risk ratio,RR)。以下利用 sample 项目文件的一个例子来理解 Tables 的功能。

例如,现有 Epi Info 的数据文件(sample. meb:view oswego),分析食用香草(vanilla)冰激凌和食物中毒的关系。

首先读取 sample. prj 文件,打开 oswego 表单,查看 75 条记录;然后单击"Tables",打开"tables"对话框,在暴露变量(exposure variable)下拉列表中选择香草(vanilla)这个变量,在结局变量(outcome variable)中选择疾病(ILL);最后单击"OK",结果如表 6-2 所示。

表 6-2 交叉表分析结果

	ILL		
vanilla	1	0	Total
1	43	11	54
Row%	0. 7963	0. 2037	1
Col%	0. 9348	0. 3793	0. 72
0	3	18	21

续表

	ILL		
vanilla	1	0	Total
Row%	0. 1429	0. 8571	1
Col%	0. 0652	0. 6207	0. 28
TOTAL	46	29	75
Row%	0. 6133	0. 3867	1
Col%	1	1	1

表6－2显示了交叉表的结果，即食物中毒者食用香草(vanilla)冰激凌的比例为93. 48%，高于未食用香草冰激凌者37. 93%。表6－3显示了比值比(odds ratio, OR)、率比(risk ratio)和率差(risk difference)，说明香草冰激凌和食物中毒之间的关联有统计学意义。

表6－3　单个表分析结果

	Point Estimate	95% Confidence Interval	
		Lower	Upper
PARAMETERS: Odds－based			
Odds Ratio(cross product)	23. 4545	5. 8410	94. 1811(T)
Odds Ratio(MLE)	22. 1490	5. 9280	109. 1473(M)
		5. 2153	138. 3935(F)
PARAMETERS: Risks－based			
Risk Ratio(RR)	5. 5741	1. 9383	16. 0296(T)
Risk Difference(RD%)	65. 3439	46. 9212	83. 7666(T)
(T = Taylor series; C = Cornfield; M = Mid－P; F = Fisher Exact)			
Sparse data. Use exact confidence limits.			
STATISTICAL TESTS	Chi－square	1－tailed p	2－tailed p
Chi－square－uncorrected	27. 2225		0. 0000001813
Chi－square－Mantel－Haenszel	26. 8596		0. 0000002188
Chi－square－corrected(Yates)	24. 5370		0. 0000007290
Mid－p exact		0. 0000001349	
Fisher exact		0. 0000002597	0. 0000002597

(三)计量资料分析

"Means"命令是"均值比较"，一般常用于计算连续数值变量的平均值。如果处理"是＝1"和"非＝0"等二分类变量，其均值可视为回答"是"的人所占比例，这种情况则使用频率命令计算，也可按照某变量分组，比较不同组连续变量均数的差异。

例如,分析上例数据文件(sample. prj:view oswego)中食物中毒组和对照组之间平均年龄有无差异。

首先,描述75名对象年龄均值,读取"sample. prj",打开oswego数据表,在结果窗口列出75名对象的调查记录;单击"Means",打开"Means"对话框,选择年龄,单击"OK"。75名对象的年龄均值则展现在结果窗口中,可以看到年龄平均值为36.8岁。

其次,采用"是/否"变量分组,比较各组年龄平均值。操作步骤:读取"sample. prj"项目,单击"Means",在"Means"下拉菜单中选择"年龄(age)",在"Cross – Tebulate"下拉列表中选择"ILL",随后点击"OK",结果即展现在"Output"窗口中。

结果:首先,按分组变量给出每组观察例数,总和,平均年龄(39.26,32.93),方差,标准差,最小值,25%、50%、75%百分位数,最大值,众数等基本描述性统计量(表6-4);其次,分别输出 t 检验(表6-5)和方差分析结果,F 值为1.56,P 值为0.2156,两组对象的年龄无显著性差异(表6-6)。

表6-4 交叉表数据描述

Obs	Total	Mean	Variance	Std Dev	Minimum	0.25	Median	0.75	Maximum	Mode
46	1806	39.26	477.26	21.85	3	17	38.5	59	77	15
29	955	32.93	423.71	20.58	7	14	35	50	69	11

表6-5 t 检验

	Method	Mean	95% CI	Mean	Std Dev	Variances	DF	t Value	P
Diff(Group 1 – 2)	Pooled	6.33	– 3.77	16.43	21.37	Equal	73	1.25	0.22
Diff(Group 1 – 2)	Satterthwaite	6.33	– 3.667	16.32		Unequal	62.33	1.27	0.212

表6-6 方差分析结果(仅用于正态分布资料)

Variation	SS	df	MS	F statistic	P
Between	712.65	1	712.65	1.56	0.2156
Within	33340.73	73	456.72	—	—
Total	34053.38	74	—	—	—

(四)线性回归分析

"Linear Regression"命令是"线性回归分析",用于简单线性回归量化两个变量之间的依存关系,一般用回归预测一个因变量与一个或多个独立的变量之间依存的定量关系。

例如:欲分析婴儿收缩压和出生天数、出生体重之间的关系,可使用Sample. prj。

首先,读取"sample. prj"项目,打开"baby blood pressur"数据;然后,单击"Linear Regression",打开回归分析对话框,在"Outcome Variable"下拉列表中选择收缩压(systolic blood),在"Other Variables"下拉列表中选择自变量出生天数(Age In Days)和出生体重(Birthweight),在"Confidence Limits"下拉列表中选择95%,单击"OK"。

表 6 -7 是回归系数、标准差、方差检验和 P 值,出生天数的回归系数是 5.88,出生体重的回归系数是 0.126,同时展现了决定系数 R^2 为 0.88,说明这两个自变量与收缩压之间的回归依存关系较好。

表 6 -7 线性回归分析结果

Variable	Coefficient	Std Error	F - test	P - Value
Age In Days	5.888	0.68	74.9229	0.000001
Birthweight	0.126	0.034	13.377	0.002896
CONSTANT	53.45	4.532	139.1042	0

(五)Logistic 回归分析

"Logistic Regression"命令可完成条件或非条件的多元逻辑回归,目的是建立一个回归方程,将结局事件(因变量)发生概率与危险因素(自变量)特定取值联系起来,适用于病例对照研究、随访研究和现况调查。因变量必须是/否值;自变量可以是数值、分类变量,或是/否变量。文本类型的自变量会自动变成哑变量,比较每个值相对于价值最低的排序。日期或数字类型独立变量被视为连续变量。

例如:用 sample. prj 中的 oswego 数据,拟分析食物中毒和危险因素的关联。

步骤:读取"sample. prj"中的 oswego 数据表,点选"Logistic Regression",打开 Logistic 回归对话框,在"Outcome Variable"下拉列表中选择 ILL,在"Other Variable"下拉列表中选择 BROWNBREAD、CABBAGESAL、WATER、MILK、CHOCOLATE 和 VANILLA,在"Confidence Limits"下拉列表中选择 95%,单击"OK"。

图 6 -10 展示了 Logistic 回归模型的自变量、Odds Ratio 与 95% CI 等信息,似然比检验的结果,对模型假设检验的结果包括 Score 比分检验和 Likelihood Ratio 似然比检验的统计量。结果显示,vanilla 与食物中毒的关联强度 OR 为 26.00;95% CI 的下限为 5.47,上限为 123.58;即食用 vanilla 发生食物中毒的风险是对照人群的 26 倍。

Term	Odds Ratio	95%	C.I.	Coefficient	S. E.	Z-Statistic	P-Value
BROWNBREAD (Yes/No)	1.7790	0.3929	8.0557	0.5761	0.7706	0.7476	0.4547
CABBAGESAL (Yes/No)	1.1341	0.2818	4.5643	0.1258	0.7104	0.1771	0.8594
MILK (Yes/No)	0.1343	0.0068	2.6659	-2.0077	1.5246	-1.3168	0.1879
WATER (Yes/No)	1.1120	0.2670	4.6319	0.1062	0.7280	0.1458	0.8841
VANILLA (Yes/No)	25.9752	5.4652	123.4566	3.2571	0.7953	4.0955	0.0000
CHOCOLATE (Yes/No)	1.0974	0.3024	3.9827	0.0930	0.6577	0.1414	0.8876
CONSTANT	*	*	*	-2.1266	0.9733	-2.1850	0.0289

Convergence:	Converged
Iterations:	4
Final -2*Log-Likelihood:	69.2504
Cases included:	74

Test	Statistic	D.F.	P-Value
Score	28.0180	6	0.0001
Likelihood Ratio	29.8484	6	0.0000

图 6 -10 Logistic 回归分析输出结果

(六)Cox 比例风险分析

“Cox Proportional Hazards”命令是“COX 比例风险模型”,医学随访研究中,观察结果并非在短期内能够确定,需长期随访观察,此时不仅要看某种结局(如有效、治愈等)是否出现,还应考虑随访多长时间出现结局。生存分析是把结局和时间结合起来分析的统计分析方法,这类方法主要有寿命表法、生存率比较的 log - rank 检验和 Cox 比例风险回归模型等。生存分析中生存时间通常并不是正态分布,无法进行线性回归,且生存时间资料中有删失数据,Cox 比例风险回归模型能很好解决这个问题。

在 Epi Info 中,“Cox Proportional Hazards”可完成 Cox 比例风险回归模型,其输出包括回归系数、统计量与 P 值、风险比率及累积生存图。

例如:以 sample. prj 中的吸毒成瘾数据分析吸毒者生存时间的影响因素。

具体操作步骤如下:

(1)读取 sample. prj 文件,打开 Addicts 数据表;点选“Cox Proportional Hazards”,打开“Cox 比例风险模型”对话框(图 6 - 11)。

(2)在“Censored variable”下拉框中选择“Status”,在“Value for Uncensored”下拉框中设定非截尾数据值为“1”,在“Time Variable”下拉框中选择生存时间变量“Survival_Time_Days”,在“Test Group Variable”下拉框中选择“Clinic”,在“Predictor Variables”下拉框中选择“Methadone_dose__mg_day”和“Prison_Record”,单击“OK”,如图 6 - 11 所示,随后结果将展现在 Output 窗口中。

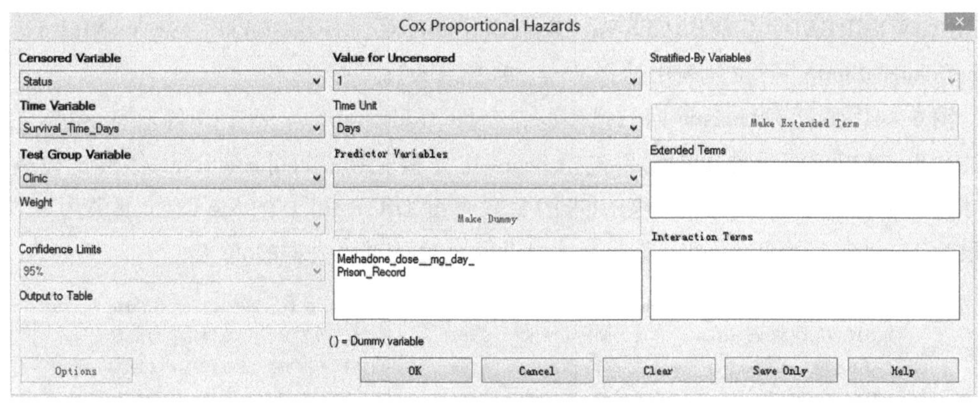

图 6 - 11　Cox 比例风险回归模型对话框

输出结果包括生存曲率函数曲线图和生存曲线比较两部分。生存曲线提示:组 1 的累积生存概率较组 2 下降更快,至 900 天时生存概率即将为 0(图 6 - 12)。Cox 比例风险模型的分析结果中展示了风险比(hazard ratio,HR)及其 95% 可信区间、回归系数和标准误、Z 检验统计量及其 P 值(图 6 - 13)。与死亡的关联分析结果提示:美沙酮维持治疗的风险比为 0. 37,美沙酮治疗剂量的增加的风险比为 0. 97,两个因素均可降低死亡风险。

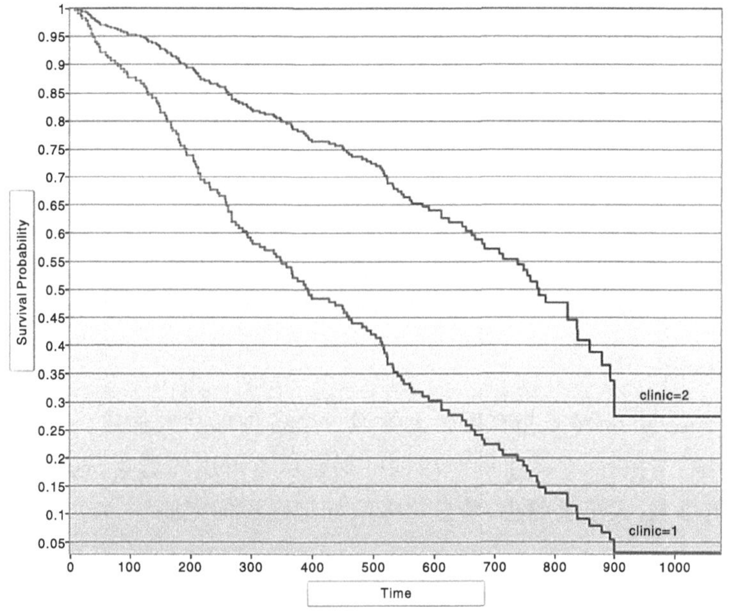

图 6-12 平均生存曲线

Term	Hazard Ratio	95%	C.I.	Coefficient	S. E.	Z-Statistic	P-Value
Clinic (2/1)	0.3724	0.2461	0.5636	-0.9878	0.2114	-4.6715	0.0000
Methadone_dose__mg_day_	0.9656	0.9535	0.9778	-0.0350	0.0064	-5.4680	0.0000
Prison_Record	1.3856	0.9970	1.9257	0.3261	0.1679	1.9419	0.0522

Convergence: Converged
Iterations: 4
-2 * Log-Likelihood: 1347.2015

Test	Statistic	D.F.	P-Value
Score	54.9131	3	0.0000
Likelihood Ratio	62.6726	3	0.0000

图 6-13 Cox 比例风险回归模型结果

第四节 Epi Info 软件地图绘制

Epi Info Maps 是在地图上展示疾病地理分布数据的工具。这个工具可以把一组数据集从多个视图展示,数据集可以用地图工具过滤或显示不同信息。用户可根据研究目的创建包含公共卫生数据的地图。数据信息在主要地图窗口以层的形式显示,数据层的形式有病例群、分布地图或点密度地图,参考层从形状文件、地图服务器或 KML 文件添加地理边界和标记。

Epi Info 的 Map 是以美国环境系统研究所公司(ESRI)的 MapObject 软件为核心研发而成,可直接用 EPIINFO 的数据作图,只需在数据库中设立地图字段。在 Analysis 窗口选择“Statistics\Map”,选取预先准备的边界文件(shape file)和数据变量(data variable)即可完成统计地图的绘制,进而分析地理与疾病的关系。

视图设置:主窗口默认的设置是卫星视图。卫星视图显示了国家边界、主要道路和地理标记以及该地区的地形,点击右上角的“Street”或“Blank”可改变视图设置。

一、基本功能

地图窗口的基本功能可以通过四个工具来展示,分别是添加标记、区域、标签和删除所有层。

(一)添加标记

添加标记(Add Marker)是指在地图上标识一个各种形状的标志。打开主地图窗口,在想添加标记处右击鼠标,在弹出的对话框中则显示有可用的选项,选择添加“Marker”,然后选择标记的形状、大小及颜色,单击“OK”,标记则添加完成。

(二)添加区域

添加区域(Add Zone)是在地图上标识一个圆形区域,用于突出显示某个地区的公众健康信息。操作步骤:在地图上某个位置(如疫区中心)右击鼠标,添加“Zone”,打开“Zone”对话框,输入区域半径、单位和颜色信息,单击“OK”,即可完成区域的添加。

(三)添加标签

添加标签(Add Lable)可为 Zone 添加标签。在地图上右键单击,选择添加标签,输入打算在标签框中显示的文本,点击旁边的省略号字体文本框来选择所需的字体和颜色,单击“OK”,完成标签添加。

二、添加数据层

(一)病例群

病例群(case clusters)可以通过地理坐标展现病例在地图上的位置。每个创建病例群的数据库都包含纬度和经度字段,Epi Info 软件可以把街道的地理编码与相应坐标匹配,否则将无法创建病例群。

例如:根据大肠杆菌疫情数据绘制病例群地图。

步骤:在导航菜单中选择添加“数据层(Add Data Layer)”,选择“Case Cluster”,在数据源对话框选取“Ecoli”项目,选择“食物史(food history)”数据,在随后出现的对话框中分别选取纬度和经度变量,地图上将基于病例所在位置的经、纬度以红色小圈展现。

(二)创建分布图和有边界点密度图

Epi Info 可创建地区分布图、点密度图。边界文件是独立于数据库的,但通过密钥与数据库链接。数据集和边界文件必须包含正确的数据库密钥,用户设计适当的键,从下拉列表创建地区分布图或点密度图。密钥有 3 个特征,边界文件的特定变量与数据库文件的某变量要匹配,密钥一般为数值变量。地区分布图一般有 shape 文件、地图服务器或者锁孔标记语言(keyhole markup language,KML)格式3种文件。shape文件可存储非拓扑几何和空间矢量格式的信息,这类文件虽使用简单,但缺乏复杂的数据元素,需要把各种来源的额外信息或表附加到形状文件,才能进行更高级的分析。KML文件是一种用开源的规范来描述地理数据的格式文件。KML文件中包含映射工具的指令,可用来画界线、点和其他特性集。使用KML文件的好处是可以使用简单的文本编辑器进行编辑。Map server是一个把空间和地理数据发布到互联网上的平台。地图服务器格式的优点是创建了中央存储库的功能映射数据与关系数据库管理系统。

地区分布地图(choropleth map)可用不同级别的阴影或者颜色来展现某变量在不同地区间的分布,颜色梯度通常跨越,从一种颜色到另一种或轻暗的单一颜色,从而来反映区域间差异。

例如:用关节炎项目(lyme)数据制作关节炎分布图。

步骤:打开创建地图,选择"Add Data Layer",打开"Choropleth",读取Lyme.prj文件(图6-14)。选择"Case Report"数据,选择KML文件,读取Maryland_Counties.kml文件。在"数据键(Data Key)"下拉菜单中选择"County",在"Value Field"下拉菜单中选择"Record Count",在"Feature Key"下拉菜单中选择"County_Name"(图6-15)。

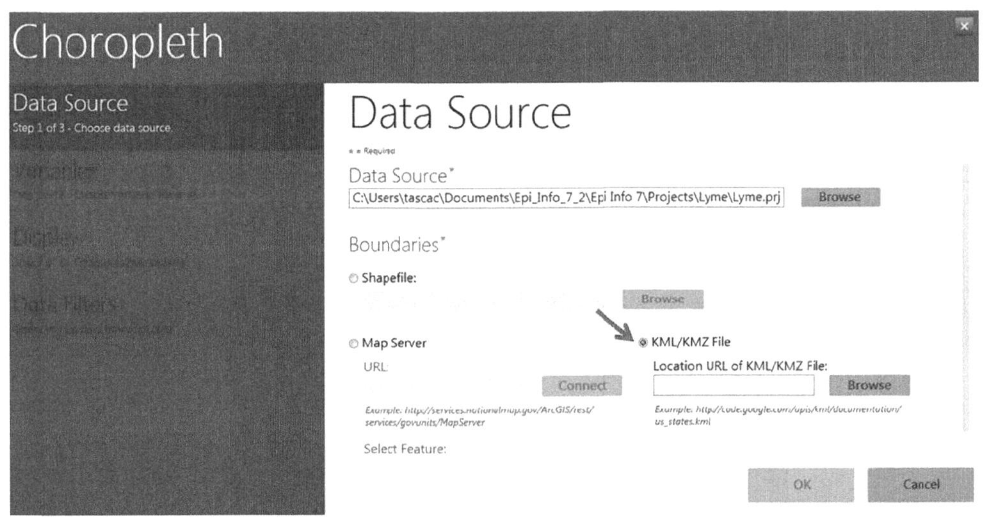

图6-14 KML/KMZ在分布图数据源的对话

最后,在显示属性的面板设置所需的显示选项,如标题和标签,选择要使用的颜色和数据范围、数据类别;也可保留默认选择,单击"OK"。此时,地区分布图就会展现在结果窗口,某州每个县的数据集都可展现在图中。病例数最高的地区采用深蓝色,而病例数最低的地区采用浅蓝色。

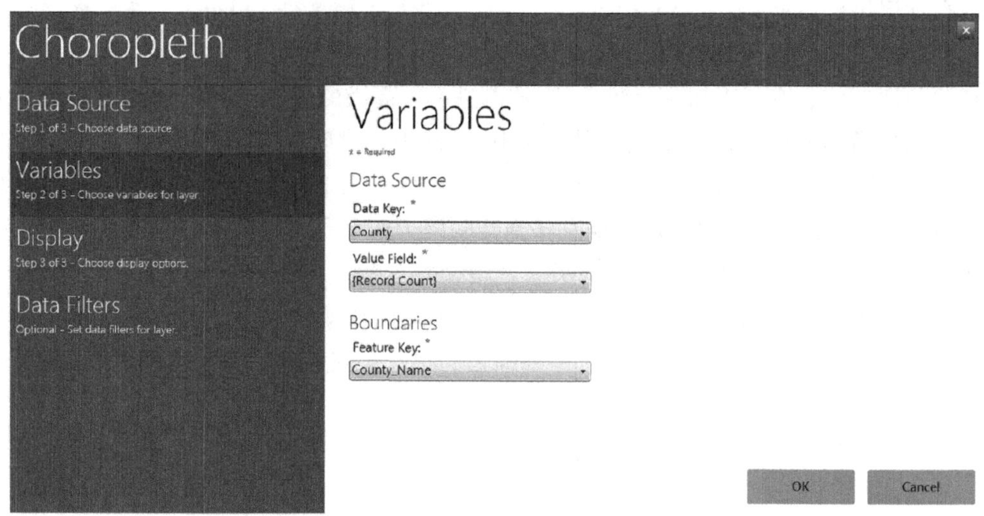

图 6－15　地区分布层的菜单视图

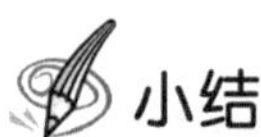

小结

本章详细介绍了 WHO 推荐使用的 Epi Info 7 软件。该软件主要用于公共卫生领域现场调查，是一款免费软件，包括创建数据库文件、数据的录入，数据分析、地图制作、计算器、可视化数据等工具。

练习题

1. 简述 Epi Info 7 软件有几个模块。
2. 简述 Epi Info 7 常用的数据类型。

（张超　吴谦）

第七章　R 语言应用

在本章中，同学们将对 R 这一常用的统计软件进行学习。通过对 R 语法和软件操作的学习，同学们可以掌握 R 语言的基本用法，并利用 R 语言进行一些简单的统计分析和作图工作。

第一节　R 语言概述

R 是目前最为常用的生物统计软件之一，本节将对 R 语言的特点以及安装方法进行简单的介绍。

一、R 语言的概念

R 语言是一种进行数据探索、统计分析以及数据可视化的计算机语言。R 语言在开发过程中，主要借鉴了两类当时较为成熟的计算机语言，即 S 语言和 Scheme 语言。因此，R 语言在外观上与 S 语言极其相似，而其底层实现和计算机语义学则与 Scheme 语言更加类似。R 语言的编译器是一个属于 GNU 系统的开源软件，其第一个官方版本 R 1.0 于 2000 年发布。目前，R 语言已经成为最为常用的数据探索和统计分析软件之一。

二、R 语言的特点

与其他统计软件尤其是商业统计软件（如 Excel 或 SPSS）相比，R 软件的一项明显缺点是用户界面非常不友好，很少有单纯通过菜单界面和鼠标光标就能完成的分析。R 软件中几乎全部的统计分析过程都要通过编写代码这种并不直观的方式完成。R 软件的这一特点往往会使初学者望而却步。然而有趣的是，这一缺点并没有成为 R 软件推广的障碍，事实上，R 软件已经成为当前非常受数据分析工作者（data scientists）欢迎的分析工具之一。那么，R 软件究竟有什么优势值得大家心甘情愿地去忍受其糟糕的用户界面并记忆大量枯燥的常用命令呢？R 软件的优势主要表现在以下几个方面。

（一）免费开源

免费开源是 R 软件与其他商业统计软件相比的一个主要优势。R 软件的使用者可以在其相关网站上免费下载关于 R 的安装程序、源代码、程序包等文件资料。

（二）程序包

R 软件的所有分析功能都被整合在不同的程序包中。这些程序包全部保存在 R 综合档案网络（the comprehensive R archive network，CRAN）中，供全球用户免费下载使用。

这一设计保证了 R 的功能能够得到即时更新,全球的用户都可以通过编写新的 R 程序包来帮助 R 实现一些新的数据分析功能。这个优势在学术研究领域尤为明显,很多开发新型算法的学术团队在发表相关科研论文的同时,都会编写并提交一个实现该算法的 R 程序包,以提高该算法在学术界的引用量,而商业软件则很难做到如此快速的更新。

(三)多平台及较好的交互性

R 可以在包括 UNIX 及类似平台(如 FreeBSD 和 Linux)、Windows 以及 MacOS 在内的多种操作系统下运行。此外,R 和其他编程语言(如 C、Perl、Python 等)以及多种生物医学数据库之间都有很好的接口,可以配合使用。

(四)体积小巧,安装方便

R 软件的安装包只有 60 MB,完整安装后也只有 400 MB 左右,与其他的统计分析软件相比,占用的硬盘空间较小。

三、R 语言的安装

R 语言的安装程序可以从 R 语言的官方网站下载。打开 R 语言的官方网站主页后,点击"Getting Started"部分的"download R"超链接;选择 CRAN 镜像站,用户可以选择清华大学、中国科学技术大学或者兰州大学的镜像站点;CRAN 提供了基于不同平台的安装程序,用户可以根据自己的情况选择下载并安装 R 软件。

第二节　R 语言基础

与其他常用的基于预设选项的统计学软件不同,R 软件是一种以输入命令和编写代码作为主要运行方式的统计软件。本节将对 R 软件在运行过程中的一些基本概念和命令进行介绍。

一、运行 R 软件

在 Windows 下运行 R 只要打开 R 控制台即可(图 7-1)。使用 R 进行统计分析主要有两种方式:一种是直接在 R 控制台中输入 R 命令完成分析,这一模式主要适用于简单的线性分析过程;另一种是通过在文本文档中编写代码来进行统计分析,文本文档中的代码可以通过复制、粘贴到 R 控制台或者使用 source 命令来运行。

二、R 命令

R 命令(R command)主要为以下形式。

命令名(参数 1 =, 参数 2 =, ……)

所有的 R 命令都可以通过修改参数的方式对执行效果进行调整。R 命令中只能使用英文字符,如逗号、括号、引号等,使用中文字符将因为系统无法识别而返回错误信息,这也是初学者容易犯的错误之一,值得引起注意。

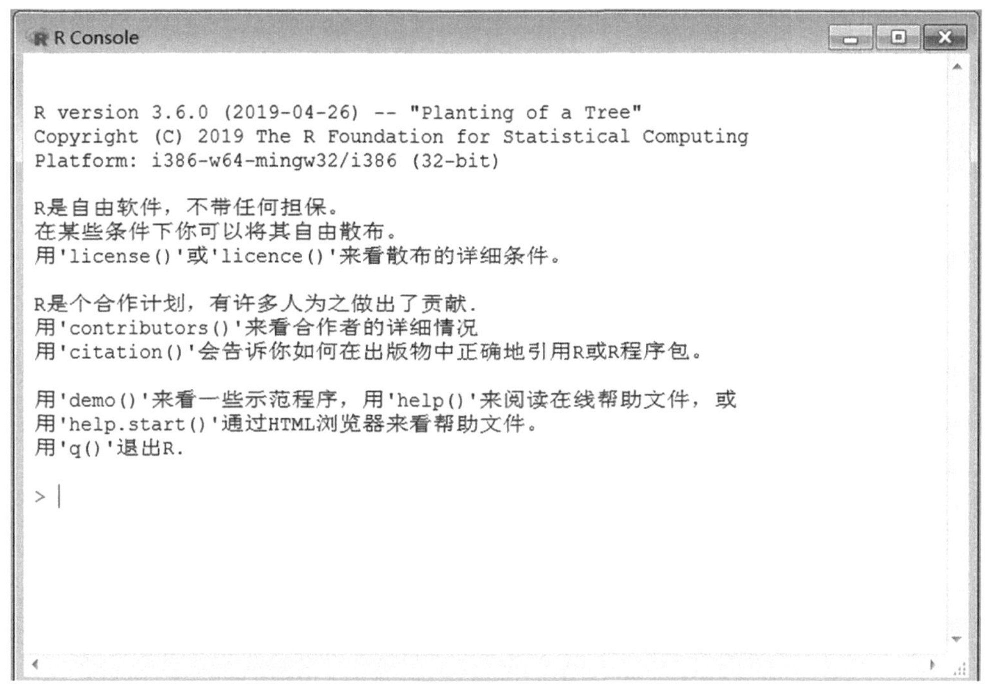

图 7－1　R 控制台

三、R 工作目录

R 的工作目录(working directory)可以通过“getwd”和“setwd”命令进行察看和修改，可在 R 控制台中键入以下命令：

```
getwd()
```

“getwd”命令可以对当前 R 工作目录进行察看，而“setwd”可以对 R 的工作目录进行修改。在 R 控制台中键入以下命令，在双引号中填入你期望的目标路径：

```
setwd("C:/Users/lenovo/Desktop/")
```

四、数据文件的输入和输出

R 的数据文件输入功能可以将计算机本地的数据读入 R，输出功能将 R 软件的统计结果输出为文本文件保存在本地目录中。这里以 R 自带的数据文件“women”为例进行说明。R 的安装包预先存入了多个数据集，作为示例数据供初学者学习使用，这些数据集保存在 datasets 程序包中，使用“library”命令可以查看该程序包的具体情况。

```
library(help="datasets")
```

首先，在 R 控制台中键入以下命令：

```
data(women)
```

“data”命令可以用来读入 R 中的自带数据。这里读入了一个名称为“women”的数据。该数据包含了 15 位女性的身高、体重信息。在使用“data”命令读入“women”数据之后，在 R 控制台中键入该数据的名称“women”，即可查看该数据所包含的内容。

```
women
```

之后，使用“write. table”命令将 R 中的数据输出到计算机的本地目录中，可在 R 控制台中键入以下命令。

```
write.table(x=women,file="women.txt",sep="\t",col.names=T,row.names=F,quote=F)
```

通过运行该命令，使用者可以在计算机本地的工作目录中找到一个名称为“women. txt”的数据文件，该文件包含了“women”这个数据的全部内容。在运行“write. table”命令时，使用了以下几个参数。

(1) x：输出的对象名称，这里将“women”赋值给 x。

(2) file：输出的数据文件名称，这里输出的文件名称为“women. txt”，该参数需要使用双引号。该数据文件将会被存入当前的工作目录下，如果想要存放在其他目录下，可以将完整的目录名称 + 文件名一起赋值给 file 参数。

(3) sep：输出数据的间隔方式，在本例中，采用制表符“\t”作为间隔，还可以使用其他符号(如空格等)作为间隔。应当注意的是，该参数也需要使用双引号。

(4) col. names, row. names：输出的数据是否要包含列名和行名，取值“T”和“F”分别代表真(true)和假(false)。

(5) quote：输出的数据是否需要双引号，这里赋值“F”，即不需要。

与“write. table”命令的功能正好相反，“read. table”命令可以将本地保存的数据文件读入 R，尝试下列代码：

```
newdata1<-read.table(file="women.txt",sep="\t",header=T)
newdata1
```

通过在 R 控制台中运行这两行代码，可以将数据文件“women. txt”读入 R，并且保存在名称为“newdata1”的对象中。其中，“ < - ”符号(由一个小于号和短横线组成)表示“赋值于”，“ < - ”可以与“ = ”互换使用。在运行“read. table”命令时，主要使用以下 3 个参数。

(1) file：输入的数据文件名称，这里与“write. table”命令类似。

(2) sep：输入数据的分隔方式，这里与“write. table”命令类似。

(3) header：确认该数据文件的首行是否为题头行(列名行)。

最后，提供给使用者一个 R 语言编程中的技巧。在 R 控制台中，按下电脑键盘中的上箭头“↑”可以调用上一次运行的 R 命令。例如，当某次 R 命令输错了一个参数，运行后产生了错误信息，则再次运行时不需要重新输入整条命令，只需要利用上箭头“↑”调出上次的命令，再对其进行修正即可。

五、R 语言的帮助命令

“write. table”命令和“read. table”命令除了示例代码中的参数之外，还包含了多个其他参数，如果想更详尽地了解某个 R 命令的参数情况，可以使用 R 自带的命令帮助功能。在 R 控制台中输入以下代码：

```
?read.table
```

通过在 R 命令名前键入“?”，可以调出 R 自带的命令帮助文件，这个文件以 html 页面的形式展示，其中包括命令名称和简介、所属程序包、命令的使用和变体、各参数详细介绍、内存使用情况以及参考文献等信息。此外，在帮助页面的最底端，往往还包括一段该命令的示例代码，这段代码对于 R 语言初学者用处很大，可以帮助学习者快速掌握一个命令的用法。

如果读者并没有记住某个命令的准确名称，只是大概知道要实现的功能，在这种情况下如何使用 R 的帮助功能呢？可尝试下面的代码：

```
?read
??read
```

运行第一行代码后，R 会返回一个错误信息，因为在 R 中并不存在一个叫作“read”的命令，但是在“read”前面添加两个“?”之后，R 会返回给读者所有与“read”这个单词有关的命令，其中当然包含了用来进行数据读入的“read. table”命令，还包含同样执行数据读入功能的“scan”等其他相关命令。

从“read. table”命令的帮助页面可以看出，该命令共包含 24 个参数，这些参数可以分为两类：一类是只给出了参数名称的，比如 file；另一类是给出了名称和缺省值（default value），比如“header = FALSE”。对于第一种参数，由于没有缺省值，用户在运行的时候就一定要给参数赋值，这样才能正常运行该命令，否则会返回错误信息。对于第二种参数，如果在运行命令的过程中没有给出参数值，则 R 自动使用缺省值运行该命令，这样一般来说不会返回错误信息，但有时可能会得到错误结果。这也就是为什么“read. table”命令共有 24 个参数，但在前面演示的过程中，只对 3 个参数进行赋值就可以正常运行，因为其他参数 R 都自动采用了缺省值。

R 命令在运行过程中并不需要把每个参数的名称都写上。在 R 控制台中键入以下代码：

```
newdata2<-read.table("women.txt", T, "\t")
newdata2
```

这一代码与之前的代码作用完全一样，只是省略了 3 个参数的名称。当命令中使用的参数与命令参数列表里的参数排列顺序完全一致的时候，可以省略参数名称，直接给出赋值。

六、R 对象的类型

在 R 中,所有 R 命令的操作实体称为对象(object)。R 对象主要包含以下几种类型。

(1)向量(vectors):由多个元素以列的方式组织起来的一种对象,是 R 中最为基础的对象类型,可以用线性代数中向量的概念来理解 R 中的向量。

(2)矩阵(matrices):R 矩阵也类似于线性代数中的矩阵概念,当向量(一维数据)扩展到更高维度时,就可以获得矩阵。

(3)数据框(data frames):如前所述,“read. table”命令读入的数据所保存的对象类型就是数据框,数据框也是 R 数据分析工作中最常见的对象类型。数据框本身由向量构成,每列向量都有一个列名称,且每列长度都必须相同。

(4)因子(factors):R 因子是一个对等长的其他向量元素进行分类(分组)的向量对象,主要包括有序(ordered)因子和无序(unordered)因子。

(5)列表(lists):R 列表是一个以对象的有序集合构成的对象,列表中包含的对象又称为它的分量(components)。与数据框相比,列表具有更大的自由度,如列表中的不同分量可以是长度不一的向量。

(6)函数(functions):R 中函数的概念与一般计算机语言中的函数概念类似,指在进行某些数据分析工作中“临时”编写一些自定义的 R 命令,以减少代码的冗余度。

在 R 的这些对象中,向量是构成矩阵、数据框、因子和列表的基础,故将对其进行重点介绍。矩阵和数据框由于在 R 数据分析中较为常见,因此本节也会进行简单的介绍。至于因子、列表和函数,将不再进行深入讨论,有兴趣者可以参考 R 官方网站的免费教程的第 4、6 和 10 章自学。

七、R 向量的创建

向量是多种 R 对象的基础,R 向量的主要数据类型可以包括数值型(numeric)、复合型(complex)、逻辑型(logical)、字符型(character)及原始型(raw)。

R 向量的创建可以使用“c”命令来实现,在 R 控制台中键入以下代码:

```
x <- c(1.1, 2.2, 3.3, 4.4, 5.5)
x
[1] 1.1 2.2 3.3 4.4 5.5
```

“c”命令可以用来生成新的向量,其中不同的元素用逗号隔开。除了“c”命令外,还可以通过“assign”命令来对向量进行构建,具体如下:

```
assign("y", c(1.1, 2.2, 3.3, 4.4, 5.5))
y
[1] 1.1 2.2 3.3 4.4 5.5
```

利用“ - >”符号,还可以在 R 中实现自左向右赋值,此时不能与“ = ”互换使用,因为“ = ”只能实现自右向左的赋值过程。

```
c(1.1, 2.2, 3.3, 4.4, 5.5)->u
u
[1] 1.1 2.2 3.3 4.4 5.5
```

最后,还可以通过"c"命令实现多个向量之间的合并。

```
w<-c(x,0,y)
w
[1] 1.1 2.2 3.3 4.4 5.5 0.0 1.1 2.2 3.3 4.4 5.5
```

当要生成的向量具有一定规律的时候,可以使用一些特定的 R 命令和运算符来完成这一工作。":"运算符可以用来生成步长为 1 的整数数列。为了加深理解,可尝试以下代码:

```
1:5
n<-5
1:n-1
1:(n-1)
2*1:n
n:1
```

从这些代码运行结果的差异中可以清晰地看到 R 中运算符号的优先级各有不同。一般来说,在 R 中运算符号的优先级具有以下排列特征:括号"( )" > 冒号":" > 乘除"*/" > 加减"+ -"。

除了":"运算符外,还可以使用"seq"命令生成具有一定步长的数列向量,可以尝试以下代码:

```
seq(from=-1,to=2,by=0.5)
[1] -1.0 -0.5 0.0 0.5 1.0 1.5 2.0
seq(from=-1,by=0.5,length=7)
[1] -1.0 -0.5 0.0 0.5 1.0 1.5 2.0
```

从以上代码可以看出,"seq"命令主要有两种运行模式,一种是规定起止点(from, to)和步长(by)来生成数列向量;另一种是规定起点(from)、步长(by)和向量长度(length)来获得数列向量。

此外,利用"rep"命令可以生成一定长度的重复性向量。

```
rep(5,10)
[1] 5 5 5 5 5 5 5 5 5 5
x<-c(1,2,3)
x
[1] 1 2 3
rep(x,times=2)
rep(x,each=2)
```

需要注意的是，"rep"命令中"times"和"each"参数是有差异的。

八、检查当前工作环境下的对象

在 R 中，可以通过"ls"命令检查当前工作环境下的对象，可以尝试以下代码：

```
ls()
```

如果按照前面的示例，在 R 中通过"ls"命令应该可以看到一些诸如"x""y""w"这样的对象名称。如果要删去某个对象，可以使用"rm"命令。例如，要将对象"x"删去，可以键入以下代码：

```
rm(x)
ls()
```

使用"ls"命令再次检查后会发现，"x"对象已经被删除。程序员在编写 R 代码时，经常将以下代码放在一段 R 代码的首行：

```
rm(list=ls())
```

该代码可以清空当前的 R 工作环境，保证后续运行的 R 代码不会与前面的其他代码产生冲突。

九、R 向量运算

R 向量可以使用数学运算符进行运算，比如"+""-""*""/"，分别表示"加""减""乘""除"，还可以使用常见的数学函数进行运算，比如"log""exp""sin""cos""tan""sqrt"等。此外，还有一些命令，比如"max(最大值)""min(最小值)""mean(均值)""median(中位数)""sum(总和)"等，也常被用于向量运算。在向量运算中，R 会对向量中元素分别进行计算。

```
x<-c(1,2,3,4,5)
x
[1] 1 2 3 4 5
x^2
[1] 1 4 9 16 25
```

其中，x 向量的平方是对 x 向量中每个元素分别计算平方后获得。如果要计算：

$$X_1^2 + X_2^2 + X_3^2 + X_4^2 + X_5^2$$

那么，在 R 中需要输入以下代码：

```
sum(x^2)
[1] 55
```

"min"命令和"max"命令会返回向量中的最小值和最大值。

```
max(x)
[1] 5
min(x)
[1] 1
y<-c(6,5,4,3,2)
max(x,y)
[1] 6
```

当对向量进行比较的时候，R 采用将向量中每个元素单独比较的方式进行，可以比较向量与某个数字的大小关系。

```
x>3
[1] FALSE FALSE FALSE TRUE TRUE
```

R 会分别比较向量 x 中的 5 个元素与 3 的大小关系，然后返回一个由逻辑变量（true 和 false）构成的向量，表示每次比较的结果是真或假。使用者也可以比较两个长度相等的向量的大小。

```
x>y
[1] FALSE FALSE FALSE TRUE TRUE
```

使用者还可以使用连续的两个等号“ = = ”来判定向量之间是否存在相等的关系。这里需要注意与一个“ = ”相区别，在 R 中，一个“ = ”表示自右向左赋值。

```
x==y
[1] FALSE FALSE FALSE FALSE FALSE
```

此外，使用者还可以直接对比较结果进行数值运算。

```
(x==y)*2
[1] 0 0 0 0 0
```

需要注意的是，在进行完 x = = y 的比较后，R 内部自动将逻辑向量（FALSE FALSE FALSE FALSE FALSE）转换成了整型向量（0 0 0 0 0），而后进行数学运算。这类内部转换在 R 运行过程中经常发生，且往往系统不会给出任何提示，因此初学者有时会发现 R 运行的结果与自己预想的不太一样。如果出现这种情况，从这条数据转换的思路出发，可以帮助使用者对代码进行纠错。

在 R 中，可以利用“sort”命令对向量内容进行排序。

```
x<-c(3,8,4,2,9,10)
x
[1] 3 8 4 2 9 10
sort(x)
[1] 2 3 4 8 9 10
```

除了“sort”命令之外,“order”命令也可以对向量进行排序操作。使用者可以使用R的命令帮助功能,获得更多关于“order”命令的信息。

十、R 中的缺失值

R 中一共有两类缺失值,第一类为“NA”,是英文“not available”的缩写,直译为“不可用”。这类缺失值多是在数据收集过程中出现的(也就是一般意义上的缺失值)。针对“NA”的任何运算操作均会获得“NA”。“is. na”命令可以用来判断某个对象是否为“NA”。

```
z<-c(1:3,NA)
z
[1] 1 2 3 NA
is.na(z)
[1] FALSE FALSE FALSE TRUE
z==NA
[1] NA NA NA NA
```

其中,“is. na”命令可以返回一个逻辑向量,包含每个元素的判断,而使用“ = = ”则无法判断向量中是否存在“NA”。

第二类缺失值是“NaN”,是英文“not a number”的缩写,直译为“非数值”。这类缺失值是在数值计算中出现的。在 R 语言中,“NaN”是“NA”的一种,但“NA”不是“NaN”。“is. nan”命令可以用来判断某个对象是否为“NaN”。

```
z<-c(1:3,NA,0/0)
z
[1] 1 2 3 NA NaN
is.na(z)
[1] FALSE FALSE FALSE TRUE TRUE
is.nan(z)
[1] FALSE FALSE FALSE FALSE TRUE
```

十一、R 向量的索引和子集

通过引入向量索引(index)的方法可以获得向量的子集(subset),向量索引以“[ ]”(方括号)表示。常见的索引变量类型包括逻辑向量(logical vector)、正整数向量(vector of positive integral quantities)、负整数向量(vector of negative integral quantities)以及字符串向量(vector of character strings)。采用正整数向量可以获得向量在该位置处的值。

```
x<-c(-2:1,NA,3)
x
[1] -2 -1 0 1 NA 3
x[1]
[1] -2
```

使用正整数向量作为索引可以获得一个包含了原始向量该位置所有元素组成的向量。

```
x[1:2]
[1]-2 -1
```

可以在向量的索引中使用 R 命令和逻辑运算符。R 中的逻辑运算符包括“!”“&”和“|”,分别代表“非”“与”以及“或”运算。

```
x[!is.na(x)]
[1] -2 -1 0 1 3
```

这一代码是 R 中常用的剔除向量中缺失值的方法,索引中使用负整数表示删去该位置上的数据。

```
x[-(2:3)]
[1] -2 1 NA 3
```

以上代码删去了原本 x 向量中处于“2”和“3”位置的元素。

此外,可以通过“names”命令为向量中的每个元素加一个“标签”,通过调用这些“标签”,获得向量子集。

```
names(x)<-c("A","B","C","D","E","F")
x
A B C D E F
-2 -1 0 1 NA 3
x[c("B","F")]
B F
-1 3
```

十二、R 的工作环境

R 当前所定义的所有对象共同构成了 R 的工作环境,可以使用“save. image”命令保存 R 的工作环境,使用“load”命令读取 R 工作环境文件。在 R 控制台中尝试以下代码:

```
x<-rnorm(100)
y<-1:10
ls()
save.image("test.rda")
rm(list=ls())
ls()
load("test.rda")
ls()
```

在以上代码中，首先，在 R 中定义了 x 和 y 两个向量，其中“rnorm”命令可以用来生成符合正态分布的随机数，使用“ls”命令可以看到当前的这两个对象。之后，通过“save. image”命令，将当前的工作环境保存到了“test. rda”文件中（保存于 R 当前的工作目录中）。随后，利用“rm”命令清空了 R 的当前工作环境。最后，利用“load”命令读取“test. rda”文件，重构了之前被“rm”命令清除的工作环境。

本章节到目前为止，已经学习了多种 R 相关文件的读取和输出，而在本章节的后半部分，还将学习程序包的加载，为了便于使用者对这些命令进行区分，这里以表格的形式进行汇总，具体见表 7－1。

表 7－1　R 中的多种输出和输入功能汇总表

操作项目	工作环境	数据	代码	程序包
文件后缀	. rda	. txt，. csv，. tab	. R	—
保存	“save. image/save”命令	“write. table”命令	文本编辑器	—
载入	“load”命令	“read. table/read. delim/scan”命令	“source”命令	“library”命令

十三、R 矩阵

矩阵（matrix）可以理解为多维度的向量组合。R 中的二维矩阵可以使用“matrix”命令构建。

```
x<-matrix(data=c(1,2,3,4,5,6,7,8,9),nrow=3,ncol=3,byrow=FALSE)
x
     [,1] [,2] [,3]
[1,]    1    4    7
[2,]    2    5    8
[3,]    3    6    9
```

在使用“matrix”命令时，当“byrow”参数被设定为“TRUE”时，R 将按照行的顺序将向量填入矩阵中，反之则按照列填入。当 R 进行一些线性代数相关的数值计算时，往往还需要构建更高维度的矩阵，这时可以使用“array”命令进行高维度矩阵的构建。

```
z<-array(1:24,dim=c(3,4,2))
z
, , 1
      [,1] [,2] [,3] [,4]
[1,]    1    4    7   10
[2,]    2    5    8   11
[3,]    3    6    9   12
, , 2
      [,1] [,2] [,3] [,4]
[1,]   13   16   19   22
[2,]   14   17   20   23
[3,]   15   18   21   24
```

利用“array”命令中的“dim”参数,构建了一个3行、4列、2层的三维矩阵。在矩阵中,使用索引的方法与向量一致,唯一的差别在于由于维度增大,需要更多的数值来定义索引。

针对之前定义的二维矩阵 x,使用者可以通过分别给定“行”和“列”的数值,调取位于该位置的元素。

```
x[2,2]
[1] 5
```

如果想调取同一行的元素,只需要给定该行的数值,而把列位置留空即可。

```
x[1,]
[1]1 4 7
```

同理,使用者可以调取同一列的元素。

```
x[,1]
[1] 1 2 3
```

十四、R 数据框

数据框(data frame)是 R 中一类较为常见的对象,一般由数据文件读入的数据都是以数据框对象的方式保存的。在 R 中,常用的统计分析方法经常是通过对数据框类型对象的操作实现的,以下将使用 R 软件自带的“women”数据对数据框及其相关命令进行学习。

```
data(women)
names(women)
women$height=women$height*2.54   #将身高信息转为公制单位厘米
women$weight=women$weight*0.453 #将体重信息转为公制单位千克
```

“names”命令可以用来查看数据框对象的列名称，查看后可以发现“women”数据主要包含两列，一列为“height”（身高），另一列为“weight”（体重）。

“ncol”和“nrow”这两个命令可以分别用来查看数据框对象的列数和行数。

```
nrow(women)
ncol(women)
```

查看后可以发现，“women”数据的总行数为 15，总列数为 2。一般来说，行数代表了样本量的大小，列数代表了该数据中每个样本对应变量的数目。“women”数据包括了 15 个妇女样本，每个样本包含了“身高”和“体重”这两个变量。

通过使用“ $ ”符号和数据框中的列名，可以快速调取某一列向量。

```
women$height
```

该命令调取了“height”这一列的完整数据，前面介绍的向量和矩阵中的索引方式也可以实现这一功能。

```
women[,1]
women[3,2]
women[1:3,]
```

“subset”命令可以按照一定的条件提取数据框中的部分数据。

```
subset(subset=height>65, x=women)
```

以上代码提取“women”数据中身高大于 165 cm 女士的数据。下面将对“women”数据进行一些简单的统计分析，首先是对身高和体重做一个线性回归分析。

```
output<-lm(formula=height~weight,data=women)
output
summary(output)
```

线性回归使用“lm”命令进行。在该分析中，使用者可以将线性回归的结果保存到“output”这个对象中，直接在 R 中输入“output”，可以看到一些简单的线性回归信息（回归系数和截距）。如果要查看详细信息，需要使用“summary”命令。通过使用该命令，可以查看回归系数的统计检验量、P 值等信息。以下用几行简单的代码对“women”数据进行调整。

```
women$height_c=1
women$height_c[women$height>median(women$height)]=2
women$weight_c=1
women$weight_c[women$ weight >median(women$weight)]=2
```

这几行代码为“women”数据建立了两个新的变量“height_c”和“weight_c”，这两个变量对身高和体重分别以其中位数进行了二分类。用这两个变量，可以将这 15 名妇女以中位数为标准分为身高和体重的高组和低组。利用建立的这两个二分类变量,可以进行 t 检验。

```
t.test(formula=height~weight_c, data=women)
```

这一行代码对体重高组和低组的妇女身高的平均值进行了 t 检验。此外,利用"table"命令,使用者可以将分类变量组织成表格的形式。

```
results<-table(women$weight_c, women $height_c)
results
```

该命令将"weight_c"和"height_c"这两个向量组织成了 2 ×2 表格的形式,并将这一结果储存在了"results"变量中。利用这一结果,使用者还可以进行卡方检验。

```
chisq.test(results)
```

在运行以上代码后,系统会提示警告信息:"Chi-squared 近似算法有可能不准"。这一警告信息是由于统计的表格中存在数值为 0 的格子,因此并不适用于卡方检验。此时,使用者可以用"Fisher"精确检验替代卡方检验,再进行分析。

```
fisher.test(results)
```

第三节 R 语言编程

R 的基础命令可以帮助用户处理一些简单的统计分析工作,但是在面对一些非线性的复杂的统计分析工作时则显得力不从心,使用 R 语言的编程方法可以有效地处理这一类分析工作。本节将在 R 语言常用命令的基础上,对 R 语言的编程语句和编程技巧进行简单的介绍。

一、学习 R 语言编程的必要性

上一节介绍了 R 语言运行中的一些基础操作,这些简单的分析大多数只需要几行代码就可以完成,但是对于大多数的数据分析工作而言,这一分析模式太过简单。现实生活中的大量数据分析工作往往涉及许多非线性的分析流程以及海量重复性的分析工作,在处理这类工作时,这些 R 语言的基础操作已经无法满足需求。这时,可以利用控制语句和成组表达式(以"{ }"表示)来完成这类工作。这类控制语句主要包括以下几种。

(1)if, else:条件控制语句。

(2)for:循环控制。

(3)while:循环控制。

(4)repeat:循环控制。

(5)break:结束循环。

(6)next:进入下一循环。

在后面的内容中,将会对这类控制语句分别进行简要的介绍。

二、条件控制语句——if,else

条件控制语句的一般表达式如下所示:

```
if(<条件 1>) {
        ## 运算 1
  } else {
      ## 运算 2
  }
```

该表达式的含义为当满足“条件 1”时,执行“运算 1”,否则执行“运算 2”。条件控制语句的表达式还可以写成下面的形式:

```
if(<条件 1>) {
      ##运算 1
  } else if (<条件 2>) {
      ##运算 2
  } else {
      ##运算 3
}
```

其含义为当满足“条件 1”时,执行“运算 1”;当满足“条件 2”时,执行“运算 2”,否则执行“运算 3”。在 R 的代码编写过程中,“#”可以用来添加注释信息,按照 R 语言规则,“#”后的内容会直接被跳过而不被执行。使用者可以在文本编辑器(如 Windows 记事本)中尝试输入以下代码,再复制、粘贴到 R 控制台中运行。

```
x=-5
if(x<0) {
      y<-(-x)          #若 x<0,则将-x 赋值于 y
    } else {
      y<-x             #若 x>0,则将 x 直接赋值于 y
    }
y
```

以上这段代码实现了取绝对值的功能。任何一个数据 x 输入后,都会获得其绝对值,并把结果保存在变量 y 中。在条件控制语句中,else 语句并不是必需的,在一定情况下可以省略。

```
if(<条件 1>) {
        ##运算 1
}
```

以上的 R 代码等价于以下代码：

```
if(<条件 1>) {
        ##运算 1
    } else {
        ##什么也不做
}
```

在条件控制语句中，可以使用“&&”（与）和“||”（或）这类逻辑运算符。

```
if(x>0 && x<1) {
      y<-x^2
   } else {
      y<-x^4
}
```

这里值得注意的是，使用者需要使用“&&”，而不是“&”。作为“和”的逻辑运算符，“&&”与“&”的区别在于，“&”会作用于向量的所有元素，而“&&”只作用于长度为 1 的向量（或者向量的第一个元素）。

三、循环语句 1——for 循环

当使用者需要反复执行某些统计分析（如重抽样）的时候，可以使用 for 循环语句，这一循环语句的基本语法结构如下：

```
for(变量 in 数列) {
        运算
}
```

使用者可以尝试以下代码。

```
for(i in 1:10) {
      print(i)
}
```

这一代码使用了 R 的“print”命令，该命令可以将 R 对象在输出设备（如显示器）中显示出来。这里的 for 循环使用的数列为 1 到 10 的整数列，由“:”运算符定义。在每个循环中，“i”被逐个赋予整数列中的值，每个循环中都会把变量“i”的具体数值在显示器中显示出来。

for 循环的使用方式非常灵活，还可以在 for 循环内部继续套用 for 循环。

```
x<-matrix(1:60,6,10)
for(i in 1:nrow(x)) {
        for(j in 1:ncol(x)) {
                print(x[i,j])
        }
}
```

在这段代码中，首先定义了一个 6 × 10 的矩阵“x”，随后通过嵌套在一起的两个 for 循环，将该矩阵中的元素的值按照一定的顺序显示在电脑屏幕上。

四、循环语句 2——while 循环

与 for 循环类似，while 循环也可以处理需要反复执行的统计分析工作，其基本的语法结构如下。

```
while(条件) {
    运算
}
```

使用者可以尝试以下代码：

```
count<-0
while(count<10) {
    print(count)
    count<-count+1
}
```

这段代码首先定义了一个变量“count”并赋值为 0，随后 while 循环中条件被设定为“count < 10”。在 while 循环中的操作包括将“count”的数值显示在输出设备中，随后给“count”增加 1。随着循环的不断进行，“count”也会不断增大，最终当“count”等于 10 的时候，由于已经不再满足循环条件“count < 10”，因此循环停止。

五、循环控制——break，next

用户可以对循环语句的运行进行控制。break 循环控制语句可以让正在运行的循环结束，next 则会直接进入下一轮循环。

```
for (i in 1:5) {
  if (i>4) {
    break
  }
  if (i<3) {
    next
  }
print(i)
}
```

该段代码使用了两个 if 语句来进行条件控制,可以看到,当 i 大于 4 时,会直接跳出循环,循环结束,而当 i 小于 3 时,则会进入下一循环,因此最终运行结果是显示出“3”和“4”这两数字。

六、R 编程的技巧和工具

R 语言编程技巧主要包含了以下 4 个层次。

(一)代码语法正确

语法正确是 R 编程最基本的要求,语法错误的代码无法正常执行,R 会返回错误或者警告信息。这些错误或警告信息会告诉使用者哪个地方出了问题,因此对于代码纠错意义重大,值得仔细阅读。

(二)代码可读性好

在保证 R 语言代码语法正确的前提下,R 代码编写者应该尽量让自己的代码具有较好的可读性,养成良好的代码编写习惯,有利于自己和他人日后查看代码时理解代码的意义。常见的较好的代码编写习惯包括以下几点。

(1)每行代码一般不超过 80 个字符。

(2)代码编写过程中应该注意调整缩进,使其具有层次感。

(3)使用“#”对代码进行注释。

(三)代码尽量简洁

在保证代码语法正确以及可读性较好的前提下,应当尽量保证代码的简洁,减少冗余。例如,可以使用循环语句来处理大量重复性的工作,以及用编写函数的方式来运行大段重复性的代码。

(四)运算速度快

R 语言往往可以有多种方式完成同一项分析工作,而评判一段代码好坏的金标准还是看代码的运行速度。完成同样的工作,运行越快的代码自然就越好。R 语言编程应当尽可能地提高代码的运算速度。

实际使用中,并不推荐使用者使用微软的 Word 或者 WPS 这类较为高级的文字处理软件进行 R 代码编写，因为这类文字处理软件往往会在文本信息之外加入很多额外的信息，这些信息可能会使代码无法正常运行。一般基础的文本编辑器都可以进行 R 代码的编写，如 Windows 中的记事本程序(notepad)等，但是这类程序有时过于简单，使得代码编写很不方便。所谓“工欲善其事，必先利其器”，目前有很多文本处理软件通过专门的设计帮助使用者进行计算机语言的编程工作，如 Notepad + + 。与普通的文本编辑器相比，Notepad + + 这款软件在编写 R 代码以及其他计算机语言程序的过程中，可以实现诸如 R 命令高亮、括号提示以及自动显示行数等功能，这些功能可以使得编程工作更加准确和轻松。

第四节 R 作图

R 的作图功能非常强大，可以适应不同需求的统计作图工作。一些常见的 R 作图命令，包括绘制二维图像的“plot”命令、绘制直方图的“hist”命令，以及绘制箱形图的“boxplot”命令等，在本节中将分别进行介绍。

一、二维图像的绘制

“plot”命令是 R 作图中最为常用的命令，主要用来绘制二维图像，如散点图、折线图等。在这里，继续使用“women”这个数据，使用者可在 R 控制台中尝试以下代码：

```
data(women)
women$height=women$height*2.54    #将身高信息转为公制单位厘米
women$weight=women$weight*0.453 #将体重信息转为公制单位千克
plot(women$height,women$weight)
```

获得结果如图 7 -2 所示。

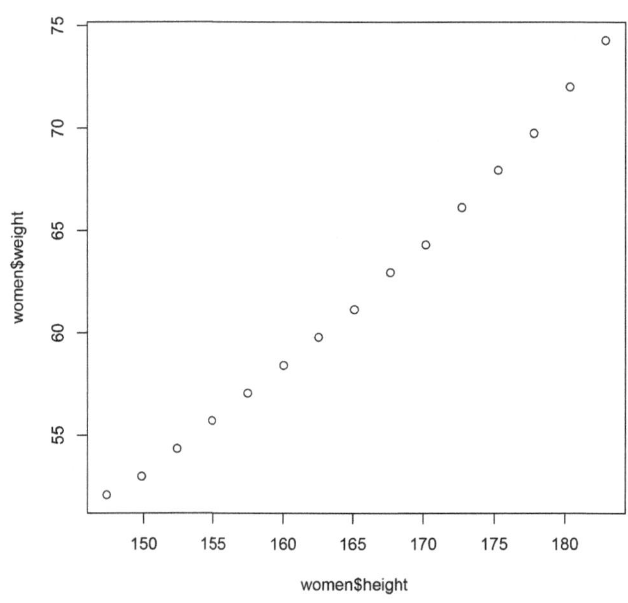

图 7 -2　15 位女性身高 - 体重散点图

在 plot 命令的默认状态下，图 7 - 2 的散点是以空心圆表示的，x 轴和 y 轴的标题名直接使用在"plot"命令中使用的 x 和 y 的参数名。但在很多情况下，尤其是学术论文发表中，对于图片的要求往往较高，这时图 7 - 2 就显得非常粗糙，下面通过调整各种参数对这张散点图进行修正，使其更加美观和完善。首先，使用者可以通过设定"xlim"和"ylim"参数对 x 轴和 y 轴的范围进行调整。

```
plot(women$height,women$weight, xlim=c(100,200),ylim=c(40,80))
```

结果如图 7 - 3 所示。

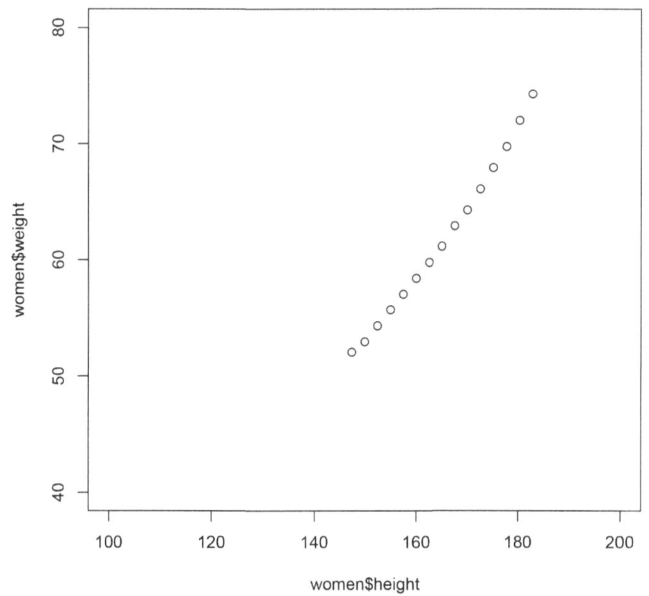

图 7 - 3　调整 x 轴和 y 轴范围的 15 名女性身高 - 体重散点图

此外，使用者还可以使用"main"参数给图片添加标题，利用"xlab"和"ylab"参数重新定义图片的 x 轴和 y 轴的名称。

```
plot(women$height,women$weight,xlim=c(100,200),ylim=c(40,80),main="Weight vs.
Height",xlab="Height",ylab="Weight")
```

结果如图 7 - 4 所示。

在图 7 - 4 中，x 轴和 y 轴的名称分别调整为"Weight"和"Height"，并且给图片添加了标题"Weight vs. Height"。下面将引入一个比较特别的参数"pch"，可运行下列代码：

```
plot(women$height,women$weight,xlim=c(100,200),ylim=c(40,80),main="Weight vs.
Height",xlab="Height",ylab="Weight",pch=2)
```

结果如图 7 - 5 所示。

从图 7 - 5 中可以看出，当"pch"被设置为"2"的时候，散点由原来的空心圆变成了上三角形。"pch"参数可以调整散点的形状，其不同取值代表的散点样式如图 7 - 6 所示。

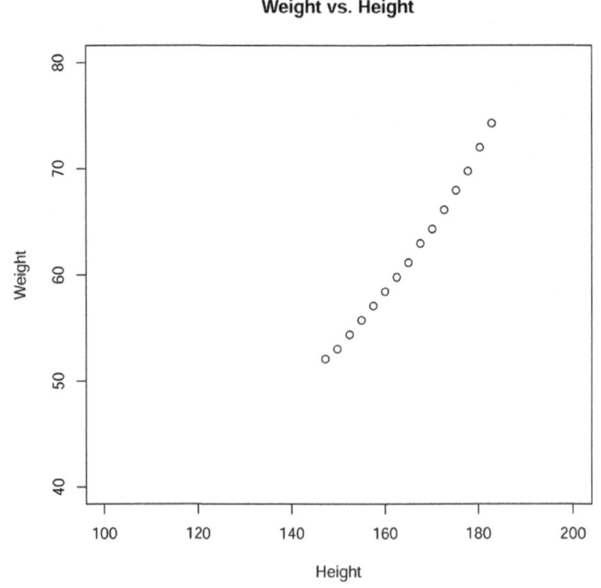

图 7-4　调整 x 轴和 y 轴名称及标题的 15 名女性身高-体重散点图

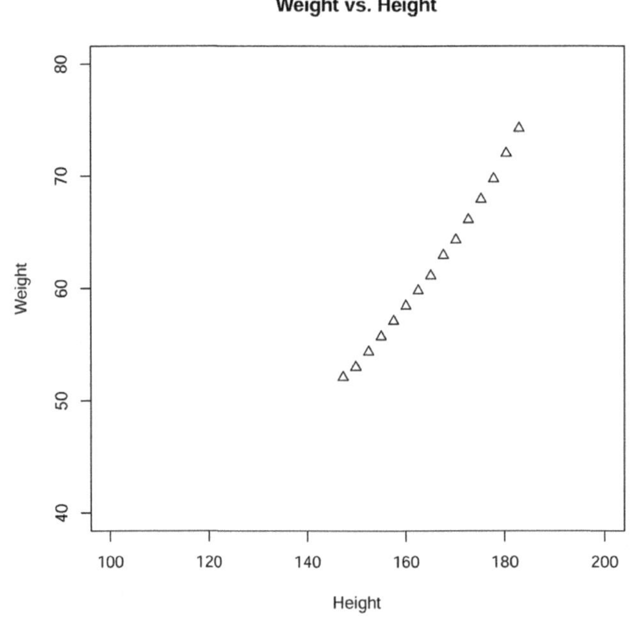

图 7-5　调整散点样式的 15 名女性身高-体重散点图

通过修改"cex"相关参数，可以调整图片内容的尺寸。其中，"cex""cex. main""cex. lab"参数分别可以调整散点、图片标题以及图片 x 轴和 y 轴标题的大小。

```
plot(women$height,women$weight,xlim=c(100,200),ylim=c(40,80),main="Weight vs.
Height",xlab="Height",ylab="Weight",pch=2,cex=2,cex.main=2,cex.lab=1.3)
```

○ 1	▽ 6	✡11	● 16	○21
△ 2	⊠ 7	⊞12	▲17	□22
+ 3	✳ 8	⊠13	◆ 18	◇23
× 4	⊕ 9	⊠14	● 19	△24
◇ 5	⊕10	■ 15	• 20	▽25

图 7 -6 “pch”参数不同取值代表的散点样式

结果如图 7 -7 所示。

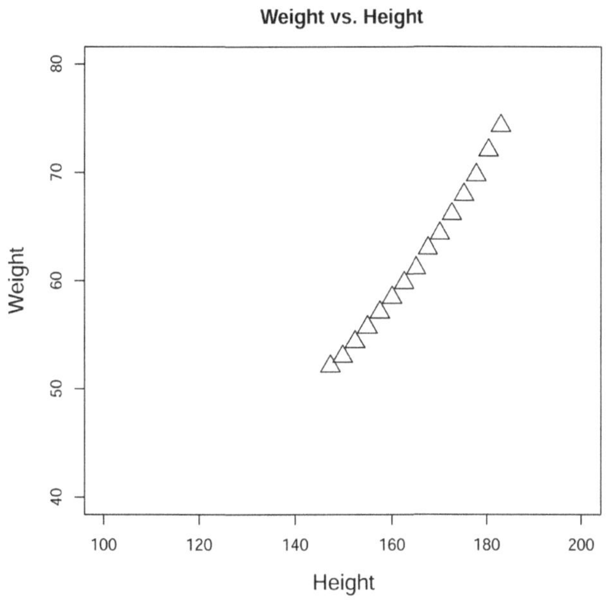

图 7 -7 调整图片内容大小后的 15 名女性身高 - 体重散点图

在 R 语言中，默认的“cex”值为 1，因此“cex”值可以理解为图像或文字增大的倍数。比如，“cex =1. 2”表示将散点增大 20% 。当然，也可以利用“cex”参数来缩小图像和文字。比如，“ccx =0. 8”表示将散点减小 20% 。最后，使用者可以利用“col”参数调整图像的颜色。

```
plot(women$height,women$weight,xlim=c(100,200),ylim=c(40,80),main="Weight vs.
Height",xlab="Height",ylab="Weight",pch=2,cex=2,cex.main=2,cex.lab=1.3,col="red")
```

“col”参数的取值直接输入英文颜色的相关单词即可。R 中可以使用 657 种颜色，在 R 控制台中输入以下命令，可以查看这些颜色的名称。

```
colors()
```

“plot”命令除了可以用来绘制散点图外，还可以用来绘制折线图。

```
x<-seq(-1,1,by=0.01)
y<-x^2
plot(x,y,type="l")
```

这三行代码绘制了一个二次幂函数的图像，从图 7－8 可以看出，与散点图不同的是，折线图的绘制增加了“type”参数，并且取值为“l”，这里“l”代表“line”，表示绘制的是线图。在散点图的绘制过程中，并没有特别指定“type”参数的值，因此采用的是默认值“p”，也就是“point”。使用者可以通过“plot”命令查看更多的“type”参数取值。

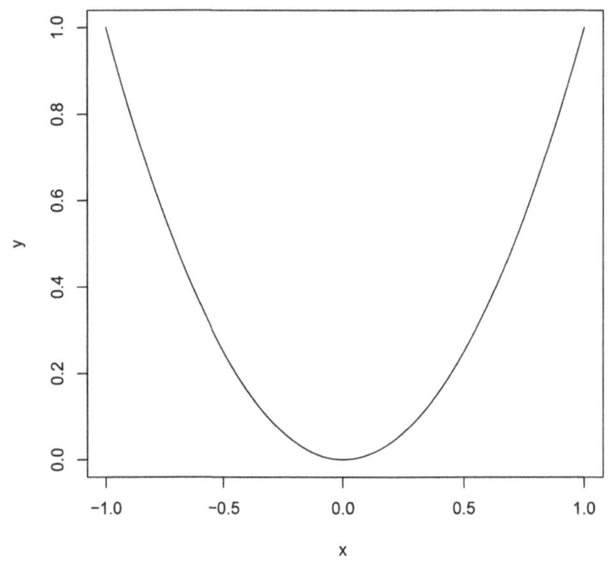

图 7－8　二次幂函数的图像

二、直方图的绘制

直方图（histogram）是很常用的统计图之一，其横轴表示数据类型，纵轴表示分布情况。直方图是数值数据分布的精确图形表示。使用 R 的“hist”命令可以帮助使用者轻松制作直方图，可尝试以下代码：

```
x<-rnorm(1000)
hist(x)
```

这里使用“rnorm”命令生成了一个包含 1000 个符合正态分布的随机数向量 x，随后对 x 进行直方图绘制,见图 7 - 9。

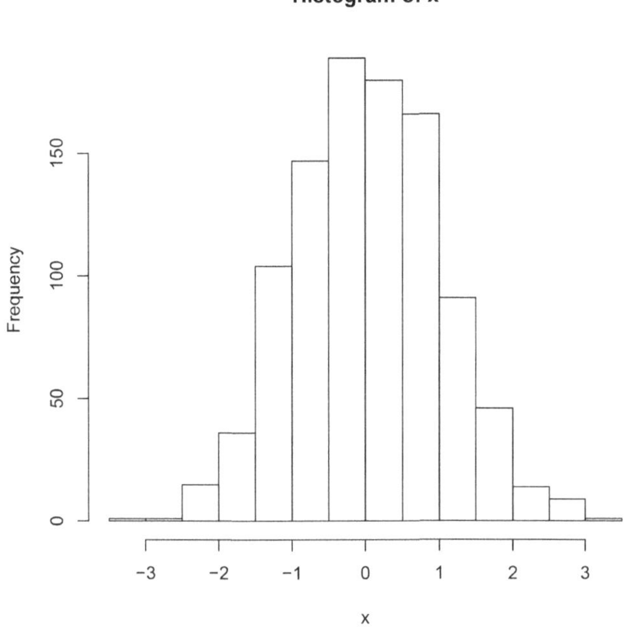

图 7 -9　1000 个符合正态分布随机数的直方图

"hist"命令最常用的参数是"breaks",这一参数主要用于调整直方图的密度,使用者可以自行调整并查看效果。

三、箱形图的绘制

箱形图(box - plot)又称箱线图,与直方图类似,也是一种描述数据分布情形的统计图,因其形状如箱子而得名。可尝试以下代码:

```
x<-rnorm(1000)
boxplot(x)
```

结果如图 7 - 10 所示。

图中位于正中的粗线代表中位数,箱子的上、下两条边分别代表上中位数和下中位数,处于边缘位置的两条线段为离群值(outlier)截断点,位于箱形图上方和下方的几个点为离群值。

四、R 作图的命令类型

前面讲到的"plot""hist"以及"boxplot"命令都属于 R 作图中的高级别图命令,这类命令的特点是可以"无中生有"地创建一个全新的 R 图片。然而在实际工作中,使用者为了完善一张图的内容,有时需要添加若干点、线、文字以及图例信息,这时仅靠调整作图命令中的参数是远远不够的,还需要引入一些低级别作图命令。在 R 中,用于执行在现

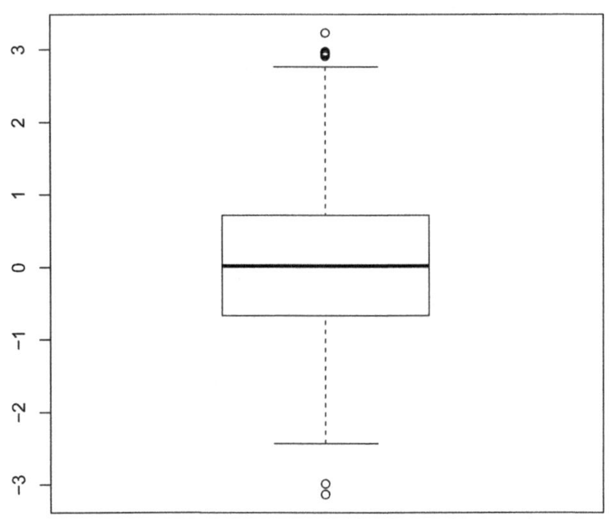

图 7－10　1000 个符合正态分布随机数的箱形图

有图形的基础上加入新元素的作图命令称为低级别作图命令，这类命令主要包括增加线（lines）、增加点（points）、增加文字（text）以及增加图注（legend）等。这些低级别作图命令可以“锦上添花”地在已有的图片中增添新的内容。这里以图 7－8 绘制的幂函数曲线为例进行讲解，使用者可以在 R 控制台中输入以下代码获得二次幂函数曲线。

```
x<-seq(-1, 1, by=0.01)
y<-x^2
plot(x,y,type="l",lwd=2)
```

注意在这里增加了“lwd”参数，该参数表示线的宽度，与“cex”参数具有同样的意义，都代表倍数。该曲线图如图 7－11 所示。

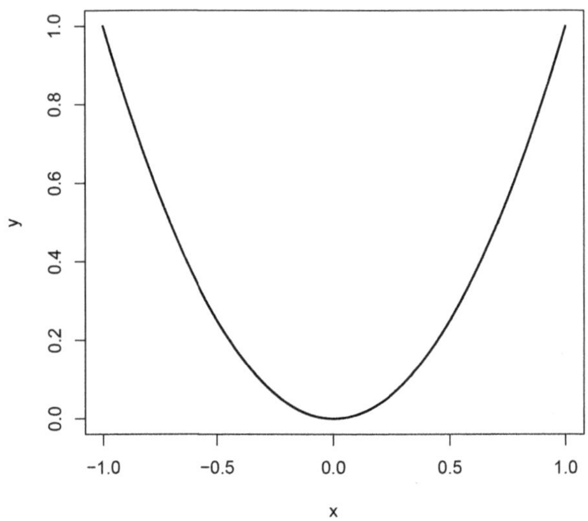

图 7－11　调整线宽度的二次幂函数的图像

如果这时使用者想加入一条四次幂函数的曲线,可以使用“lines”命令:

```
z<-x^4
lines(x,z, lty=2,lwd=2)
```

其结果如图 7 - 12 所示。

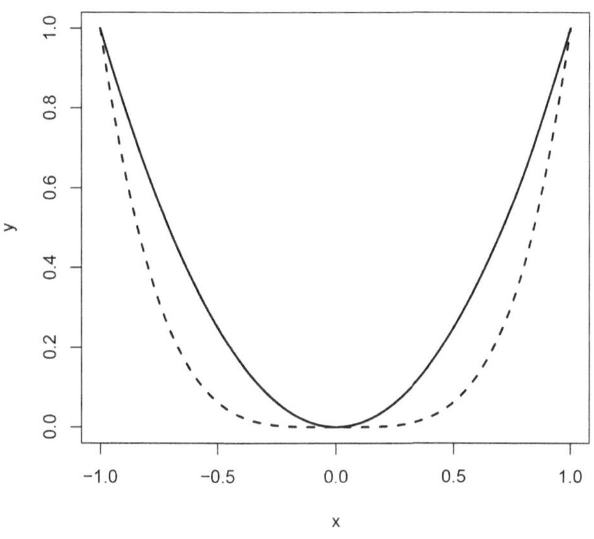

图 7 - 12　二次幂和四次幂函数曲线

注意这里为了与第一条二次幂曲线相区别,通过参数“lty”(“line type”的缩写)对线型进行了调整,将四次幂曲线绘制成了虚线。“lty”的取值范围可以是 1 ~ 6,不同的线型对应的不同数值如图 7 - 13 所示。

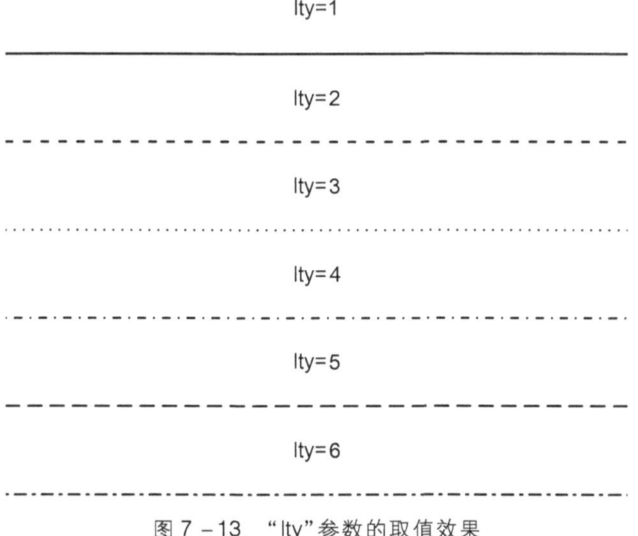

图 7 - 13　“lty”参数的取值效果

如果使用者想在幂函数曲线中添加一条 $x=0$ 的辅助线，则可以使用“abline”命令：

```
abline(v=0, lty=6)
```

其结果如图 7－14 所示。

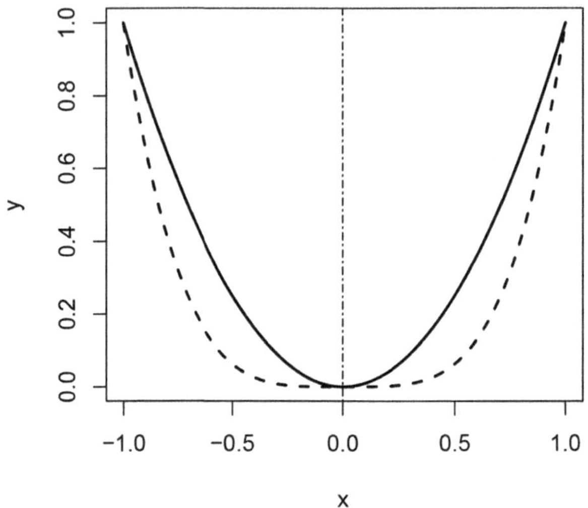

图 7－14　增加了 $x=0$ 辅助线的幂函数曲线

此外，还可以给图中的两条曲线加上文字注释。

```
mtext<-expression(paste("y=",x^2))
ntext<-expression(paste("y=",x^4))
text(-0.3,0.4, mtext)
text(-0.7,0.1, ntext)
```

其结果如图 7－15 所示。

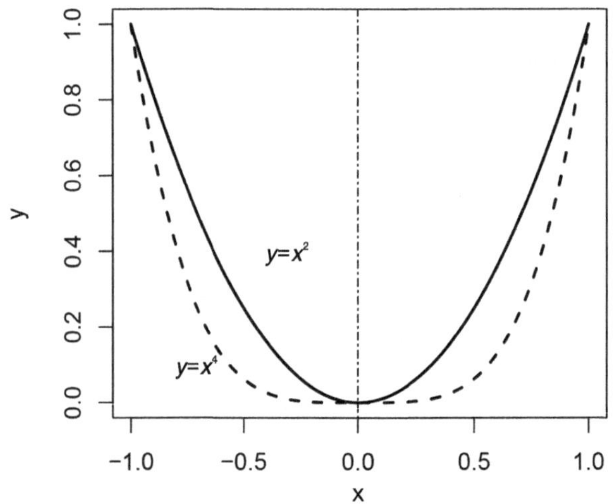

图 7－15　增加了注释信息的幂函数曲线

在图 7 - 15 中，使用了"expression"命令，该命令可以帮助使用者在 R 图形中加入数学公式。如果这里不使用"expression"命令，那么添加的注释就会变为"y = x^2"，而不是"$y = x^2$"。最后，使用者可以使用"legend"命令给图像添加图例。

```
legend("bottomright", cex=1.25, legend = c(mtext, ntext), lty = c(1, 2))
```

其结果如图 7 - 16 所示。

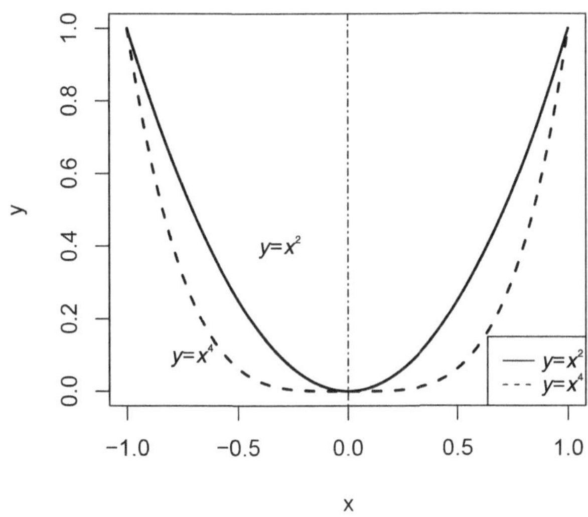

图 7 - 16　增加了图例信息的幂函数曲线

五、R 的多图展示命令

在一些学术性刊物中，往往可以看到多个图片组合在一起展示的情况，当然可以使用 Photoshop 来实现这种组合图片，但实际上，R 基础绘图功能就可以通过一两个简单的命令实现多图展示。R 中最常用的多图展示命令是"layout"命令。

```
x<-rnorm(1000,mean=10,sd=2.5)
y<-rnorm(1000,mean=0,sd=2.5)
z<-c(x,y)
layout(matrix(c(1,1,2,3),2,2,byrow=TRUE))
hist(z)
hist(x)
hist(y)
```

其结果如图 7 - 17 所示。

在这段代码中，一共绘制了 3 张图片，分别是向量 z，x 以及 y 的直方图，通过"layout"命令将这 3 张图组合在一起展示。除了"layout"命令之外，R 中常用的多图展示命令还包括"par"命令等，使用者可以通过 R 的命令帮助功能深入学习。

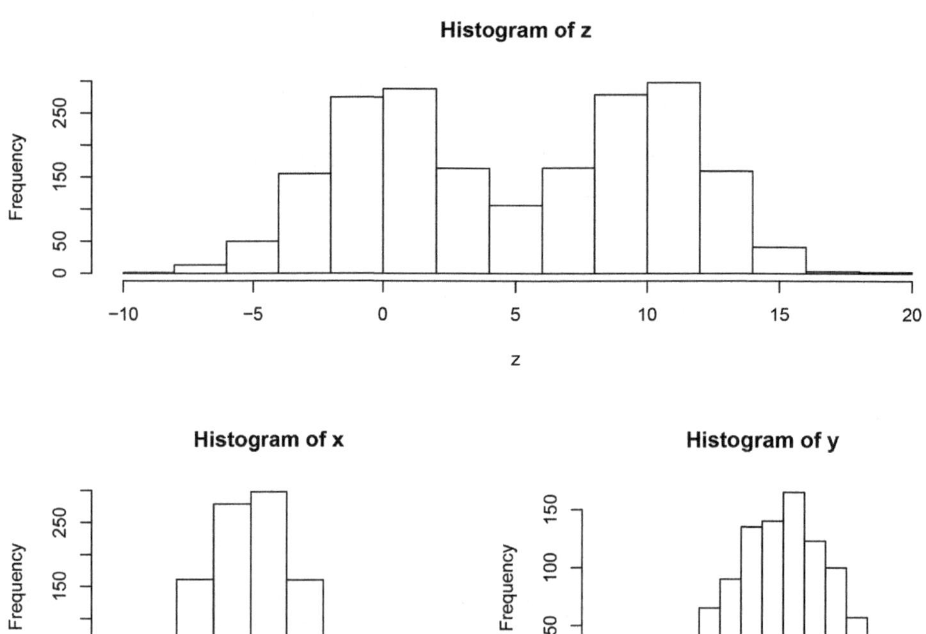

图 7 －17　利用"layout"命令实现多图展示功能

六、R 图像的保存

在图像绘制完毕后，下一步是将该图像进行保存。R 的图像可以保存为 . pdf、. jpeg、. png 等多种文件格式，一种简单的办法是直接点击 R 软件左上角的"文件"，选择"另存为"选项进行保存。这种方法虽在保存少量图片时比较方便，但不适合图像数目较多的情况，而且这种方式无法在保存的过程中设置图片的大小等信息，因此在进行 R 数据分析的过程中并不推荐使用该方法。事实上，通过使用 R 的相关命令，就可以通过运行代码的方式实现图片的保存。可尝试以下代码：

```
pdf("testplot.pdf",width=4, height=4,pointsize=10)
x<-rnorm(1000,mean=10,sd=2.5)
y<- rnorm(1000,mean=0,sd=2.5)
z<-c(x,y)
layout(matrix(c(1,1,2,3),2,2,byrow=TRUE))
hist(z)
hist(x)
hist(y)
dev.off()
```

这段代码的中间部分就是前面所讲内容中做的 3 个图像的组合图片，差异是在这段代码的开头添加了"pdf"命令，这个命令能够将 R 绘制的图片保存到一个 PDF 文件中。"pdf"命令的参数分别定义了文件名、图片的宽度和高度，以及图片的分辨率等信息。而在这段代码的最后，还添加了一个"dev. off"命令。通过运行这一段代码，使用者可以在自己的工作目录下找到一个名称为"testplot. pdf"的文件，用 PDF 阅读器将它打开，就可以看到 R 所绘制的图片了。类似的命令还有"jpeg""png"以及"tiff"等，使用者可以通过 R 的命令帮助深入学习这些命令的参数设置和功能。

第五节　R 语言程序包

R 语言的所有命令都是通过特定的程序包（package）整合在一起的，之前学习过的"read. table"命令和"write. table"命令整合在 utils 程序包中，"seq"命令和"rep"命令整合在 base 程序包中，"t. test"命令和"lm"命令则整合在 stats 程序包中，而一些绘图命令（如"plot"命令和"lines"命令等）则整合在 graphics 程序包中。R 的程序包主要分为两类：一类是 R 软件进行标准安装时就配置好的，这些程序包在每次 R 启动时就会被自动加载，因此其中的命令不需要额外安装和加载就可以使用，utils、stats、graphics、base 等都属于这类程序包，本章到目前为止涉及的所有命令都包含在这类程序包中；另一类程序包在 R 的标准安装过程中并没有一起被安装，每当 R 启动时也不会被自动加载，如果使用者需要使用这类程序包，需要下载安装，并在使用前将该程序包加载到用户的工作环境中。一些常用的程序包，如高质量绘图（ggplot2）、生物医学大数据分析（bioconductor）及生存分析（survival）等，均属于这类程序包。R 的程序包均存放在"comprehensive R archives network（CRAN）"的网站上，使用者可以免费下载。

程序包的安装和加载可以通过点击 R 主界面上方的"程序包"菜单中的安装选项来完成，这种方法直观简便，但是当用户面对较为复杂的统计分析时，这种通过点击菜单加载程序包的方式就会显得非常笨拙。事实上，安装和加载程序包可以通过 R 代码来完成，这里以 ggplot2 程序包为例说明 R 的程序包是如何安装和使用的。使用者可以使用"install. packages"命令进行程序包的安装。

```
install.packages("ggplot2")
```

程序包主要的安装过程都是由系统自动进行的，因此并不需要操作，唯一需要注意的是在安装程序包过程中 R 会要求用户选择镜像站。在程序包安装完成后，如果要使用该程序包，则需要对程序包进行加载。加载程序包可使用"library"命令完成。

```
library ("ggplot2")
```

加载完成后，如果没有提示错误信息，就可以使用程序包中的命令了。

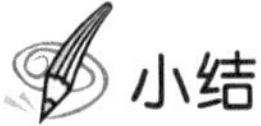

小结

R 语言作为目前常用的数据统计分析工具之一，受到诸多数据科学家的青睐。本章结合实例,对 R 软件的基本使用方法进行了介绍。通过本章的学习,使用者能够对 R 软件和 R 语言有一个感性的认识,同时能够使用 R 软件进行简单的统计学分析并绘制相应的统计图。由于编写目标及篇幅的限制,在此无法对 R 语言的高阶内容进行介绍,对于学有余力的同学,还可以利用课余时间和互联网的资源,对 R 语言的高阶使用方法和技巧进行学习。

练习题

编写 R 代码完成下列各题:

1. $2^2+4^2+6^2+\cdots+100^2=?$

2. 载入 R 自带的"pressure"数据集,查看其内容,并绘制血压和环境温度之间的散点图。

3. 已知 $X_1=1, X_2=5, X_3=2$。当 $n>3$ 时,$x_n=\log_2(x_{\text{nog}})+x_{\text{nog}}+\sqrt{x_{\text{nog}}}$,计算 X_{66}。

4. 生成长度为 N 的斐波那契数列($X_1, X_2, \cdots, X_N$,其中 $X_1=1, X_2=1, X_n=X_{n-1}+X_{n-2}$)。当 $N=1000$ 时,计算 $G=X_{N-1}/X_N$。

5. 生成两个随机数 X 和 Y 来自于[0,1]的均匀分布,计算 $R=\sqrt{X^2+Y^2}$,重复该过程 M 次,记录下 M 次中 R<1 的次数 N,计算 $Z=\dfrac{4\times N}{M}$。以折线图的形式表示出随着 M 取值的不断增大,Z 值的变化情况。Z 值的变化有何规律?

6. 假定 $X_1, X_2, \cdots, X_{1000}$ 为 1000 个随机数,这些随机数来自于均值为 0、标准差为 1 的正态分布。从这 1000 个随机数中有放回地随机抽取 1000 个数字,并计算其均值,重复这一过程 10000 次,绘制这 10000 个均值的直方图,并且在直方图中用虚线标出:

(1)这 10000 个均值的平均值的位置。

(2)这 10000 个均值的上下 2.5% 分位数的位置。

(张天啸)

第八章　MATLAB 软件应用

本章对 MATLAB(也记为 Matlab)软件进行介绍,主要介绍该软件的基本操作,并结合具体案例讲解如何利用该软件分析数据、估计参数。

第一节　MATLAB 概述与基础知识

MATLAB 是在科研、工业领域使用非常广泛的专业软件,本节将简单介绍 MATLAB 软件的基本情况和一些基本知识。

一、MATLAB 概述

MATLAB 是"matrix laboratory"两个单词前三个字母的组合,表示矩阵实验室。MATLAB 与 Mathematica、Maple 并称为"三大数学软件"。MATLAB 从 1984 年推出的 1.0 版本到 2019 年 9 月更新的 9.7 版本(即 R2019b),有了很大的改进,增加了许多新功能。它把数值分析、矩阵计算、数据可视化等功能集成在一个界面友好的交互式视窗环境中,为科学研究、工程设计等数值计算领域提供了一种强有力的工具。

MATLAB 的基本数据单位是矩阵,它的指令表达式与数学、工程中常用的符号形式十分接近,故用 MATLAB 来求解问题与用 C、FORTRAN 等语言相比更简单便捷,并且 MATLAB 也吸收了 Maple 等软件的优点,使 MATLAB 在矩阵运算、图像处理、数值分析、符号计算等方面的功能非常强大。

二、MATLAB 的工作环境

用户在下载、安装好 MATLAB 后(本节以 MATLAB R2019b 为例展示),即可进入工作环境界面,该界面主要由菜单、工具栏、当前工作目录窗口、命令行窗口、工作区窗口组成,如图 8-1 所示。

MATLAB 基本操作环境在命令行窗口中进行,其中"≫"为运算提示符,表示处于准备状态。当在提示符后输入一段程序或运算式后,按"Enter"键,会得到计算结果,并再次进入准备状态(所得结果被保存在工作区窗口中),如图 8-2 所示。

三、MATLAB 的基本知识

(一)矩阵运算

MATLAB 是基于矩阵运算的一个软件,所有的数据均以二维矩阵或高维矩阵的形式存储。MATLAB 中最基本的数据结构是二维矩阵,可以方便地存储和访问大量数据。对

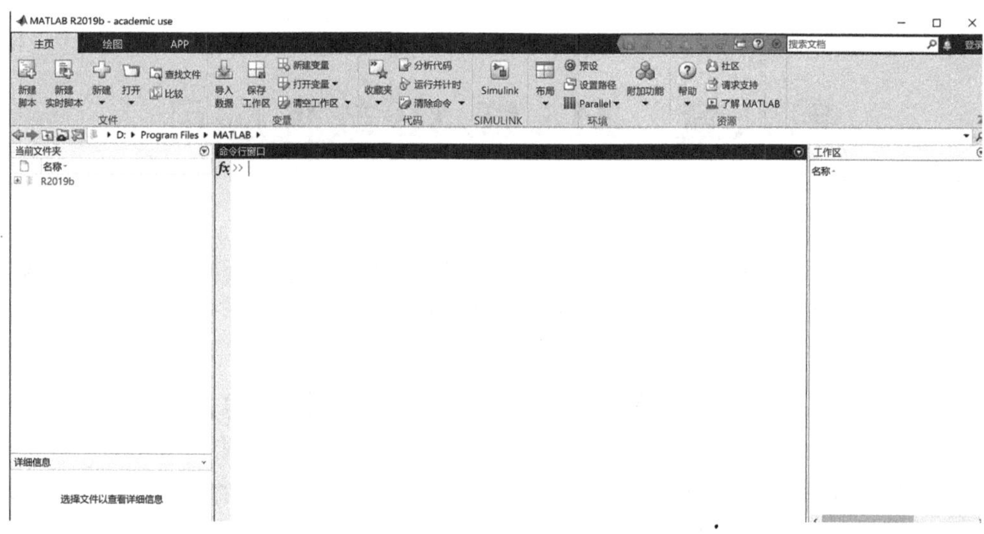

图 8－1　MATLAB 工作环境界面

图 8－2　MATLAB 命令行窗口基本操作示例

于一个数据，用 1×1 矩阵（也称为标量）来表示；对于一组数据，用 $1\times n$ 矩阵（也称为向量）来表示，其中 n 是这组数据的长度；对于多组（m 组）数据，用 $m\times n$ 矩阵来表示。

（二）矩阵构造

最简单的构造矩阵的方法是采用矩阵构造符"[ ]"，构造一行的矩阵可以把矩阵元素放在矩阵构造符"[ ]"中，并以空格或逗号隔开。如下面的代码（代码操作见图 8－3）：

```
A=[0 1 2 3]
```

或

```
A=[0,1,2,3]
```

如果矩阵是多行的，行与行之间用分号隔开。如下面的代码：

```
A=[0 1 2 3;4 5 6 7;8 9 10 11]
```

得到的矩阵 **A**，如图 8－4 所示。

```
命令行窗口
>> A=[0 1 2 3]

A =

     0     1     2     3

>> A=[0,1,2,3]

A =

     0     1     2     3

fx >>
```

工作区
名称
A

图 8－3 矩阵构造代码操作示例 1

图 8－4 矩阵构造代码操作示例 2

(三)矩阵下标引用

对于一个矩阵 $\boldsymbol{A}$ 来说，可以用 $\boldsymbol{A}(i,j)$ 表示第 i 行第 j 列的元素。比如，对于上面的 3×4矩阵，$\boldsymbol{A}(3,2)$ 表示第 3 行第 2 列的元素，是 9。在 MATLAB 中若要访问多个矩阵元素，可以用冒号表示下标表达式里多个矩阵元素。例如，$\boldsymbol{A}$(1:k,j) 表示第 j 列的前 k 个元素，$\boldsymbol{A}$(1:3,2) 表示第 2 列的前面第 1 至第 3 个元素。由于在 MATLAB 中冒号本身可以表示一行或者一列的所有元素，因此 $\boldsymbol{A}$(1:3,2) 还可以用 $\boldsymbol{A}$(:,2) 表示(图 8－5)。

```
命令行窗口
>> A(3,2)

ans =

     9

>> A(1:3,2)

ans =

     1
     5
     9

>> A(:,2)

ans =

     1
     5
     9

fx >>
```

图 8－5　矩阵下标引用代码操作示例

第二节　数据读取、存储与编程基础

本节主要介绍如何利用 MATLAB 软件读取和存储数据，以及如何建立 m 文件来进行编程。

一、数据读取与存储

使用函数 xlsread 读取单个 excel 文件时，需要将该 excel 文件放到 MATLAB 运行文件夹路径下。例如，文件夹的路径为 D：\Program Files\MATLAB，读取命令为下面的代码：

```
Data=xlsread('filename.xls')
```

函数直接读取 filename 所指文件的 sheet1 中的数据区域存储到矩阵 Data 中，其中在读取数据区域时，对表格前几个含有非数值的行（列）直接忽略，不计入数据区域。

例如，有一组数据，它表示 1978 年英国传染病监测中心发布英格兰北部一所男孩寄宿学校流感暴发和流行的情况，总共 763 个学生，共统计了 15 天，每天统计的染病人数见图 8－6。

在命令行窗口中输入如下代码：

```
Data=xlsread('Data.xls')
```

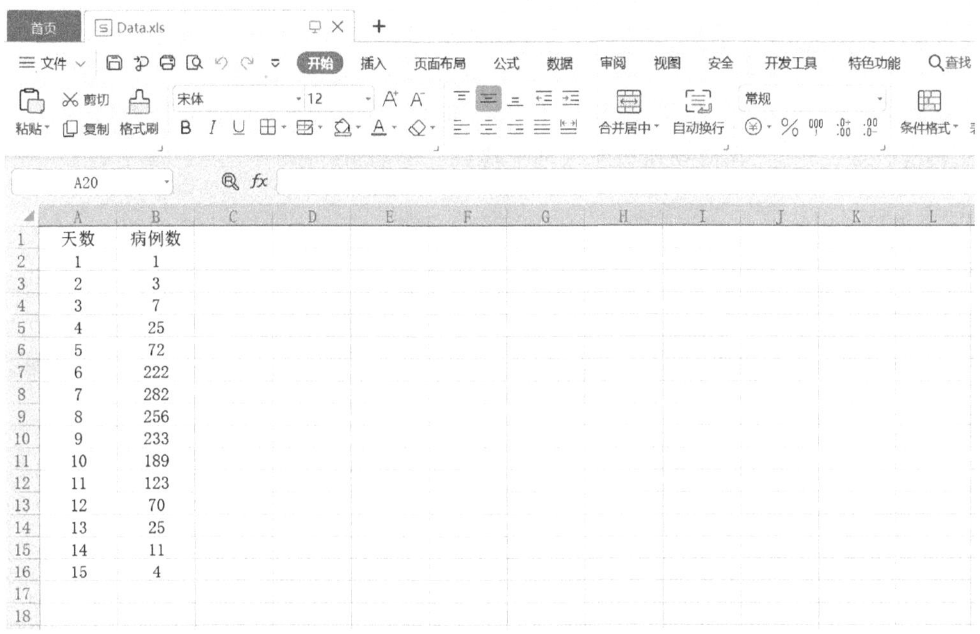

天数	病例数
1	1
2	3
3	7
4	25
5	72
6	222
7	282
8	256
9	233
10	189
11	123
12	70
13	25
14	11
15	4

图 8 –6 1978 年英格兰北部一所男孩寄宿学校流感染病人数数据

即可得到 15 ×2 矩阵 Data 来表示读取的数据信息,这里第一行变量名“天数”和“病例数”被忽略(图 8 –7)。

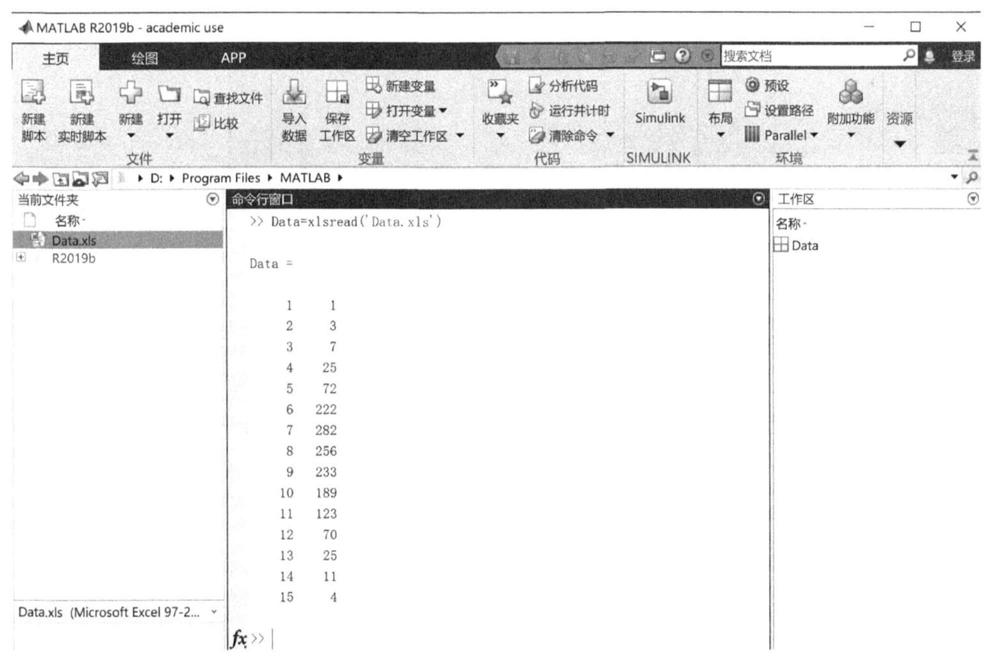

图 8 –7 数据读取与存储代码操作示例 1

利用“save”命令可以将变量存储在 MATLAB 格式的二进制文件(. mat)中。例如,利用如下代码：

```
save('data','Data')
```

可以将上面的矩阵 Data 存储到文件“data. mat”中（见图 8 －8 命令行窗口左侧文件夹），再次读取调用时，在命令窗口输入如下代码：

```
load('data')
```

即可完成调用（图 8 －8）。

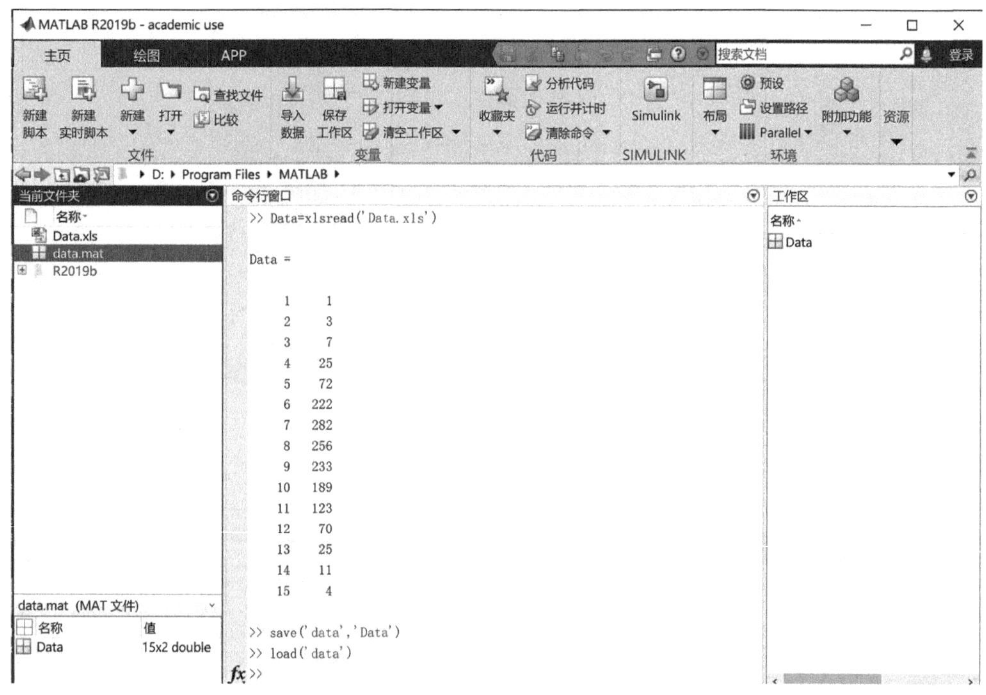

图 8 －8　数据读取与存储代码操作示例 2

二、编程基础：建立 m 文件

虽然在命令行窗口中直接输入命令可以很好地进行编程和数据处理工作，但当需要完成的运算很复杂，需要几十行甚至成百上千行命令来完成时，命令行窗口就显得不再适用了。此时可以使用 MATLAB 提供的 m 文件来进行编程。m 文件有脚本和函数两种格式，可以通过选择 MATLAB 主页标签下菜单栏中的“新建”命令，在下拉菜单中选择“脚本”或“函数”选项来创建新的 m 文件（图 8 －9）。

虽然脚本和函数都是以“m”作为扩展名由文本编辑器来创建的外部文本文件，但二者在语法和使用上略有区别。脚本文件的构成比较简单，它是由一系列 MATLAB 命令构成，使原本需要在命令行窗口中逐句输入的程序能够一次性集中地输入到文件中进行调试和运行，运行过程中产生的所有变量都是全局变量，都自动保留在 MATLAB 工作区中（前面小节里所有命令行窗口中输入的命令都可以写入到脚本文件中执行）。函数文件

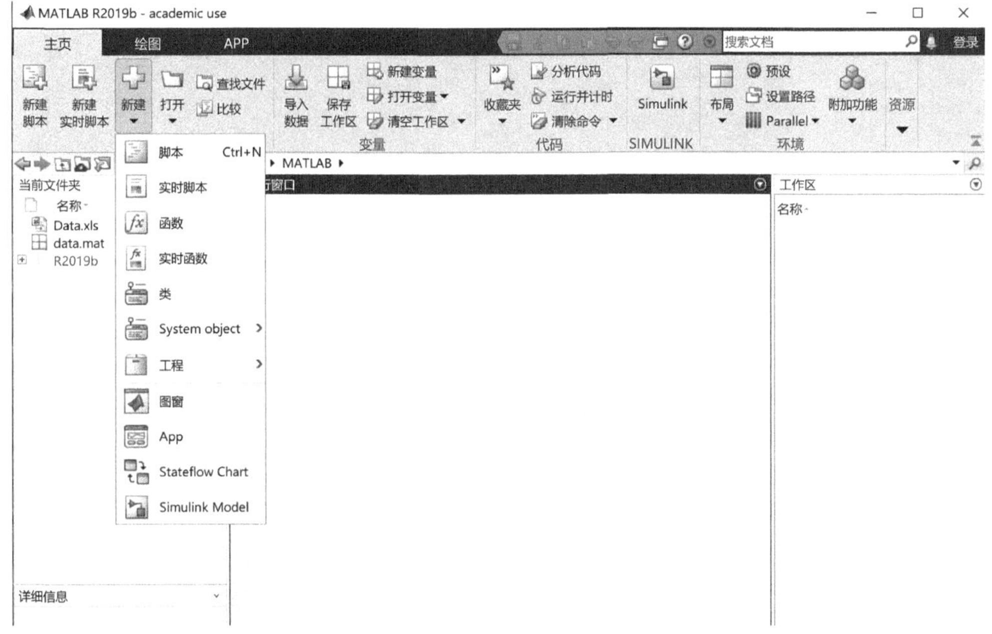

图 8 -9　建立 m 文件代码操作示例 1

的第一行是由"function"所引导的函数定义行,该行列出该函数的所有输入、输出的变量名称,运算过程中的变量都是局部变量(除特别声明外),存放在函数本身的临时工作区内,不会和 MATLAB 工作区的变量相互覆盖,对用户来说,可见的只是输入和输出,因此易于使程序模块化,特别适用于大型程序代码。

下面通过一个函数的例子(代码)来说明其结构。

```
function mean_value=average(value)
mean_value=sum(value)/length(value);
```

此函数的第一行为函数定义行,以"function"语句作为引导,定义了函数名称(average,需要注意函数名和文件名必须相同),输入变量(value,调用此函数时对该变量赋值)和输出变量(mean_value,函数执行完毕返回的结果)。"function"为关键词,说明此 m 文件为函数。第二行为函数主体,给出函数的运算过程,并指出输出变量的值。若要调用此函数,可以在命令行窗口或者脚本文件中输入以下命令:

```
value=[1 2 3 4];
mean_value= average(value)
```

这里分号表示不在命令行窗口显示变量结果(图 8 - 10)。

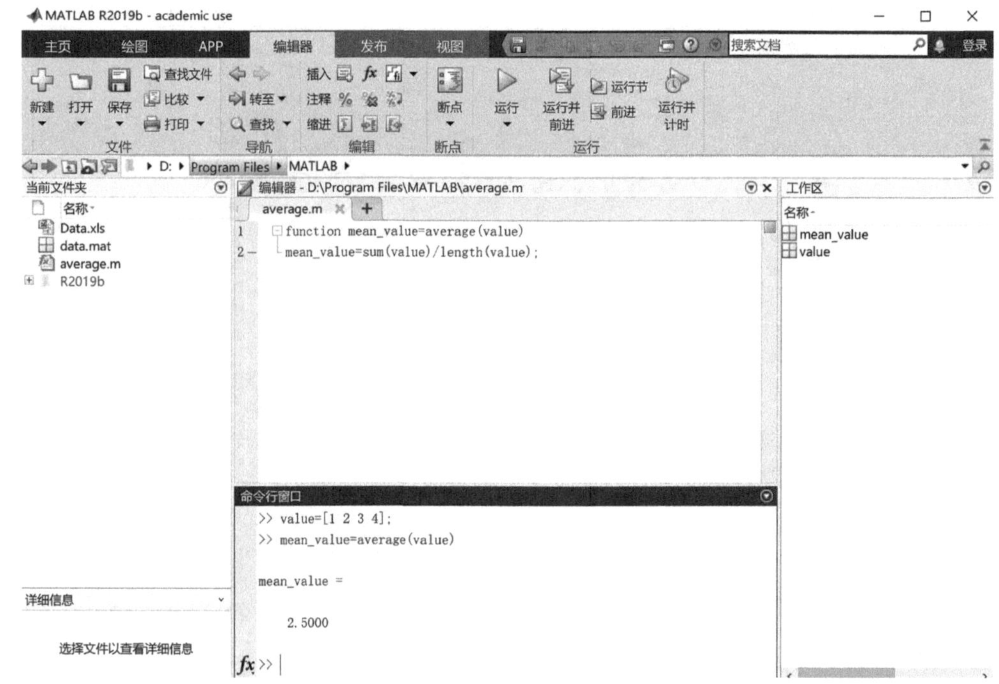

图 8－10　建立 m 文件代码操作示例 2

第三节　数据可视化与数据分析

本节主要介绍如何利用 MATLAB 软件对数据进行可视化操作，以及下一节分析传染病疫情数据时所需要用到的常微分方程模型和优化算法基础。

一、数据可视化

对数据进行可视化操作能使视觉感官直接感受到数据的许多内在本质，发现数据的内在联系，更加直观、形象。

MATLAB 绘图的对象为数据，包括离散数据和连续数据。

离散数据：MATLAB 中的数据以矩阵的方式存储，这意味着所有的数据都是离散的数据，是 MATLAB 绘图的基本对象。

连续数据：主要体现形式是连续函数，指以表达式方式表达的一种数据间的映射关系，要对连续函数进行绘制，也需要将自变量进行离散化，最后得到离散的数据绘图。

绘制二维图形是 MATLAB 图形绘制的基础，其中最常用的命令是“plot”命令，调用格式如下：

```
plot(x,y,LineSpec);
```

其中，x 为横坐标数据，y 为纵坐标数据，LineSpec 为绘图线的属性，表示不同的线型、点标和颜色〔比如 b 表示蓝色（blue），r 表示红色（red），g 表示绿色（green），o 表示圆圈，

＊表示星号，－表示实线，－－表示虚线等〕。另外，还可以通过下面的命令对 x 轴、y 轴和标题添加标注说明。

```
xlabel('string');
ylabel('string');
title('string');
```

以前面读取的 Data 为例进行绘图，代码如下：

```
x= Data(:,1);
y= Data(:,2);
plot(x,y,'-bo');
xlabel('天数');
ylabel('病例数');
title('流感数据');
```

操作界面及结果如图 8－11 和图 8－12 所示。

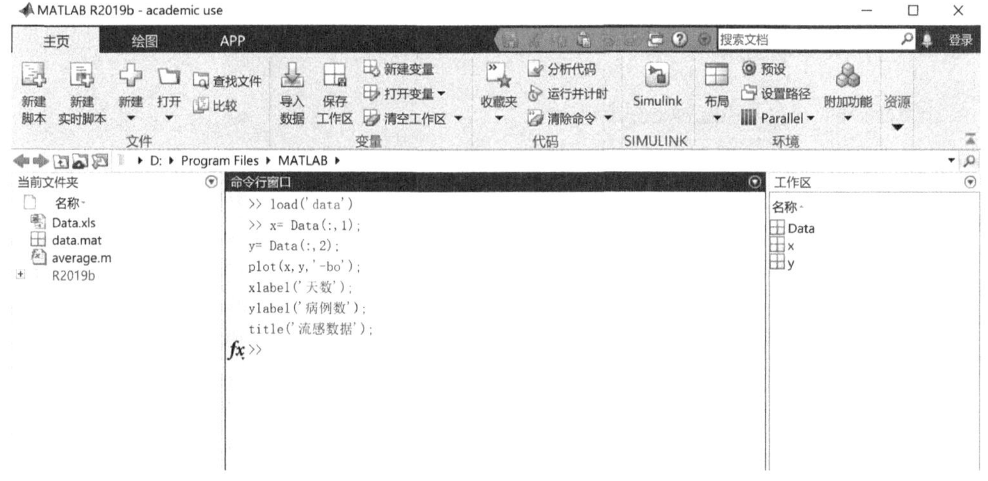

图 8－11 代码操作示例

二、数据分析

（一）常微分方程

在下一节案例分析时介绍的传染病动力学模型以及疫情数据分析主要是基于常微分方程（组）的，在这一部分介绍如何利用 MATLAB 求解常微分方程（组）$\mathrm{d}y/\mathrm{d}t=f(t,y)$，$y(t_0)=y_0$，其中 y 和 y_0 为向量，当向量元素只有 1 个时，表示常微分方程；当向量元素超过 1 个时，表示常微分方程组。基于该方程组，可以求得在初值 $y(t_0)$ 下随时间变化的$y(t)$。

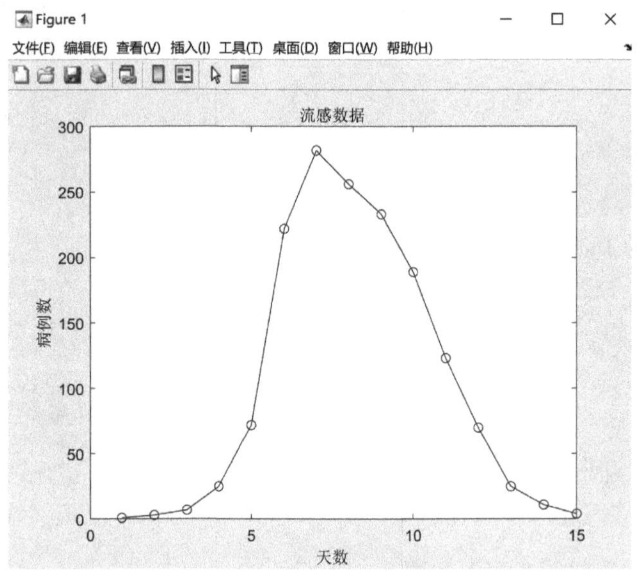

图 8－12　绘图结果示例

在 MATLAB 中调用格式为：

```
[t,y]=ode45(@odefun,tspan,y0)
```

其中，"ode45"是 MATLAB 自带的函数求解器，表示采用的四阶/五阶龙格－库塔算法；"odefun"表示常微分方程组 dy/dt＝f(t,y)，t 是一个标量，y 是一个列向量；"tspan"可以是两个元素的向量[t_0 t_f]，这时函数返回初始时刻 t_0 到最终时刻 t_f 时间范围内的常微分方程组的解，也可以是[t_0,t_1,…,t_f]，这时函数返回在时间[t_0,t_1,…,t_f]上的常微分方程组的解。y_0 是与 y 有相同长度的列向量，用于指定初始值。

下面以二维常微分方程组（式 8－1）为例：

$$\frac{dy_1}{dt}=y_2-y_1$$

$$\frac{dy_2}{dt}=y_1y_2-y_2 \qquad (式 8-1)$$

新建一个 m 文件（这里指函数）表示该常微分方程组，代码如下：

```
function dydt=odefun(t,y)
dydt=zeros(2,1);
y1=y(1);y2=y(2);
dydt=[y2-y1;y1*y2-y2];
```

在命令行窗口中输入代码：

```
[t,y]=ode45(@odefun,[0 15],[0.9;0.5]);
plot(t,y(:,1), 'b-',t,y(:,2),'r--');
xlabel('t');
ylabel('y');
title('常微分方程组的解');
legend('y1', 'y2');
```

操作界面及结果如图 8－13 和图 8－14 所示。

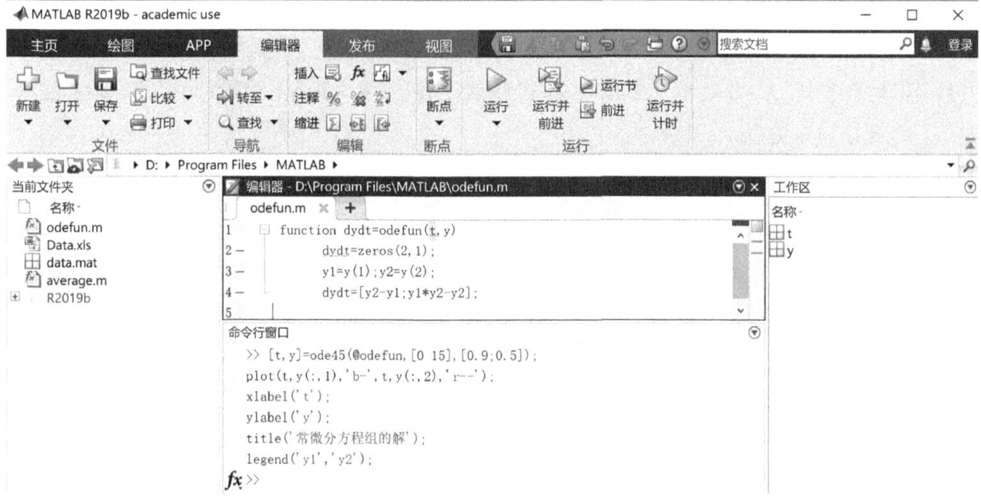

图 8－13　常微分方程组代码操作示例

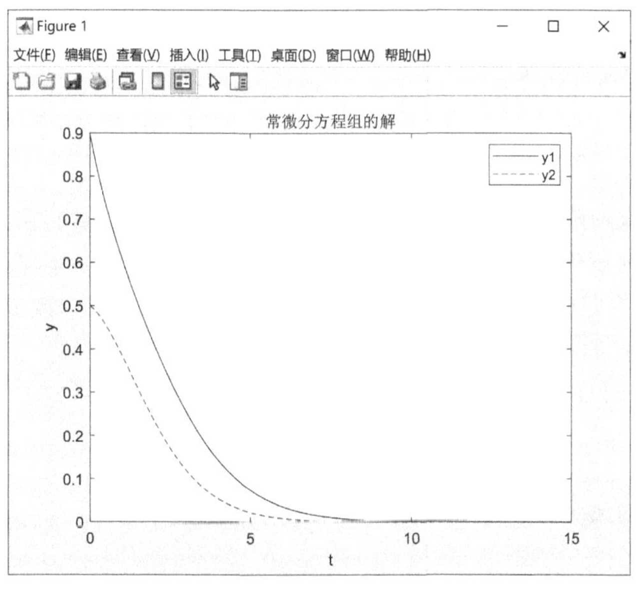

图 8－14　常微分方程组结果示例

(二)优化算法

在分析数据估计参数时,不论是最小二乘法还是最大似然法,最终都转化为求最值的优化问题。本节将以 fmincon 函数为例,介绍如何在 MATLAB 中求解优化问题。它需要遵循一定的流程,包括设置变量、写目标函数、写约束条件、设置求解器参数、求解并检查结果,当然也不是每个问题的求解过程都要完全按照这几个步骤来做。

设置变量包括确定优化的目标和约束,根据目标和约束确定所有变量,将变量写入向量中。

写目标函数包括单变量目标函数和向量、矩阵目标函数组。

写约束条件包括以下 4 种类型:①边界约束,为参数的上下边界(如 $x \geqslant \mathrm{lb}$ 且 $x \leqslant \mathrm{ub}$)。②线性不等式约束,$\mathrm{A} \cdot x \leqslant \mathrm{b}$。③线性等式约束,$\mathrm{Aeq} \cdot x = \mathrm{beq}$。④非线性不等式或等式约束,$\mathrm{c}(x) \leqslant 0$ 或 $\mathrm{ceq}(x) = 0$。

设置求解器参数是利用“optimset”命令对优化选项参数进行设置,未设置的参数可以写为空矩阵“[ ]”。

需要检查的结果包括求解器输出和迭代过程。对于求解器输出,需要检查输出参数的结构和正确性;对于迭代过程,可以通过设置 optimset 函数的“Display”选项为“iter”来进行显示。

fmincon 函数用于求解函数 f(x)的最小值且满足下面的条件(式 8-2):

$$\begin{cases} A \cdot x \leqslant b \\ Aeq \cdot x = beq \\ lb \leqslant x \leqslant ub \\ c(x) \leqslant 0 \\ \mathrm{ceq}(x) = 0 \end{cases} \tag{式 8-2}$$

该函数的调用格式如下:

```
[x,fval]=fmincon(@fun,x0,A,b,Aeq,beq,lb,ub,nonlcon,options);
```

其中,x 为待求的解;fval 为对应的目标函数值;x_0 为参数搜索的初始值;A 为不等式约束系数矩阵;b 为不等式约束的右项;Aeq 为等式约束的左项;beq 为等式约束的右项;lb、ub 分别为 x 的下限和上限;nonlcon 用于提供非线性约束 $\mathrm{c}(x)$ 或 $\mathrm{ceq}(x)$;options 为“optimset”命令设置的选项。

下面举例说明使用 fmincon 函数求函数 $f(x) = (x_2 - x_1^2)^2$ 满足约束条件 $\begin{cases} x_1 + 2x_2 \leqslant 9 \\ 3x_1 + 4x_2 \leqslant 15 \\ 2 \leqslant x_1 \leqslant 10 \\ 1 \leqslant x_2 \leqslant 10 \end{cases}$ 时的最小值和此时的自变量值。

将约束条件进行改写:$\begin{bmatrix} 1 & 2 \\ 3 & 4 \end{bmatrix} \begin{bmatrix} x_1 \\ x_2 \end{bmatrix} \leqslant \begin{bmatrix} 9 \\ 15 \end{bmatrix}$ 和 $\begin{bmatrix} 2 \\ 1 \end{bmatrix} \leqslant \begin{bmatrix} x_1 \\ x_2 \end{bmatrix} \leqslant \begin{bmatrix} 10 \\ 10 \end{bmatrix}$,可以得到 fmincon 函

数调用格式里对应的值,即 $\boldsymbol{A}=\begin{bmatrix}1 & 2\\3 & 4\end{bmatrix}$,$\boldsymbol{b}=\begin{bmatrix}9\\15\end{bmatrix}$,$\boldsymbol{lb}=\begin{bmatrix}2\\1\end{bmatrix}$,$\boldsymbol{ub}=\begin{bmatrix}10\\10\end{bmatrix}$,其中 $\boldsymbol{x}=\begin{bmatrix}x_1\\x_2\end{bmatrix}$,其他没有的约束条件 Aeq、beq、nonlcon 和 options 可以设置为空矩阵"[ ]",并选取适当的初始值 $x_0=\begin{bmatrix}5\\5\end{bmatrix}$。程序如下:

先新建 m 文件,写入目标函数:

```
function f=fun(x)
f=(x(2)-x(1)^2)^2;
```

然后在命令行窗口中输入命令:

```
A=[1 2;3 4];
b=[9;15];
lb=[2;1];
ub=[10;10];
x0=[5;5];
[x,fval]=fmincon(@fun,x0,A,b,[],[],lb,ub,[],[])
```

即可求出最优的自变量值 $x_1=2$,$x_2=2.25$,此时 $f(x)=(2.25-2^2)^2=3.0625$(图 8-15)。

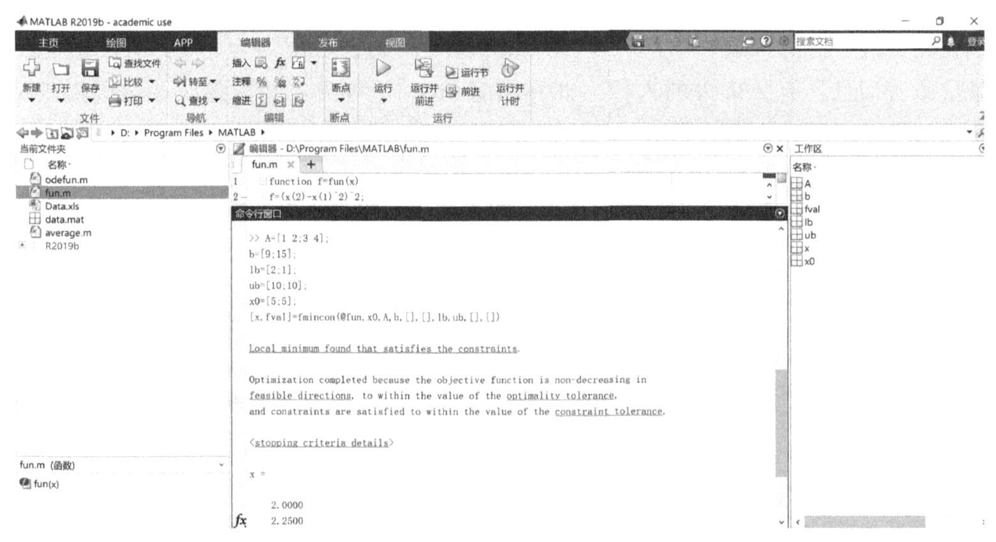

图 8-15 代码操作示例

第四节 案例分析——传染病动力学建模应用

本节先介绍传染病动力学建模的基本原理,然后结合具体案例介绍如何利用 MATLAB 软件分析传染病疫情数据、估计参数。

一、传染病动力学

传染病的流行过程必须具备传染源、传播途径和易感人群 3 个基本环节。传染病动力学是对传染病进行理论性定量研究的一种重要方法，根据疾病的发生、传播、发展规律，以及与之有关的社会、自然环境等因素，建立能反映传染病动力学特性的数学模型，通过对模型动力学性态的定性、定量分析和数值模拟，来显示疾病的发展过程，揭示其流行规律，预测其变化发展趋势，分析疾病流行的原因和关键因素，寻求对其预防和控制的最优策略，为人们防治决策提供理论基础和定量依据。

与传统的统计方法相比，动力学方法能更好地从疾病的传播机制方面来反映流行规律，能使人们了解流行过程中的一些全局性态。传染病动力学与生物统计学、计算机仿真等方法相互结合、相辅相成，能使人们对传染病流行规律的认识更加深入全面，并能使所建立的理论与防治策略更加可靠和符合实际。

传染病动力学模型最早可追溯至 1760 年 Bernoulli 利用数学模型研究天花的传播。经典的 SIR 仓室(susceptibles - infectives - removed)模型是由 Kermack 和 McKendrick 于 1926 年提出的，该模型为了研究 1665—1666 年黑死病在伦敦的流行规律以及 1906 年瘟疫在孟买的流行规律。随后，他们又在 1932 年提出了 SIS 仓室模型，并在分析所建立模型的基础上，提出了区分疾病流行与否的阈值理论，为传染病动力学的研究奠定了基础。

所谓 SIR 仓室模型(图 8 - 16)，就是针对某类传染病，将该地区的人群分成以下三类(即三个仓室)：①易感者(susceptibles)类。其数量记为 $S(t)$，表示 t 时刻未染病但有可能被该类疾病传染的人数。②染病者(infectives)类。其数量记为 $I(t)$，表示 t 时刻已被感染成患者而且具有传染力的人数。③移出者(removed)类。其数量记为 $R(t)$，表示 t 时刻已从染病者类移出的人数。

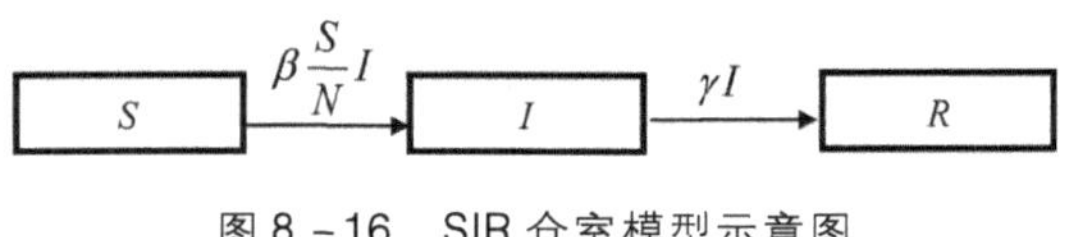

图 8 - 16　SIR 仓室模型示意图

设总人口为 $N(t)$，则有 $N(t) = S(t) + I(t) + R(t)$。

患者传染是通过与他人接触形成的。单位时间内一个患者与他人接触的次数称为接触率(contact rate)，它通常依赖于环境中的总人口数 N，记作 $c(N)$。如果被接触者为易感者，就会有一定程度的传染，设每次接触成功传染的概率为 β_0，把赋有传染概率 β_0 的接触称为有效接触，这时的接触率称为有效接触率，即 $\beta_0 c(N)$。它表示一个患者传染他人(易感者)的能力，反映了患者的活动能力、环境条件以及病菌的毒力等因素。应当注意，一般来说总人口中除了易感者和患病者外，还可能包含疾病免疫者和潜伏者。当患者与非易感者接触时不会发生传染，而易感者 S 在总人口 N 中所占比例为$\frac{S}{N}$。因此，每一患者平均对易感者的有效接触率为 $\beta_0 c(N)\frac{S}{N}$，也就是每一个患者平均对易感者的传染率，简称为传染率。从而，t 时刻在单位时间内被所有患者传染的(即新患者)人数为 $\beta_0 c(N)\frac{S(t)}{N(t)}I(t)$，称为此疾病的发生率(incidence)。

如果假定接触率与环境内人口总数成正比，即 $c(N)=cN$，则 t 时刻的有效接触率为 $\beta_0 c(N)=\beta N$，其中 $\beta=\beta_0 c$ 是有效接触率在人口总数 N 中所占比例，称为有效接触率系数或传染率系数(在不致混淆时，有时也把有效接触率系数简称为有效接触率或接触率，把传染率系数简称为传染率)。从而，t 时刻在单位时间内所产生的新患者数也就是疾病的发生率，如式 8-3 所示。

$$\beta N(t)\frac{S(t)}{N(t)}I(t)=\beta S(t)I(t). \qquad (式 8-3)$$

所以，当有效接触率为 βN 时，发生率为 βSI，这种发生率称为双线性(bilinear)发生率，或称简单质量作用律(simple mass action law)发生率。

当人口数量很大时，与人口成正比的接触率显然是不符合实际的，因为单位时间内一个患者所能接触他人的数目是有限的，这时通常假定接触率为一常数 c，即有效接触率为 $\beta=\beta_0 c$，从而疾病的发生率为 $\beta\frac{S}{N}I$，这种发生率称为标准(standard)发生率。

t 时刻，单位时间内从染病者类移出的人数与患者数量成正比，比例系数为 γ，从而单位时间内移出者的数量为 $\gamma I(t)$。显然，γ 是单位时间内移出者在患者中所占的比例，称为移出率系数，当不致混淆时，也简称为移出率。当移出者中仅包括康复者时，移出率系数又称为恢复率系数，或简称为恢复率。

对每一个仓室的人口变化率建立平衡方程式，便得到以下常微分方程模型，如式 8-4 所示。

$$\begin{cases}\frac{dS}{dt}=-\beta\frac{S}{N}I\\ \frac{dI}{dt}=\beta\frac{S}{N}I-\gamma I\\ \frac{dR}{dt}=\gamma I\end{cases} \qquad (式 8-4)$$

二、案例分析

利用上述 SIR 仓室模型和第二节的流感数据，估计参数 β 和 γ。

首先，新建“SIRmodel. m”文件，构造函数，对常微分方程模型进行求解，代码如下：

```
function dydt=SIRmodel(t,y,par)%传染病动力学模型
dydt=zeros(3,1);
beta=par(1);gamma=par(2);
S=y(1);I=y(2);R=y(3);N=S+I+R;
dydt=[-beta*S*I/N;...
        beta*S*I/N-gamma*I;...
        gamma*I];
```

其次,另外新建"LSmin. m 文件",构造函数,表示待优化的目标函数(这里采用最小二乘法)。

```
function Error=LSmin(par,Data,X0)%优化目标
[T,X]=ode45(@SIRmodel,[0:1:14],X0,[],par);
S=X(:,1);I=X(:,2);R=X(:,3);
Error=sum((I-Data).^2);
```

最后,在命令行窗口中,或者新建"Data_fit. m"文件,输入下列命令:

```
Data=xlsread('Data.xls');%读取数据
S0=762;I0=1;R0=0;
X0=[S0 I0 R0];%输入各个仓室初始人口
lb=[0.001 0.001];%待估参数的下界 low bound
ub=[2 1];%待估参数的上界 up bound
par_guess=[0.01 0.1]; %待估参数的初始值
[par,fval]=fmincon(@LSmin,par_guess,[],[],[],[],lb,ub,[],[],Data(:,2),X0);
beta=par(1);gamma=par(2);
[T,X]=ode45(@SIRmodel,[0:14],X0,[],par);%利用估计的参数 par 进行拟合画图
S=X(:,1);I=X(:,2);R=X(:,3);
plot(T+1,S,'b-',T+1,I,'r-',T+1,R,'g-',T+1,Data(:,2),'ko');
legend('S','I','R');xlabel('时间(天数)'); ylabel('人数');
```

操作界面及结果如图 8-17 和图 8-18 所示,得到参数的点估计值为 $\beta=1.6648$ 和 $\gamma=0.4528$。关于参数的 95% 置信区间估计,可以参考《生物数学原理》相关章节。

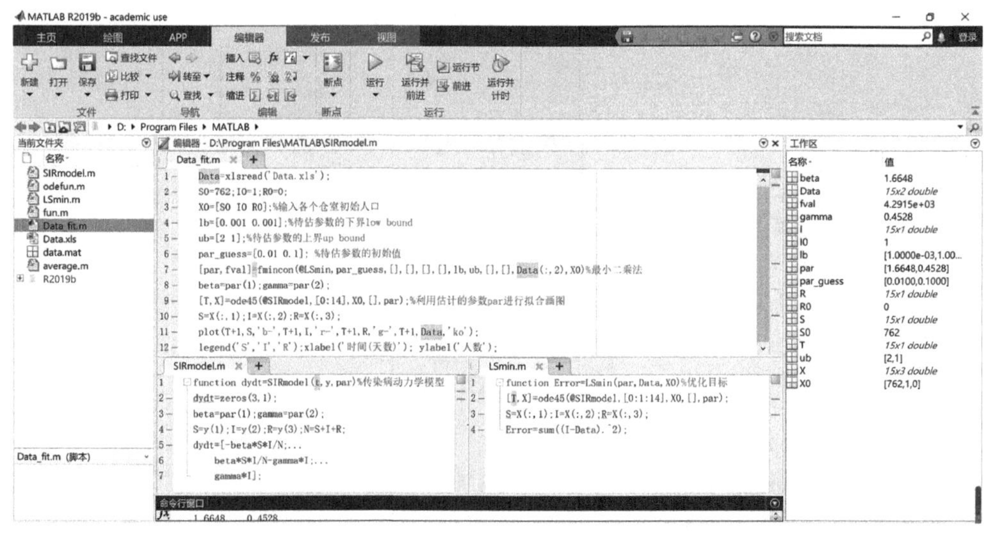

图 8-17 代码操作示例

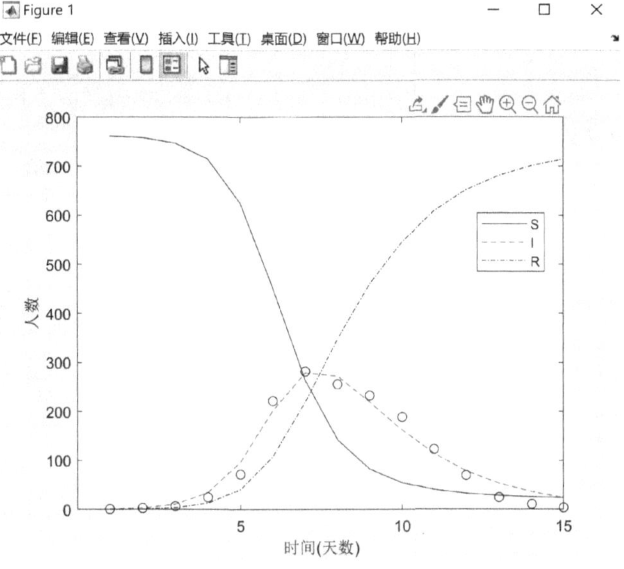

图 8 –18 绘图结果示例

小结

MATLAB 软件作为三大数学软件之一，在矩阵计算、数据分析、图像处理等领域发挥着强大的作用。本章主要介绍了 MATLAB 软件的基本知识，并结合传染病动力学建模中的案例，讲解如何存储、读取、分析数据，以及实现数据可视化，尤其适合初学者学习掌握传染病动力学建模的基本原理以及 MATLAB 软件编程实现。通过本章的学习，希望使用者能将模型进行修改，结合不同的传染病数据去估计参数，解决实际问题。

练习题

1. 编写 MATLAB 程序，画出下列方程组的解：

$$\begin{cases}\dfrac{\mathrm{d}y_1}{\mathrm{d}t} = -0.0022 \times y_1 y_2, \\ \dfrac{\mathrm{d}y_2}{\mathrm{d}t} = 0.0022 \times y_1 y_2 - 0.4528 \times y_2, \\ \dfrac{\mathrm{d}y_3}{\mathrm{d}t} = 0.4528 \times y_2, \end{cases}$$

初始值为 $y_1(0) = 762, y_2(0) = 1, y_3(0) = 0.$

2. 利用包含潜伏者 E(Exposed) 的 SEIR 仓室模型

$$\begin{cases}\dfrac{\mathrm{d}S}{\mathrm{d}t}=-\beta\dfrac{S}{N}I\\ \dfrac{\mathrm{d}E}{\mathrm{d}t}=\beta\dfrac{S}{N}I-\sigma E\\ \dfrac{\mathrm{d}I}{\mathrm{d}t}=\sigma E-\gamma I\\ \dfrac{\mathrm{d}R}{\mathrm{d}t}=\gamma I\end{cases}$$

和第二节中的流感数据,用最小二乘法估计参数 β,σ,γ,并与第四节案例分析中的模型进行比较。

(沈明望　祖建)

第九章　Python 应用

随着数据量的不断增长和需求的不断提升，特别是在大数据、人工智能飞速发展的今天，传统的数据分析工具往往不能满足医学工作者的工作学习需求，医学统计工作也面临着巨大的转变。医学统计方法如何与大数据、人工智能相结合，通过现代化的手段，提高医学统计的效率和效能，是迫切需要解决的问题。在科技领域、工程领域和金融领域，Python 正在被越来越广泛地应用，其简单易学、运行高效的特点，以及可以与 Hadoop、Spark 等大数据平台无缝对接，可以胜任数据分析、应用程序和网络平台的开发优势，使其成为医学专业学生迫切需要掌握的一种工具。本章主要讲述 Python 在医学研究中应用的相关基础知识。

第一节　Python 基础知识

一、Python 概述

Python 是一个高层次的结合了解释性、编译性、互动性和面向对象的脚本语言。Python 的设计具有很强的可读性，相比其他语言经常使用英文关键字和一些标点符号，Python 更具有特色语法结构。它是一门简单易学且功能强大的编程语言，拥有高级数据结构，并且能够用简单而又高效的方式进行面向对象编程。Python 的语法和动态类型，再结合它的解释性，使其在许多领域成为编写脚本或开发应用程序的理想语言。

二、Python 的特点

（一）在处理大量数据时，Python 的效率远高于其他工具

当数据量很小的时候，Python 与其他数据分析软件区别不大，在方便程度上甚至不如 Excel；但当数据量较大或者公式嵌套比较多时，Python 的效率优势就明显体现出来了，其运算效率甚至超过了 R，并且其有庞大的类库支持，从而使 Python 越来越成为数据分析者的一个主流选择。

（二）Python 可以轻松实现自动化

Python 是一种脚本语言，只要使用 Python 的一些代码，便可以让 Python 控制 Excel，将原本与 Excel 重复性多的工作自动完成。Python 还支持直接与数据库进行对接，实现自动化的实时分析。使用者还可以利用 Python 的“网络爬虫”库，编写爬虫的脚本，能够自动从网络上抓取需要的信息作为数据源进行分析。Python 可以利用人工智能的库实

现对数据的学习,自动找出规律。Python 还可将分析结果以网页、图片、表格、电子邮件等方式进行展现。

(三)Python 可以用来做算法模型

Python 在机器学习领域非常出色,具有一致的语法、更短的开发时间和灵活性,非常适合开发能直接插入生产系统的复杂模型和预测引擎等。Python 库能够帮助不具备数据开发知识的操作者轻松地搭建一些数据分析模型,并通过对模型的训练,使其不断优化。

(四)Python 可以整合其他语言

Python 可以很容易地整合其他语言,比如 C、C + + 、JAVA、R 等语言或工具的代码,同时使用 Python 编写的程序可以搭载到 JSP、Django 等网络平台或其他程序编写的软件,也可打包生成小工具,提升医学研发的工作效率。因此,Python 也被称为"胶水语言"。

三、Python 的安装与配置

(一)Python 的安装

对于数据分析,使用者可以使用 Python 的一个开源版本 Anaconda。Anaconda 界面比较友好,并且自带一些常用的库,不需要使用者再进行手动安装。

使用者可以到 Anaconda 的官网下载安装包,也可以到清华大学镜像上下载适合自己计算机配置的最新版本。

1. Windows 系统下的安装步骤

Windows 下安装,连续点击"Next"按钮,见图 9 - 1。

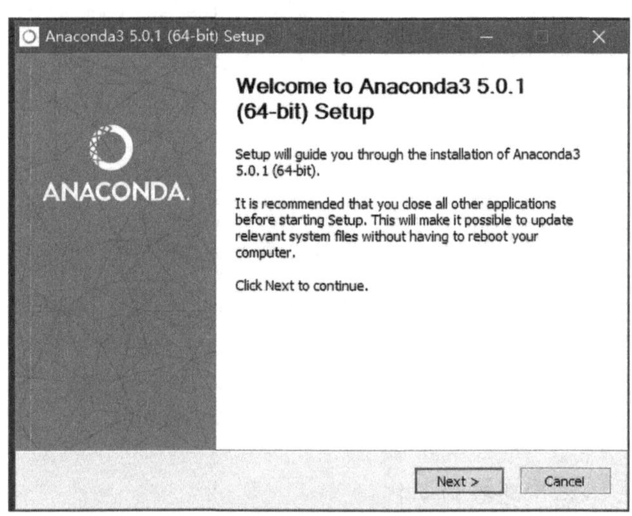

图 9 - 1　安装界面 1

图 9 - 2 中第一个可选项的含义是:是否把 Anaconda 加入环境变量,这涉及能否直接在 cmd 中使用"conda" "jupyter"和"iPython"等命令,推荐勾选。

第二个可选项的含义是：是否把 Anaconda 自带的 Python 3.6 设置成系统默认的 Python，推荐勾选。

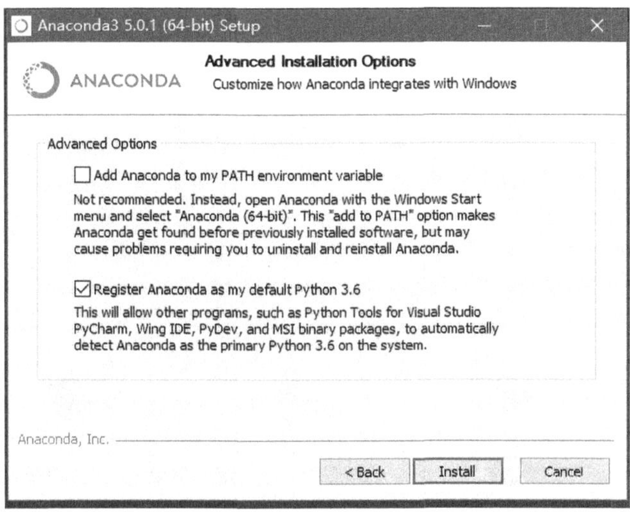

图 9－2 安装界面 2

安装完毕后，在"开始"菜单中的"最近添加"里出现"Anaconda3(64－bit)"，如图 9－3 所示。

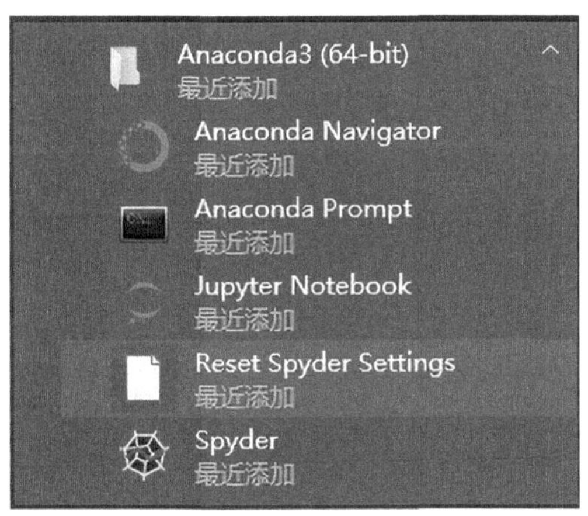

图 9－3 "最近添加"中出现"Anaconda3(64－bit)"

点击"Anaconda Navigator"图标，第一次启用时会初始化，等待一段时间，加载完成，界面如图 9－4 所示。

2. Linux **下的安装步骤**

Linux 下的 Anaconda 安装文件是一个"＊.sh"文件。在 Linux 里面，.sh 文件是可执行的脚本文件，需要用命令"bash"来进行安装。

在终端中，进入安装文件所在路径，输入命令：

```
bash Anaconda3-XX.XX.XX-Linux-x86_64.sh
```

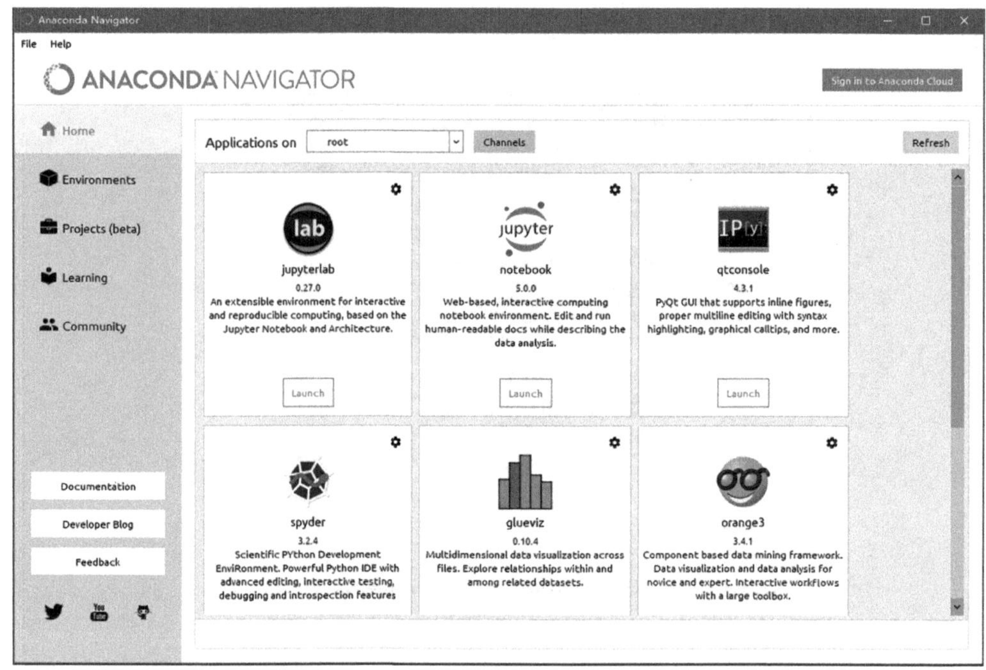

图 9－4 Anaconda 主界面

然后开启安装，在安装过程中，如无特殊要求，使用“yes”默认选项。

无论是哪种版本系统，都可以通过修改“/etc/profile”或者“/etc/bashrc”的配置信息来达到设置环境变量的目的。需要注意的是，修改该文件需要 root 权限。

```
sudo vi /etc/profile
```

在文件的末尾添加以下代码：

```
export PATH = $PATH:/home/software/anaconda3/bin
```

添加完环境变量后，应使环境变量生效：

```
source /etc/profile
```

配置完 Anaconda 的环境变量后，可以在终端输入“conda activate”命令，激活 Anaconda 的虚拟环境。打开终端，输入“Python3”，如果显示如下代码，则表示安装成功。

```
[root@VM_0_4_centos~]#python3
Python 3.6.4 |Anaconda, Inc.| (default, Jan 16 2018, 18:10:19)
[GCC 7.2.0] on linux
Type "help", "copyright", "credits" or "license" for more information.
```

（二）安装 Python 的库

安装 Anaconda 之后，使用者可以很方便地管理安装包（安装、卸载、更新），既可以使用 Python 的“pip”，也可以使用 Anaconda 的“conda”的包管理功能。

例如，安装 pandas 库，代码如下：

```
PS D:\> pip install pandas
```

也可以输入“conda install pandas”。

若使用国外的源安装，速度较慢，推荐使用清华大学的源进行安装，只需要用参数 -i 来指定即可。

（三）Jupyter Notebook 的使用

在 Windows 环境下，使用者可以在“开始”菜单中依次选择“Anaconda Navigator”“Launch Jupyterlab”打开，见图 9-5。

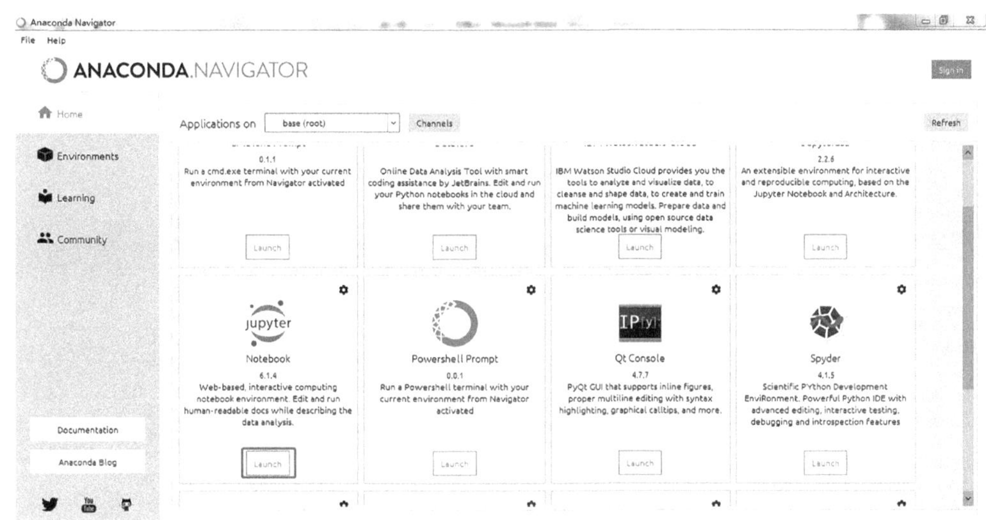

图 9-5　Anaconda 主界面中 Jupyter Notebook 的位置

在 Linux 环境下，可在终端输入命令：

```
Jupyter notebook –alow-root
```

就可运行 Jupyter Notebook，再在浏览器上输入本机 IP 地址，即可开始使用，见图 9-6。

如果是布置在服务器上，可以直接在用户计算机的浏览器上输入服务器域名（IP），从而实现团队协作。

1. 新建 Jupyter notebook 文件

打开的界面主要包含了以上几个菜单，使用者可以依次点击“新建”“Python3”来创建一个 Python3 的 .ipynb 文件，如图 9-7 所示。

从图 9-8 可以看到，每一个 Notebook 主要包含三个区域：文件名、菜单栏（工具栏）、内容编辑区。

点击文件名区域，可以重命名当前 Notebook 的文件名，也可以使用“文件”菜单中的重命名来修改文件名。

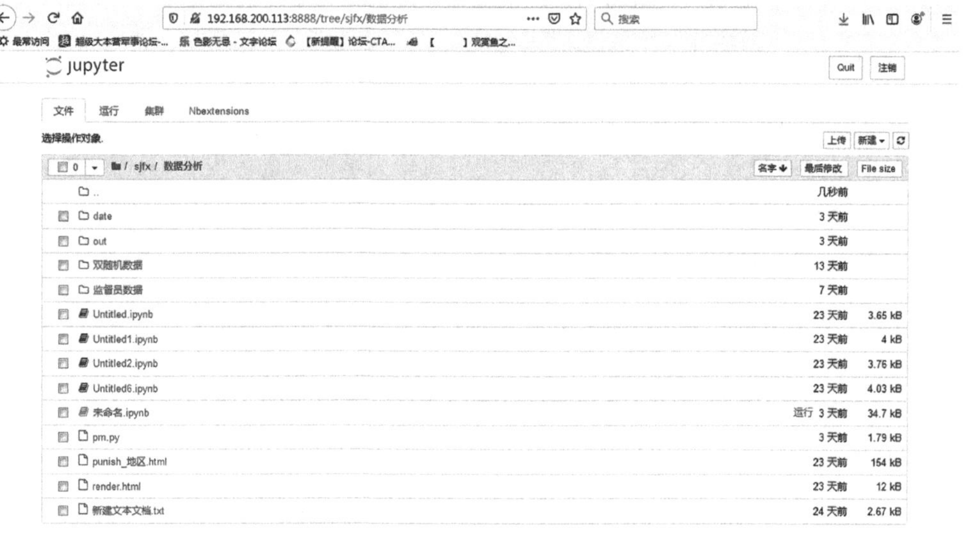

图 9 -6　Jupyter Notebook 主界面

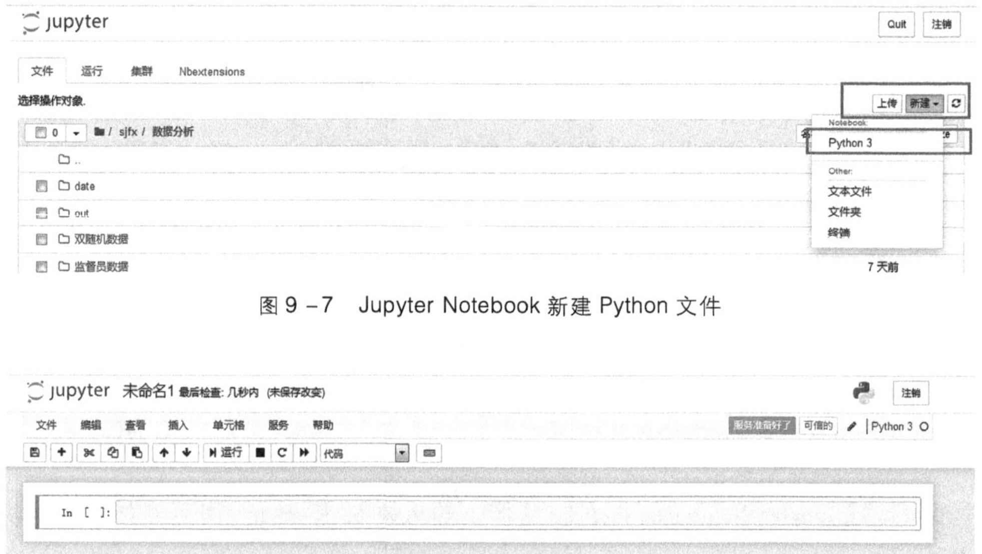

图 9 -7　Jupyter Notebook 新建 Python 文件

图 9 -8　Jupyter Notebook 界面

2. 运行第一行代码

按照以下内容，在代码框中输入一行代码：

```
print('hello python')
```

然后，单击"运行"按钮或者按下"Crtl + Enter"键，就会输出"hello python"，这就表示第一行代码运行成功了。当需要继续写下一行代码时，可单击左上角的" + "来增加代码框，见图 9 -9。

以上就是 Jupyter Notebook 的可交互式编程，使用者可以边交互边查看结果。因此，

图 9 -9　Jupyter Notebook 运行 Python 代码

Jupyter Notebook 特别适合作为数据分析来使用。

3. **保存** Jupyter Notebook **文件**

Jupyter Notebook 文件的保存有两种方法。

第一种是通过“文件”菜单中的“保存”或“Save as”来进行保存，见图 9 -10。

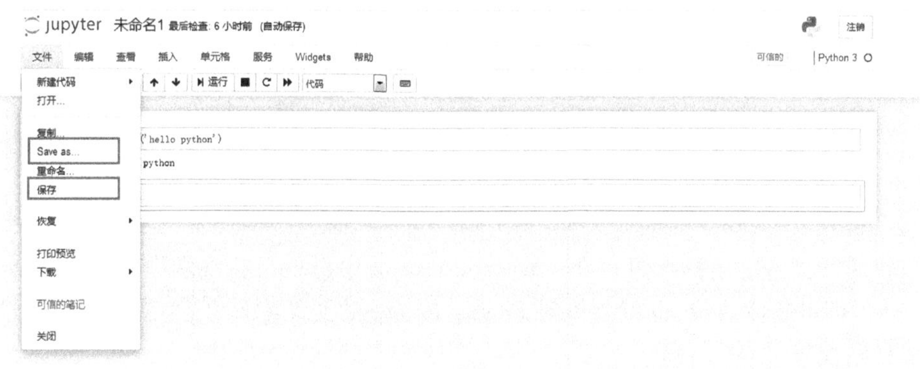

图 9 -10　Jupyter Notebook 保存 Python 文件

第二种是使用“文件”菜单中的“下载”级联菜单，选择“Notebook(. ipynb)”。它还可以将当前 Notebook 转为 . py 文件、. html 文件、. markdown 文件、. rest 文件、. latex 文件、. pdf 文件，见图 9 -11。

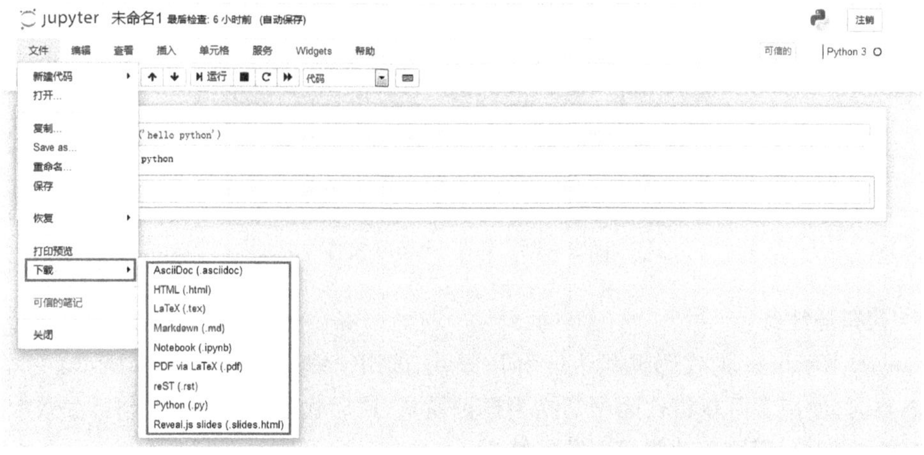

图 9 -11　Jupyter Notebook 下载 Python 文件

4. **调用** jupyter Notebook **文件**

当收到“ *. ipynb”文件时，可以单击“上传”按钮，将其上传到 Jupyter 文件中，见图 9－12。

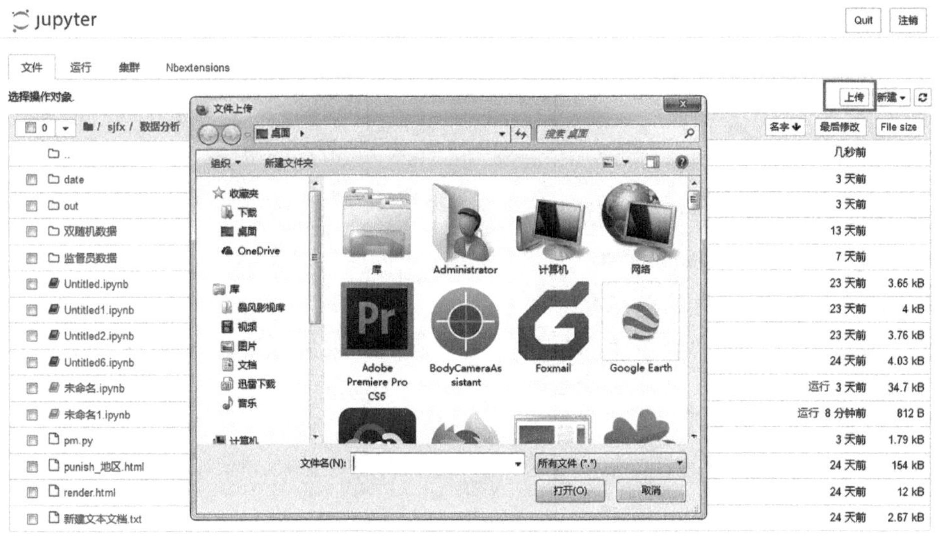

图 9－12 Jupyter Notebook 上传文件

当收到“ *. py”文件时，可以在 Anaconda Prompt 中（Linux 在终端中）输入“Python 文件名. py”，即可整体执行；也可上传到 Jupyter Notebook 文件中打开，再新建. ipynb 文件，按需要粘贴执行（图 9－13）。

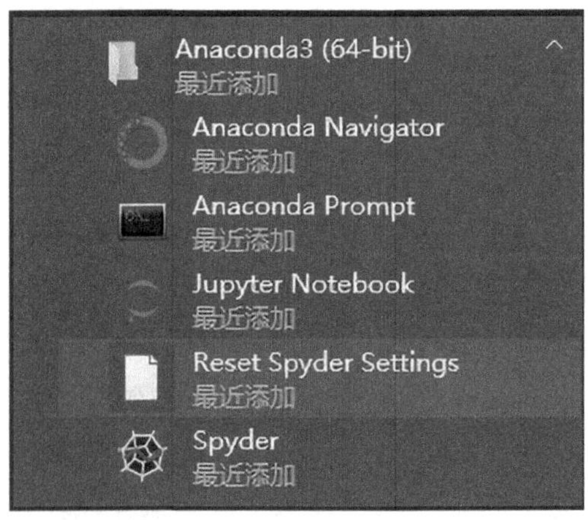

图 9－13 新建. ipynb 文件

5. **代码与注释**

Jupyter Notebook 的代码框默认是 code 模式，即用于编程，如图 9－14 所示。

需要时，使用者可以将代码框切换为标记模式，这时代码框变为文本框，在做数据分析的时候，可以利用这个功能写下分析结果。

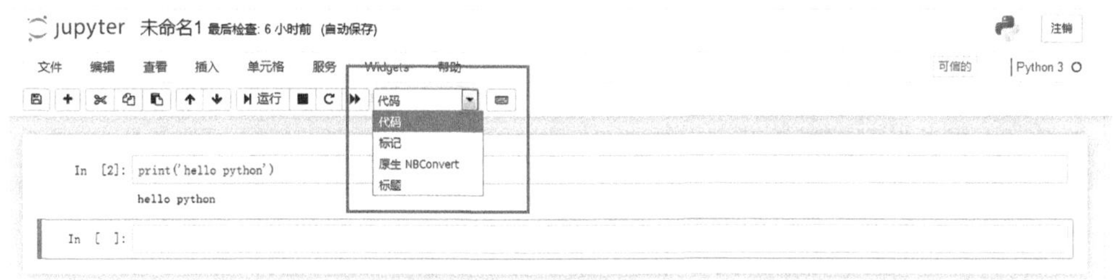

图 9－14　Jupyter Notebook 代码与注释的切换

使用者也可以将其切换为标题，这时代码框变为提示框，并已经填入"#"，可以直接写入程序的注释。

四、Python 语言基础

（一）数据类型

1. 变量

任何编程语言都需要处理数据，比如数字、字符串、字符等，使用者可以直接使用数据，也可以将数据保存到变量中，方便以后使用。

变量可以看成一个小箱子，专门用来"盛装"程序中的数据。每个变量都拥有独一无二的名字，通过变量的名字就能找到变量中的数据。

将数据放入变量的过程叫作赋值。Python 使用" = "作为赋值运算符，具体格式为：

```
name = value
```

"name"表示变量名；"value"表示值，也就是要存储的数据。

变量的赋值如下所示：

```
n = 10     #将 10 赋值给变量 n
n = 95     #将 95 赋值给变量 n
n = 200    #将 200 赋值给变量 n
```

当前变量 n 的值是 200。变量的值一旦被修改，之前的值就被覆盖了，一个变量每次只能容纳一个值。例如：

```
#将 10 赋值给变量 n
n = 10
#将变量 n 传递给函数
print(n)
10
#将变量 n 作为四则运算的一部分,结果赋值给变量 m
m = n * 10 + 5
print(m)
105
#将由变量构成的表达式作为参数传递给函数
print(m-30)
75
#将变量 m 本身的值翻倍
m = m * 2
print(m)
210
#将字符串赋值给变量 url
url = "http://www.nhc.gov.cn/"
#字符串拼接，结果赋值给变量 str
str = "国家卫健委网址：" + url
print(str)
国家卫健委网址：http://www.nhc.gov.cn/
```

变量命名要遵循以下原则：

(1)变量名必须以字母或下划线(_)开始,名字只能由字母、数字和下划线组成。

(2)变量名长度不得超过 255 个字符。

(3)变量名在有效的范围内必须是唯一的。

(4)变量名不能是 Python 的关键词。

Python 的关键词如下：

```
and        elif       import     return
as         else       in         try
assert     except     is         while
break      finally    lambda     with
class      for        not        yield
continue   from       or         def
global     pass       del        if
raise
```

2. 缩进与注释

(1)缩进:Python 与其他语言最大的区别就是 Python 的代码块不使用大括号({ })

来控制类、函数以及其他逻辑判断。Python 最具特色的就是用缩进来写模块。

缩进的空白数量是可变的,但是所有代码块语句必须包含相同的缩进空白数量,这个必须严格执行,一般用 4 个空格作为缩进的空白数量。

(2)注释:是对代码进行说明,并不真的执行,注释使用"#"开关。在 Anaconda 中,"#"代表一级标题,"##"代表二级标题,"###"代表三级标题。使用者可以使用 Jupyter Notebook 的标题功能来进行注释的录入,见图 9 – 15。

图 9 – 15 Jupyter Notebook 的标题功能

3. 字符串

字符串由多个字符组成,是用单引号或者双引号括起来的,符号是"str"。例如:

```
a = "医学部"          #将字符串赋值给变量
b = "西安交通大学"
```

这里要特别注意的是,下面单引号或者双引号必须是英文格式,不能是中文格式。

(1)字符串连接:字符串可以通过"+"进行连接,例如:

```
c =  b + a 或者  c =  "西安交通大学" + "医学部"
print(c)
西安交通大学医学部
```

(2)获取字符串长度:在 Python 中,要想知道一个字符串有多少个字符(获得字符串长度),或者一个字符串占用多少个字节,可以使用 len 函数。

len 函数的基本语法格式为:

```
len(string)
```

例如:

```
print(len("18602971624"))
11
c="西安交通大学医学部"
print(len(c))
9
```

(3)字符串索引:指通过字符串中值所处的位置对值进行选取,这里需要注意 Python 中的位置都是从 0 开始的。

例如:

```
c="西安交通大学医学部"
d = c[3]    #获取 c 中的第 4 位
print(d)
通
d = c[2:5]    #获取 c 中的第 3 位到第 6 位
print(d)
交通大学
```

4. **列表**

列表(list)是用来存储一组有序数据元素的数据结构。元素之间用“,”,列表中的无数据元素应该括在“[ ]”中,且列表是可变的数据类型,一旦创新了一个列表,可以添加、删除或者搜索列表中的元素。在“[ ]”中的数据可以是整型、浮点型,也可以是字符串。

```
list_1 = [1,2,3]
list_2 = ['a','b','c']
复制一个列表
list = list_1*2
list
[1,2,3,1,2,3]
列表合并
list = list_1+list_2
list
[1,2,3,'a','b','c']
```

5. **字典**

字典(dict)是一种键值对应的结构,键值在字典中以“{key1:value1,key2:value2}”的方式标记,注意键值之间用“:”分隔,组之间用“,”分隔。字典创建有两种方式。

第一种:新建一个空字典,然后传入值。

```
dict = {}
dict['张三'] = 13313313302
dict['李四'] = 18618618602
dict
{'张三': 13313313302, '李四':18618618602}
```

第二种:直接以键值建立字典。

```
dict = {'张三': 13313313302, '李四':18618618602}
dict
{'张三': 13313313302,'李四':18618618602}
```

(二)数据的运算

1. 运算符

(1)算术运算符(假设变量 a = 10,b = 20):如表 9-1 所示。

表 9-1　算术运算符

运算符	描述	实例
+	加——两个对象相加	a + b 输出结果 30
-	减——得到负数或是一个数减去另一个数	a - b 输出结果 -10
*	乘——两个数相乘或是返回一个被重复若干次的字符串	a * b 输出结果 200
/	除——x 除以 y	b / a 输出结果 2
%	取整——返回除法的余数	b % a 输出结果 0
**	幂——返回 x 的 y 次幂	a**b 为 10 的 20 次方,输出结果 100000000000000000000
//	取整除——返回商的整数部分(向下取整)	9//2 输出结果 4

(2)比较运算符:如表 9-2 所示。

表 9-2　比较运算符

运算符	描述	实例
==	等于——比较对象是否相等	(a == b) 返回 False
!=	不等于——比较两个对象是否不相等	(a != b) 返回 True.
<>	不等于——比较两个对象是否不相等(Python3 已废弃)	(a <> b) 返回 True 这个运算符类似 !=
>	大于——返回 x 是否大于 y	(a > b) 返回 False
<	小于——返回 x 是否小于 y。所有比较运算符返回 1 表示真,返回 0 表示假。这分别与特殊的变量 True 和 False 等价	(a < b) 返回 True
>=	大于等于——返回 x 是否大于等于 y	(a >= b) 返回 False
<=	小于等于——返回 x 是否小于等于 y	(a <= b) 返回 True

(3)逻辑运算符:如表 9-3 所示。

表 9-3　逻辑运算符

运算符	逻辑表达式	描述
and	x and y	布尔"与"——如果 x 为 False,x and y 返回 False,否则它返回 y 的计算值
or	x or y	布尔"或"——如果 x 是非 0,它返回 x 的值,否则它返回 y 的计算值
not	not x	布尔"非"——如果 x 为 True,返回 False;如果 x 为 False,它返回 True

2. **条件语句**

(1)if 语句:程序先去判断某个条件是否满足,如果该条件满足,则执行判定语句后的程序,注意 if 条件后的代码需要缩进。

例如:

```
a = 1
if a == 1 :
    print('a 的值为：1')
```

(2)else 语句:为 if 语句的补充,if 条件只说明了当条件满足时程序做什么,没有说明当条件不满足时程序做什么,而 else 语句可用来说明当条件不满足时程序做什么。例如:

```
a = 1
if a == 0 :
    print('a 的值错误')
else :
    print('a 的值为：1')
```

(3)elif 语句:可以近似理解为“else + if”,前面讲到的 if 和 else 都只能对一条语句进行判断,但 elif 可以对多条语句进行判断。

elif 语句中可以有 else 语句,也可以没有,但一定要有 if 语句。例如:

```
a = 90
if a < 60 :
    print('不及格')
elif a<70 :
    print('及格')
elif a<80 :
    print('中等')
elif a<90 :
    print('良好')
elif a<100 :
    print('优秀')
```

3. **循环语句**

(1)for 循环:Python 中的 for 循环可以遍历任何序列的项目,如一个列表或者一个字符串。例如:

```
c="西安交通大学医学部"
for i in c
    print(c)
西
安
交
通
大
学
医
学
部
```

(2)while 循环:用来循环执行某程序,当条件满足时,将一直执行,直到条件不满足时终止。例如:

```
i=1  #为i赋值1
while i <=3:                # i满足小于等于3时执行打印
    print('西安交通大学医学部')
    i+= 1                   # 处理计数器加1
西安交通大学医学部
西安交通大学医学部
西安交通大学医学部
```

这里的i初始为1,每次执行完打印后变为i+1,直到i的值变为3时终止执行打印。

(三)函数

函数是指在一个程序中可以被重复使用的一段程序代码。这段程序代码由一个名称和一段代码组成。函数被定义之后,在程序中可以通过该函数的名字进行调用。

函数的定义语法如下:

```
def 函数名(参数):
语句块
```

定义函数使用的关键词是"def",函数名后面的括号里面放参数(参数可以为空),参数全面使用":"结尾,函数内的代码要缩进4个空格,这些代码是该函数具体要做的事情。例如:

```
def  learn_python(location):
    d = ('我正在{}学习 python'. format(location))
    return d
learn_python('西安交通大学')
```

执行结果是："我正在西安交通大学学习 Python。"

定义一个函数可以有多个参数，例如：

```
def  learn_python(location,people):
     d = ('我正在{}学习 python{}'.format(location,people))
     return d
learn_python('西安交通大学','，很好学。')
```

执行结果是："我正在西安交通大学学习 Python，很好学。"

＊从 Python2.6 开始，新增了一种格式化字符串的函数"str.format()"，它增强了字符串格式化的功能，基本语法是通过"{}"和"："来代替以前的"%"。

format 函数可以接受不限个参数，位置可以不按顺序。例如：

```
"{} {}".format("hello", "world")    # 不设置指定位置，按默认顺序
结果为：  'hello world'
"{1} {0} {1}".format("hello", "world")  # 设置指定位置
结果为：  'world hello world'
```

五、pandas 的使用

（一）series

1. 定义

pandas 模块的核心操作对象就是序列（series）和数据框（DataFrame）。序列可以理解为数据集中的一个字段，数据框是指含有至少两个字段（或序列）的数据集。

2. 创建 series

序列通过同质的列表或元组构建，代码如下：

```
#导入 pandas 库
import pandas as pd
gdp = pd.serise(['a','b','c','d','e'])
#打印结果
print（gdp)
结果为:
0  a
1  b
2  c
3  d
4  e
```

通过字典构建，代码如下：

```
#导入 pandas 库
import pandas as pd
gdp = pd.serise({'西安':2.8, '北京':3.2,'上海':8.99,'广东':8.59,'天津':5.1})
#打印结果
print (gdp)
结果为:
西安    2.8
北京    3.2
上海    8.99
广东    8.59
天津    5.1
```

通过同质的列表或元组构建的序列结果会产生两列,第一列是行索引,自动从0开始,第二列才是序列的实际值。通过字典构建的序列,仍然有两列,所不同的是第一列不再是行号,而是具体的行名称(label),对应到字典中的"键",第二列是序列中的实际值,对应到字典中的"值"。

3. 获取 series 索引

获取一组数据的索引,可以使用 index 方法,代码如下:

```
#导入 pandas 库
import pandas as pd
gdp = pd.serise({'西安':2.8, '北京':3.2, '上海':8.99,'广东':8.59, '天津':5.1})
s.index
结果为:
Index(['西安', '北京', '上海', '广东', '天津'], dtype='object')
```

4. 获取 series 的值

与获取 series 索引对应的就是获取 series 的值,可以使用 values 方法,代码如下:

```
#导入 pandas 库
import pandas as pd
gdp = pd.serise({'西安':2.8,'北京':3.2,'上海':8.99, '广东':8.59, '天津':5.1})
s.values
结果为:
array([2.8,3.2,8.99,8.59,5.1])
```

(二)DataFrame

1. 定义

DataFrame 可以看作是有序排列的若干 series 对象,这里的"排列"是指这些 series 都有共同的索引。DataFrame 的数据形式与 Excel 的数据形式非常相近。

2. **创建** DataFrame

创建 DataFrame 使用的方法是"pd. DataFrame( )",通过给 DataFrame( )方法传入不同的对象即可实现。

(1)传入一个列表,代码如下:

```
#导入 pandas 库
import pandas as pd
df1 = pd.DataFrame(['a','b','c','d'])
df1
结果是:
   0
0  a
1  b
2  c
3  d
```

只传入一个单一列表时,该列表的值会显示成一列,且行和列都是从 0 开始的默认索引。

(2)传入一个嵌套列表,代码如下:

```
#导入 pandas 库
import pandas as pd
df1 = pd.DataFrame([['a','A'],['b','B'],['c','C'],['d','D']])
df1
结果是:
   0  1
0  a  A
1  b  B
2  c  C
3  d  D
```

列表里嵌套的列表也可以换成元组,代码如下:

```
#导入 pandas 库
import pandas as pd
df1 = pd.DataFrame([('a','A'),('b','B'),('c','C'),('d','D')])
df1
结果是:
   0  1
0  a  A
1  b  B
2  c  C
3  d  D
```

(3)指定行、列的索引,代码如下:

```
#导入 pandas 库
import pandas as pd
df1 = pd.DataFrame([['a','A'],['b','B'],['c','C'],['d','D']], columns = ['小写 ' , '大写'])
df1
结果是:
    小写  大写
0    a     A
1    b     B
2    c     C
3    d     D

#导入 pandas 库
import pandas as pd
df1 = pd.DataFrame([['a','A'],['b','B'],['c','C'],['d','D']], index=['一', '二', '三', '四'])
df1
结果是:
     0      1
一   a      A
二   b      B
三   c      C
四   d      D

#导入 pandas 库
import pandas as pd
df1 = pd.DataFrame([['a','A'],['b','B'],['c','C'],['d','D']], columns = ['小写', '大写']
       , index=['一', '二', '三', '四'])
df1
结果是:
    小写  大写
一   a     A
二   b     B
三   c     C
四   d     D
```

(4)传入一个字典,代码如下:

```
#导入 pandas 库
import pandas as pd
data = {'小写': ['a','b','c','dv], '大写':['A','B','C','D']
df1 = pd.DataFrame(data)
df1
结果是:
   小写  大写
0  a     A
1  b     B
2  c     C
3  d     D
```

3. **获取 DataFrame 的行、列索引**

获取行索引使用 index 方法,代码如下:

```
#导入 pandas 库
import pandas as pd
df1 = pd.DataFrame([['a','A'],['b','B'],['c','C'],['d','D']], columns = ['小写', '大写'],
index=['一', '二', '三', '四'])
df1.index
结果是:
Index(['一', '二', '三', '四'],  dtype='object')
```

获取列索引使用 columns 方法,代码如下:

```
#导入 pandas 库
import pandas as pd
df1 = pd.DataFrame([['a','A'],['b','B'],['c','C'],['d','D']], columns = ['小写','大写'],
index=['一', '二', '三', '四'])
df1.columns
结果是:
Index(['小写', '大写'], dtype='object')
```

第二节　Python 数据处理

一、数据源的载入

(一)导入外部数据

导入外部数据使用 pandas 中的“read_XXX( )”方法,其中“XXX”表示要导入的文件格式,“( )”中为要导入的文件路径。这里以 data 文件夹中的某文件为例,下面例子中使用的都是相对路径，也可以使用绝对路径，如 D:/data/XXX。Python 默认的文件格式编码是 UTF-8，但有些文件是以 GBK 等格式保存的，这就需要指定编码格式。方法是在“()”内增加“encoding = ‘GBK’”(或其他)。

1. 导入.xls 或.xlsx 文件

```
#导入 pandas 库
import pandas as pd
df = pd.read_excel('data/XXX.xls')
df = pd.read_excel('data/XXX.xlsx')
```

这样就把.xls 或.xlsx 文件的内容赋值给了“df”。

如果.xls 或.xlsx 文件中有多个 sheet，默认导入第一个 sheet。

如果使用者要指定导入哪一个 sheet，则可使用下面的代码。

```
#导入 pandas 库
import pandas as pd
df = pd.read_excel('data/XXX.xls',sheet_name='sheet2')
```

这里‘sheet2’也可以换成具体的 sheet 名，即‘sheet 名’

如果按 sheet 的顺序导入，代码如下：

```
#导入 pandas 库
import pandas as pd
df = pd.read_excel('data/XXX.xls',sheet_name=X)
```

X 表示的是第几个 sheet。X 从 0 开始。

2. 导入.csv 文件

```
#导入 pandas 库
import pandas as pd
df = pd.read_csv('data/XXX.csv')
```

有些.csv 文件默认是使用“,”作为分隔符的，这样的文件直接读取即可；但有些.csv 文件不是以“,”作为分隔符的，这时就需要指定分隔符。

如使用空格为分隔符，代码如下：

```
#导入 pandas 库
import pandas as pd
#如使用空格为分隔符的
df = pd.read_csv('data/XXX.csv',sep=" ")
#如使用”*”为分隔符的
df = pd.read_csv('data/XXX.csv',sep="*")
#如使用”,”为分隔符的 GBK 编码的 csv 文件
df = pd.read_csv('data/XXX.csv',sep=",",encoding='GBK')
```

3. **导入 . txt 文件**

导入用“,”为分隔符的 . txt 文件,代码如下:

```
#导入 pandas 库
import pandas as pd
#如使用空格为分隔符的
df = pd.read_table( 'data/XXX.txt ',sep=" ")
#如使用” *” 为分隔符的
df = pd.read_csv( 'data/XXX.txt ',sep="*")
#如使用” ,” 为分隔符的
df = pd.read_csv( 'data/XXX.txt ',sep=",")
```

这里要注意的是,即使是用“,”分隔的 . txt 文件,也要指定分隔符。

4. **导入 . sql 文件**

导入 . sql 文件需要分两步,第一步是连接数据库,第二步是利用 Python 执行 sql 语句进行查询。

Python 连接 mysql 数据时需要 pymysql 和 sqlalchemy 库,这项内容需要手工安装,安装方法在前面内容已经讲过。即:

```
pip install pymysql
pip install sqlalchemy
```

也可以用参数“ - i”来指定国内的源,以加快速度。

安装完成后,代码如下:

```
#导入 pandas 库、 pymysql 库、 sqlalchemy 库中的 create_engine
import pandas as pd
import pymysql
from sqlalchemy import creat_engine
#建立数据库连接
#这里 root 是数据库用户名, password 是数据库密码
#188.188.0.102 是数据库 IP 地址, 3306 是数据库端口（默认是 3306）
#yqfk 是数据库名
engine=creat_engine('mysql+pymysql:root:password@192.168.0.10:3306/yqfk')
#设定要运行的 sql 语句
sql = 'SELECT * FROM bjsj'
#执行 sql 语句, 并将结果赋值给变量 dfbj
dfbj = pd.read_sql(sql,engine)
```

这样就完成了读取 mysql 数据库中“bjsj”表中的数据。

(二)熟悉数据

1. 数据的预览

当数据表中包含的数据过多时,使用者往往只需要预览一下数据表的前几行就可以熟悉数据。

在 Python 中,可以使用“head( )”方法来实现数据表的预览,“( )”中填写需要预览的行数,例如:

```
df.head(10)    #预览 df 表的前 10 行
df.head(2)     #预览 df 表的前 2 行
```

若不填,即表示使用默认值(5 行)。

2. 获取数据表的大小

获取数据表的大小,就是得知数据表有多少列和多少行。在 Python 中,可以使用“shape”方法来实现,shape 后不带参数,如“df. shape”。

3. 获取数据表的数据类型

获取数据表的数据类型就是获得表中的数据都是什么数据类型,因为不同的数据类型分析思路是不一样的,比如字符串不能进行数据运算(容易犯的错误)。

在 Python 中,可以使用“info( )”方法来获取数据表中各行、列的数据类型,如“df. info( )”。

4. 获取数据表的数据分布情况

在 Python 中,可以使用“describe( )”方法来获取数据表中所有数值类型字段的分布值,如“df. describe( )”。

二、数据清洗与准备

(一)处理缺失值

1. 过滤缺失值

在 Python 中,可以使用“info( )”方法来获取每一列的缺失情况。在 Python 中,缺失值一般使用“NaN”表示。

此外,使用者还可以使用“isnull( )”方法来判断哪个值是缺失值,如果是缺失值,就会返回“True”,如果不是,则返回“False”,如“df. isnull( )”。

2. 删除缺失值

在 Python 中,可以使用“dropna( )”方法来删除有缺失值的行,运行“dropna( )”后,会删除含有“Null”的行。返回删除后的表,代码如下:

```
#df1 是 df 删除有缺失值的行后的表
df1 = df.dropna()
```

如果只想删除空白行,不想删除有部分缺失值的行,使用者只需要在“( )”中增加参数“how = "all" ”,这样不全为空值的行就不会被删除,代码如下:

```
#df1 是 df 删除空白行后的表
df1 = df.dropna(how="all")
```

3. **填充缺失值**

数据是宝贵的，一般情况下只要数据的缺失比例不是太高（不大于 30%），一般不选择删除，而是选择填充。

在 Python 中，使用“fillna( )”方法来对数据表中的缺失值进行填充，在“( )”中填入需要填充的值即可，代码如下：

```
#df1 是将 df 中所有空值填充为 5 后的表
df1 = df.fillna(5)
```

（二）重复值的处理

在 Python 中，可以使用“drop_duplicates( )”方法实现重复值的删除。该方法默认对所有值进行重复判断，保留第一个值（行），代码如下：

```
#df1 是将 df 中删除重复行后的表
df1 = df.drop_duplicates()
```

如果只针对某一列或某几行进行删除重复值，只需要在“( )”中指明要判断的列名即可，代码如下：

```
#df1 是将 df 中删除"列名"列中有重复值的行后的表
df1 = df.drop_duplicates(subset = '列名')
```

如果想多列去重，只需要将多个列名以列表的形式传给 subset，代码如下：

```
#df1 是将 df 中删除"列名 1","列名 2","列名 3"列中有重复值的行后的表
df1 = df.drop_duplicates(subset = ['列名 1','列名 2','列名 3'])
```

“drop_duplicates( )”方法保留第一个值（行），如果想保留最后一行，只需要增加“keep ="last"”即可，代码如下：

```
#df1 是将 df 中删除"列名 1","列名 2","列名 3"列中有重复值的行，保留最后
#一行
df1 = df.drop_duplicates(subset = ['列名 1','列名 2','列名 3'],keep="last")
```

如果将“keep ="last"”中的“last”换为“False”，则是删除重复值，不保留任何一行。

（三）数据类型转换

有时使用者从其他系统导入的数据类型往往不能满足数据分析的要求，比如字符串不能用于数值运算，因此，往往需要进行数据格式的转换。

数据类型转换使用“apply( )”方法实现，“( )”内是要转换的数据类型。例如：

```
#将 "列名" 一列中的数据转换为字符串格式
df['列名'] = df['列名'].apply(str)
```

表示将 df 表中“列名”列中的内容转换为字符型。

（四）索引设置

索引是用户查找数据的依据，设置索引是为了更加方便和快捷地查找数据。其主要用途为方便查找数据、提升数据运算性能、使数据自动对齐和实现更多更强大的数据结构支持。

1. 添加索引

在 Python 中，如果表没有索引，会默认使用从 0 开始的自然数作为索引，也可以使用 index，为表格传入指定的索引。例如：

```
df.index = [1,2,3,4,5]
```

或

```
#从 1 开始设定索引，直到表的最后一行
df.index = range(1,len(df) + 1)
```

2. 重设索引

有时使用者需要使用指定的列作为索引，比如要使用学号来作为索引，可以使用“set_index”的方法。例如：

```
df.set_index('学号')
```

3. 重置索引

有时使用者需要重置索引，比如在对表格排序后或者数据分组后，这时使用者可以使用“reset_index()”方法。例如：

```
#重建索引 inplace=True 表示删除原索引
df.reset_index(inplace=True)
#重建索引不删除原索引
df.reset_index()
```

三、数据规划

（一）选择列

1. 选择某一列

选择某列在 Python 中只需要在表名后面加方括号，并指明要选择的列名即可；如果要同时选择多个列，则可指明多个列名，多个列名用一个 list 表示。例如：

```
df['学号']
#从表格 df 中选取学号, 姓名, 性别, 年龄这 4 列组成表格 df1
df1 = df[['学号','姓名','性别','年龄']]
```

2. **选择连续的列**

此内容将在后面的“行和列同时选择”中讲述。

（二）选择行

1. **选择某一行**

在 Python 中，使用者可以使用“loc”方法来进行行选择，例如：

```
df.loc['A1']
#选择 A1，A2 行
df.loc[['A1','A2']]
```

在 Python 中，使用者也可以使用“iloc”方法来进行行选择，例如：

```
#选择第一行和第二行
df.iloc[[0,1]]
```

2. **选择连续的某几行**

在 Python 中，使用者可以使用“iloc”方法来进行连续行的选择，例如：

```
#选择第一行到第十一行
df.iloc[0:10]
```

3. **选择满足条件的行**

在 Python 中，使用者可以直接在表名后面指明行满足什么条件，来把满足条件的行选择出来，例如：

```
#在表格 df 中选择年龄小于 50 的行组成表格 df1
df1 = df[df['年龄']<50]
```

（三）行和列同时选择

行和列的同时选择一般常用“iloc”方法，具体使用方法如下：

```
#在表格 df 中选择第一行到第十一行，第四列到第六列组成表格 df1
df1 = df.iloc[0:10,3:5]
```

行和列的同时选择也可以使用“ix”方法进行选择，具体方法如下：

```
#在表格 df 中选择‘学号’，’姓名’两列的第一行到第四行组成表格 df1
df1 = df.ix[0:3,['学号','姓名']]
```

（四）按条件选择行

1. **按设定条件选择行**

```
#在表格 df 中选择身份证不为空的行组成表格 df1
df1 = df[df['身份证号'].isna()==False]
#在表格 df 中选择身份证以 61 开头的行组成表格 df1
df1 = df[df['身份证号'].str[0:2]=='61']
```

2. **按设定条件选择行并进行处理**

```
#在表格 df 中选择身份证以 61 开头的行,增加一列列名为省，内容为陕西
df.loc[df['身份证号'].str[0:2]=='61' ,'省'] = '陕西'
#在表格 df 中选择成绩大于等于 90 分的行,增加一列列名为等级，内容为 A
df.loc[df['成绩'] >= 90 ,'等级']='A'
#在表格 df 中选择成绩大于等于 80 分的行且小于 90 分的行,增加一列列名为#等级，
内容为 B
df.loc[(df['成绩'] < 90) & (df['成绩']>=80),'等级']='B'
```

在表格 df 中,增加字段名为“省”的列,选择“身份证号”这一列中以“61”开头的行,并让这些行在字段名为“省”的列中值为字符串“陕西”。

当有多个条件时,每个条件用“( )”包含,“( )”间可以使用逻辑运算符。

(五)数据表的拼接

1. **表的横向拼接**

在 Python 中,对于表格的横向拼接,一般用“pd. merge( )”方法,在使用该方法时,通常还要指定拼接键、拼接方法等来解决一对一拼接、多对一拼接、多对多拼接。

(1)一对一拼接,代码如下:

df1

	名次	学号	姓名
0	1	101	张三
1	2	102	李四
2	3	103	王五
3	4	104	赵六
4	5	105	孙七

df2

	学号	班级	年龄
0	101	一班	12
1	102	一班	12
2	103	三班	13
3	104	四班	13
4	105	六班	12

```
df = pd.merge(df1,df2)
```

df

	名次	学号	姓名	班级	年龄
0	1	101	张三	一班	12
1	2	102	李四	一班	12
2	3	103	王五	三班	13
3	4	104	赵六	四班	13
4	5	105	孙七	六班	12

因为“df1”和“df2”中的学号是一对一的，因此使用者可以直接使用“pd. merge”来进行拼接。

(2)多对一拼接，代码如下：

```
df1
     学号   数学成绩
0    101      85
1    101      84
2    102      84
3    102      86
4    103      87
5    103      88
df2
     学号   姓名   语文成绩
0    101    张三     85
1    102    李四     88
2    103    王五     90

df = pd.merge(df1,df2,on = '学号')
df
     学号   数学成绩   姓名   语文成绩
0    101      85      张三     85
1    101      84      张三     85
2    102      84      李四     88
3    102      86      李四     88
4    103      87      王五     90
5    103      88      王五     90
```

这里会发现“df1”和“df2”之间不是一一对应了，但在两个表中每个人的学号还是唯一的，因此使用者加了一个指定拼接键，就是“学号”，内容不够的就用重复的方法来填充。

(3)多对多拼接：多对多其实就是多个多对一，此处还是举例说明。

```
df1
     学号   姓名   语文成绩
0    101    张三     65
1    101    张三     88
2    102    王五     84
3    103    赵六     83
4    103    赵六     88
```

```
df2
   学号  数学成绩
0  101    65
1  101    88
2  102    77
3  103    78
df = pd.merge(df1,df2)
df
   学号  姓名  语文成绩  数学成绩
0  101  张三    65     65
1  101  张三    65     88
2  101  张三    88     65
3  101  张三    88     88
4  102  王五    84     77
5  103  赵六    83     78
6  103  赵六    83     92
7  103  赵六    88     78
8  103  赵六    88     92
```

(4)指定拼接键:如果两张表中用来拼接的键名是不一致的,使用者还可以分别进行指定。这里要特别注意的是,两张表中用来拼接的键的数据类型必须一致,否则会发生统计拼接。例如:

```
df1
   名次  编号  姓名
0   1   101  张三
1   2   102  李四
2   3   103  王五
3   4   104  赵六
4   5   105  孙七
df2
   学号  班级  年龄
0  101  一班  12
1  102  一班  12
2  103  三班  13
3  104  四班  13
4  105  六班  12
df = pd.merge(df1,df2,left_on='编号',right_on='学号')
```

```
df
    名次    编号    姓名    班级    年龄
0    1     101    张三    一班    12
1    2     102    李四    一班    12
2    3     103    王五    三班    13
3    4     104    赵六    四班    13
4    5     105    孙七    六班    12
```

(5)指定拼接方式:具体如下。

1)内连接:就是取两个表格的交集,以“how = ‘inner’”进行表示,示例代码如下:

```
df1
    名次    编号    姓名
0    1     101    张三
1    2     102    李四
2    3     103    王五
3    4     104    赵六
4    5     105    孙七
df2
    名次    编号    姓名
0    1     101    张三
1    2     102    李四
2    3     103    王五
3    4     104    刘八
4    5     105    钱九
df = pd.merge(df1,df2,on='编号',how='inner')
df
名次_X  编号    姓名_x  名次_y  姓名_y
0   1   101    张三      1    张三
1   2   102    李四      2    李四
2   3   103    王五      3    王五
```

2)外连接:就是取两个表格的并集,以“how = ‘outer’”进行表示,示例代码如下:

```
df1
    名次    编号    姓名
0    1     101    张三
1    2     102    李四
2    3     103    王五
3    4     104    赵六
4    5     105    孙七
```

```
df2
     名次   编号   姓名
0    1     101    张三
1    2     102    李四
2    3     103    王五
3    4     104    刘八
4    5     105    钱九
df = pd.merge(df1,df2,on='编号',how='outer')
df
名次_x  编号  姓名_x  名次_y  姓名_y
0   1   101   张三    1     张三
1   2   102   李四    2     李四
2   3   103   王五    3     王五
3   4   104   赵六
4   5   105   孙七
5                     4     刘八
6                     5     钱九
```

2. **表的纵向拼接**

表格的纵向拼接可以使用“pd. concat( )”方法来实现,“( )”中是需要拼接的表名列表。例如:

```
df = pd.concat([df1,df2])
```

就是将“df1”和“df2”在纵向上进行拼接,组成表格“df”,拼接时会根据列名自动进行匹配。因此,使用者需要在匹配前对两个表的列名进行统一。

这种方法还支持多个表格的一次性拼接,是将“df1”“df2”“df3”“df4”和“df5”在纵向上进行拼接,组成表格“df”。

```
df = pd.concat([df1,df2,df3,df4,df5])
```

使用“pd. concat( )”方法时,会保留原表格的索引,使用者可以增加“ignore_index”参数,并让值等于“True”,这样再进行拼接时就会同时重建索引。例如:

```
df = pd.concat([df1,df2,df3,df4,df5] , ignore_index   = True)
```

纵向拼接表格以后,往往会产生重复行,可以使用前面所学到的知识进行查重、去重。

(六)数据分组

1. **按列名分组**

使用者在分析数据时,往往需要根据多个键对所有数据进行分组,然后对分组后的数据分别进行计算或处理,或处理后合并输出。

在 Python 中，对数据进行分组的方法是“groupby( )”，按列名分组时，直接将某一列或多列的列名传给“groupby( )”，“groupby( )”就会按照这一列或多列进行分组。例如：

```
df
    分类    区域      是否省会    人数
    0      A类华中      是        20
    1      B类华中      否        16
    2      A类西北      是        33
    3      C类西南      否        15
    4      B类华中      是        17
    5      A类华南      是        16
df. groupby("分类")
<pandas.core.groupby.DataFrameGroupBy object at 0x00001FBB
```

如果直接使用“groupby( )”是不会返回 DataFrame 对象的，不会直接显示结果，使用者必须在“groupby( )”后面指定统计方法，才会进行显示。例如：

```
df1 = df. groupby("分类").count()
df1
    分类    区域   是否省会   人数
   A类      3       3        3
   B类      2       2        2
   C类      1       1        1
```

在“groupby("分类")”后面增加“sunt( )”是指明在分组后对各组进行计数统计，如果使用数值运算，则只有数据类型是数值(int、float)的列才会参与运算，并将结果展示出来。例如：

```
df1 =df.groupby("分类").sum()
df1
    分类   人数
     A类   69
     B类   33
     C类   15
```

2. **按多列进行分组**

在分组时，使用者也可以按照多列进行分组，需要将多个列名以列表的形式传递给“groupby( )”，汇总统计方式与按照单列进行分组的方式是一致的。例如：

```
df1 = df. groupby(["分类","区域"]).count()
df1
      分类   区域   是否省会   人数
      A类    华中      1        1
             西北      1        1
             华南      1        1
      B类    华中      2        2
      C类    西南      1        1
```

3. aggregate **分组**

aggregate 分组的优势是一次可以使用多种统计方法进行汇总统计,也可针对不同的列采用不同的统计方法。例如:

```
df
     分类    7月情况   8月情况   9月情况
0    A类       6        33        20
1    B类       37       24        16
2    A类       8        66        33
3    C类       7        25        15
4    B类       9        15        17
5    A类       10       8         16
df1 = df.groupby("分类").aggregate(["count","sum"])
df1
     分类    7月情况         8月情况          9月情况
          count    sum    count    sum    count    sum
    A类    3       24      3       107     3       69
    B类    2       46      2       39      2       33
    C类    1       7       1       25      1       15
df1 = df.groupby("分类").aggregate({"7月份情况":"count","8月份情况":"sum","9月份情况":"count"})
df1
分类    7月情况   8月情况    9月情况
A类       3        107        3
B类       2        39         2
C类       1        25         1
```

4. **分组后重置索引**

从前面的例子可以看出,分组统计后的 DataFrame 不是标准的 DataFrame,为了后续的分析和数据处理,往往需要将结果的格式进行标准化处理,利用的方法就是"reset_index()"方法,具体示例代码如下:

```
df1 = df.groupby('分类').aggregate({'7 月份情况':'count','8 月份情况':'sum','9 月份情况
':'count'}). reset_index()
df1
分类    7月情况    8月情况    9月情况
A类       3         107         3
B类       2          39         2
C类       1          25         1
```

这段代码也可以写成：

```
df1 = df.groupby('分类').aggregate({'7 月份情况':'count','8 月份情况':'sum','9 月份
情况':'count'})
df1 . reset_index()
df1
分类    7月情况    8月情况    9月情况
A类       3         107         3
B类       2          39         2
C类       1          25         1
```

5. **数据透视**

数据透视功能与数据分组相似,但又不同。数据分组是在行方向上进行操作,但数据透视是在行和列上同时进行操作。

在 Python 中,使用者可以使用 pandas 库中的“pivot_table( )”方法来实现数据透视。“pivot_table( )”的具体用法及参数如下：

```
pivot_table(data, values=None, index=None, columns=None,aggfunc='mean'
          , fill_value=None, margins=False, dropna=True, margins_name='All')
```

pivot_table 最重要的参数有 4 个,即 index、values、columns、aggfunc。其中,index 为必选参数,设定用来指定透视表的行索引;values 为可选参数,设定用来做集合的值,默认是显示所有的值;columns 为必选参数,设定用来指定列索引;aggfunc 为聚合函数,数据透视表中的值都会通过 aggfunc 指定的方式进行运算,默认的 aggfunc 函数为求平均。

fill_value:填充空值,默认不填充。

margins:添加行列的总计,默认不显示。

dropna:如果整行都为 NA 值,则进行丢弃,默认丢弃。

margins_name:在 margins 参数为“Ture”时,用来修改 margins 的名称。

下面是一个实例：

```
df
        市    专业类别主类-查处    案件数    罚款数
0    咸阳市    传染病防治    65    41900
1    咸阳市    公共场所卫生    38    44700
2    咸阳市    医疗卫生    68    14000
3    咸阳市    学校卫生    15    0
4    咸阳市    放射卫生    16    13600
...    ...    ...    ...    ...
76   西安市    计划生育    2    43000
77   铜川市    传染病防治    2    1000
78   铜川市    公共场所卫生    8    11800
79   铜川市    医疗卫生    9    33000
80   铜川市    无证行医    1    65000
g_table=df.pivot_table('案件数',index='市',columns='专业类别主类-查处'
        ,aggfunc='sum',margins=True,fill_value=0, margins_name='合计')
g_table
```

专业类别主类-查处 市	合计	公共场所卫生	医疗卫生	传染病防治	无证行医	放射卫生	学校卫生	消毒产品单位	生活饮用水卫生	职业卫生	餐饮具集中消毒单位	计划生育
合计	1627	498	384	334	143	98	92	23	21	21	11	2
西安市	491	85	167	92	34	45	43	7	16	0	0	2
汉中市	261	94	33	52	52	8	6	6	0	5	5	0
咸阳市	209	38	68	65	4	16	15	3	0	0	0	0
延安市	180	103	32	14	15	3	5	1	2	5	0	0
渭南市	132	54	18	40	2	8	9	0	1	0	0	0
宝鸡市	120	44	9	29	12	5	7	0	2	11	1	0
榆林市	79	37	9	16	4	7	0	5	0	0	1	0
安康市	68	27	10	7	14	0	7	0	0	0	3	0
商洛市	45	3	24	12	5	0	0	0	0	0	1	0
铜川市	20	8	9	2	1	0	0	0	0	0	0	0
省监督中心	11	0	2	2	0	6	0	1	0	0	0	0
省直管县	8	5	2	1	0	0	0	0	0	0	0	0
杨凌示范区	3	0	1	2	0	0	0	0	0	0	0	0

在这里，“data”指定为“df”中的“案件数”，行索引指定为“df”中的“市”，列索引指定为“df”中的“专业类别主类 - 查处”，“aggfunc = 'sum'”指定计算方法为求和，“margins = True”指定显示行列汇总，“margins_name = '合计'”指定汇总的行列名为“合计”，“fill_ value = 0”指定表中空值用“0”替换。

四、数据操作

（一）数值替换

1. 一对一替换

在 Python 中，对某一个数值的替换利用的是“replace( )”方法。“df. replace(A,B)”表示将“df”中所有的 A 替换成 B。例如：

```
df.replace(A,B)
```

2. 多对一替换

多对一替换同样使用的是“replace( )”方法，只是语法上略有变化，将多个需要用于替换的值用列表的形式表示。例如：

```
#将 df 中所有的 A 和 B 替换成 C
df.replace([A,B],C)
```

3. 多对多替换

多对多替换使用的也是“replace( )”方法，只是语法上略有变化，将多组需要用于替换的值用字典的形式表示。例如：

```
#将 df 中所有的 A 替换成 B， C 替换成 D， E 替换成 F
df.replace({'A':'B','C':'D','E':'F'})
```

（二）数值排序

1. 按照一列数值进行排序

在 Python 中，使用“sort_values( )”方法进行排序，在“( )”中指定要排序的列名，以及升序还是降序。例如：

```
g_table = g_table.sort_values(ascending = False,by='合计')
```

这里表示对“df”表按照合计列进行降序排列，ascending 的默认方法是“True”，也就是进行升序排列。

2. 按照多列数值进行排序

在 Python 中，对多列排序也是使用“sort_values( )”方法，在“( )”中以列表的形式指定要排序的列名，以及各列是升序还是降序。例如：

```
g_table = g_table.sort_values(ascending = False,by=['合计','传染病防治'])
```

这里表示对“df”表先按照“合计”列进行降序排列，当出现重复时，再按“传染病防治”进行升序排列。

(三)数值删除

1. 删除列

在 Python 中,使用“drop( )”方法来删除列,“( )”中用列表的方式指明要删除的列名或位置,还需要加一个参数“axis”,并让其值为“1”,表示删除列。例如:

```
#删除 df 中“合计”,“传染病防治”两列,并赋值给 df1
df1 = df.drop(['合计','传染病防治'],axis = 1)
#删除 df 中第 4 列和第 5 列,并赋值给 df1
df1 = df.drop(df.columns[4,5],axis = 1)
#删除 df 中“合计”,“传染病防治”两列,并赋值给 df1
df1 = df.drop(columns = ['合计','传染病防治'])
```

由于这里直接指明了是“columns”,因此就不用参数“axis”了。

2. 删除行

在 Python 中,删除行与删除列一致,让参数“axis”值为“0”,表示删除行。例如:

```
#删除 df 中“合计”,“西安”两行,并赋值给 df1
df1 = df.drop(['合计','西安'],axis = 0)
```

(四)数值操作

1. 数值计数

在 Python 中,使用者需要对某些值的出现次数进行计数,用的是“values_counts( )”命令。例如:

```
df['西安'].values_counts()
```

如果需要了解次数的占比,只需要添加参数“normalize = True”就可以,代码如下:

```
df['西安'].values_counts(normalize = True)
```

2. 唯一值获取

在 Python 中,唯一值获取的方法是“unique( )”,例如:

```
df['西安'].unique()
```

3. 数值查找

在 Python 中,数值查找的方法是“isin( )”,“( )”中用列表的方法指定需要查找的值。例如:

```
df.isin(['西安','宝鸡'])
```

各行如果含有“西安”或“宝鸡”,将返回“True”,否则返回“False”。

（五）行、列操作

1. 插入列

插入列操作直接指定列名和数值即可。例如：

```
df['类别'] = ['一类','三类','二类','一类','三类','一类']
```

在“df”中插入一个新列，列名为“类别”，并直接指定各行数值。例如：

```
df['案件查处率%'] = 100*df['案件数']/df['双随机任务完成数']
```

在“df”中插入一个新列，列名为“案件查处率%”，其值等于“df”中的“案件数”列除以“任务完成数”列，乘以 100。

2. 行列互换

在 Python 中，使用“. T”方法来进行行列互换，代码如下：

```
df1= df.T
```

“df1”是“df”行列互换后的新表。

（六）基本运算

1. 算术运算

在“df”中插入一个新列，列名为“案件查处率%”，其值等于“df”中的“案件数”列除以“任务完成数”列，乘以 100，代码如下：

```
df['案件查处率%'] = 100*df['案件数']/df['双随机任务完成数']
```

A 列等于 B 列所有值 +2，代码如下：

```
df['A']= df['B']+2
```

2. 比较运算

B 列中值大于 2 的在 A 列中值为“True”，否则为“False”，代码如下：

```
df['A']= df['B']>2
```

（七）汇总运算

1. 计数

（1）df. count()：结果为每一列非空值的个数。

（2）df. count(axis = 1)：结果为每一行非空值的个数。

（3）df. len()：结果为每一列的长度，即空值也计算；也可以对指定列进行计数。

（4）df['姓名']. count()：对“姓名”列的非空值进行计算。

2. 求和

(1)df. sum():结果为每一列的和。

(2)df. sum(axis =1):结果为每一行的和,也可以对指定列求和。

(3)df['得分']. sum():对“得分”列求和。

3. 求均值

(1)df. mean():结果为每一列的平均值。

(2)df. mean(axis =1):结果为每一行的平均值,也可以对指定列求平均值。

(3)df['得分']. mean():对“得分”列求平均值。

4. 求最大值

(1)df. max():结果为每一列的最大值。

(2)df. max(axis =1):结果为每一行的最大值,也可以对指定列求最大值。

(3)df['得分']. max():对“得分”列求最大值。

5. 求最小值

(1)df. min():结果为每一列的最小值。

(2)df. min(axis =1):结果为每一行的最小值,也可以对指定列求最小值。

(3)df['得分']. min():对“得分”列求最小值。

6. 求中位数

(1)df. median():结果为每一列的中位数。

(2)df. median (axis =1):结果为每一行的中位数,也可以对指定列求中位数。

(3)df['得分']. median():对“得分”列求中位数。

7. 求众数

(1)df. mode():结果为每一列的众数。

(2)df. mode (axis =1):结果为每一行的众数,也可以对指定列求众数。

(3)df['得分']. mode():对“得分”列求众数。

8. 求方差

(1)df. var():结果为每一列的方差。

(2)df. var(axis =1):结果为每一行的方差,也可以对指定列求方差。

(3)df['得分']. var():对“得分”列求方差。

9. 求标准差

(1)df. std():结果为每一列的标准差。

(2)df. std(axis =1):结果为每一行的标准差,也可以对指定列求标准差。

(3)df['得分']. std():对“得分”列求标准差。

10. 求分位数

(1)df. quantile():结果为每一列的分位数。

(2)df. quantile(axis =1):结果为每一行的分位数,也可以对指定列求分位数。

(3)df['得分']. quantile():对“得分”列求分位数。

（八）相关性运算

在 Python 中，使用“corr( )”方法求取整个 DataFrame 中各字段两两之间的相关性，代码如下：

```
df
     A   B   C
0    1   2   3
1    4   5   6
2    7   8   9
3   10  11  12
```

```
df1 = df.corr()
df1
     A    B    C
A   1.0  1.0  1.0
B   1.0  1.0  1.0
C   1.0  1.0  1.0
```

五、结果导出

（一）导出为 . xlsx 文件

1. 设置导出路径

将“df”导出到 D 盘“output”文件夹下的“XXXX. xlsx”，代码如下：

```
df.to_excel(excel_writer = 'D:/output/XXX.xlsx')
```

2. 设置 sheet 名称

将“df”导出为在 D 盘“output”文件夹下的“XXXX. xlsx”文件中的“测试”sheet，代码如下：

```
df.to_excel(excel_writer = 'D:/output/XXX.xlsx',sheet_name = '测试')
```

如果需要导出为多个 sheet，操作代码如下：

```
#设定导出文件路径
outExcel = pd.ExcelWriter( 'D:/output/XXX.xlsx')
#分别导出各 sheet
df1.to_excel(outExcel,sheet_name = 'XXX 表')
df1.to_excel(outExcel,sheet_name = 'XXX 表')
df1.to_excel(outExcel,sheet_name = 'XXX 表')
df1.to_excel(outExcel,sheet_name = 'XXX 表')
#保存
outExcel.save()
```

3. **设置要导出的列**

将"df"中的"A""B""C""D"列导出到在 D 盘"output"文件夹下的"XXX. xlsx"文件中的"测试"sheet,代码如下:

```
df.to_excel(excel_writer = 'D:/output/XXX.xlsx',sheet_name = '测试'
            ,columns = ['A','B','C','D'])
```

4. **设置编码格式**

将"df"中的"A""B""C""D"列导出到在 D 盘"output"文件夹下的"XXX. xlsx"文件中的"测试"sheet,编码格式为"utf－8",代码如下:

```
df.to_excel(excel_writer = vD:/output/XXX.xlsx',sheet_name = '测试'
            ,columns = ['A','B','C','D'],encoding = 'utf-8')
```

5. **缺失值与无穷值的处理**

将"df"中的"A""B""C""D"列导出到在 D 盘"output"文件夹下的"XXX. xlsx"文件中的"测试"sheet,编码格式为"utf－8",缺失值和无穷值用"0"替换,代码如下:

```
df.to_excel(excel_writer = 'D:/output/XXX.xlsx',sheet_name = '测试'
            ,columns = ['A','B','C','D'],encoding = 'utf-8',na_rep = 0,inf_rep=0)
```

(二)导出 . csv 文件

1. **设置导出路径**

将"df"导出为在 D 盘"output"文件夹下的"XXX. csv",代码如下:

```
df.to_csv(path_or_buf = 'D:/output/XXX.csv')
```

2. **设置要导出的列**

将"df"中的"A""B""C""D"列导出为在 D 盘"output"文件夹下的"XXX. csv",代码如下:

```
df.to_csv(path_or_buf = 'D:/output/XXX.csv' ,columns = ['A','B','C','D'])
```

3. **设置分隔符号**

将"df"中的"A""B""C""D"列导出为在 D 盘"output"文件夹下的"XXX. csv",分隔符使用",",代码如下:

```
df.to_csv(path_or_buf = 'D:/output/XXX.csv' ,columns = ['A','B','C','D'],sep=",")
```

4. **缺失值的处理**

将"df"中的"A""B""C""D"列导出为在 D 盘"output"文件夹下的"XXX. csv",分隔符使用",",缺失值和无穷值用"0"替换,代码如下:

```
df.to_csv(path_or_buf = 'D:/output/XXX.csv' ,columns = ['A','B','C','D'],sep=","
          , na_rep = 0,inf_rep=0)
```

5. **设置编码格式**

将“df”中的“A”“B”“C”“D”列导出为在D盘“output”文件夹下的“XXX. csv”,分隔符使用“,”,缺失值和无穷值用“0”替换,编码格式使用“utf-8-sig”,代码如下:

```
df.to_csv(path_or_buf = 'D:/output/XXX.csv ',columns = ['A','B','C','D'],sep=","
        , na_rep = 0,inf_rep=0,encoding = 'utf-8-sig')
```

(三)写入数据库

写入数据库需要分两步,第一步是连接数据库,第二步是利用Python执行SQL语句进行写入,代码如下:

```
#导入 pandas 库、pymysql 库、sqlalchemy 库中的 create_engine
import pandas as pd
import pymysql
from sqlalchemy import creat_engine
#建立数据库连接
#这里 root 是数据库用户名, password 是数据库密码
#188.188.0.102 是数据库 IP 地址, 3306 是数据库端口(默认是 3306)
#yqfk 是数据库名
engine=creat_engine('mysql+pymysql:root:password@192.168.0.10:3306/yqfk')
df.to_sql('bjsj',engine,index=False,if_exists = 'append')
```

第三节 Python的数据可视化

一、Pycharts简介

Echarts是一个开源的数据可视化库,凭借着良好的交互性及精巧的图表设计,得到了众多开发者的认可,而Python是一门富有表达力的语言,很适合用于数据处理。当数据分析遇上数据可视化时,Pycharts出现了,如图9-16所示,Pycharts可以画这样的图。

使用Pycharts的优势:①简洁的API设计,支持链式调用。②囊括了30多种常见图表,形式多样。③支持主流Notebook、Jupyter Notebook和JupyterLab环境。④可轻松集成至Flask、Django等主流Web框架。⑤可以生成可交互式的结果。⑥高度灵活的配置项,可轻松搭配出精美的图表。⑦详细的文档和示例,使用更便捷。⑧多达400余种地图文件,为地理数据可视化提供了强有力的支持。

Pycharts有V0.5版本和V1版本,代码互不兼容,本节以V1版本为例进行介绍。

二、安装

(一)Pycharts的安装

在Anaconda Prompt中,键入如下代码(如果是Linux系统,则在终端中执行,以下内

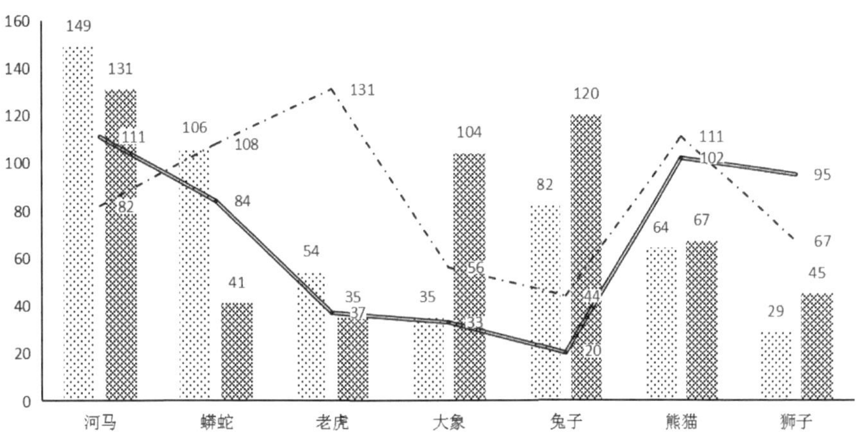

图9－16 Pycharts可以生成图表的样式

容均相同)：

```
pip install -i https://pypi.tuna.tsinghua.edu.cn/simple pyecharts==1.6.0
```

可在代码中增加使用参数"－i"来指定清华大学镜像的源进行安装，以提升安装速度。

(二)地图库的安装

为了实现统计地图的数据可视化效果，还需要安装地图库，可在Anaconda Prompt中键入如下代码：

```
pip install -i https://pypi.tuna.tsinghua.edu.cn/simple echarts-countries-pypkg
pip install -i https://pypi.tuna.tsinghua.edu.cn/simple echarts-china-provinces-pypkg
pip install -i https://pypi.tuna.tsinghua.edu.cn/simple echarts-china-counties-pypkg
pip install -i https://pypi.tuna.tsinghua.edu.cn/simple echarts-china-cities-pypkg
pip install -i https://pypi.tuna.tsinghua.edu.cn/simple echarts-china-misc-pypkg
```

三、数据可视化的配置

对配置命令的学习，此处先结合一个柱状图的代码范例来进行讲解，代码如下：

```
#定义函数,画一个函数名为bar_markpoint_type的柱状图,这里定义了C=()
是让所有方法可以调用。
#调用pycharts库,
from pyecharts import options as opts
from pyecharts. charts import Map, Page, Bar, Line, Pie
```

```
from pyecharts. faker import Collector, Faker
#定义函数,画一个函数名为 bar_markpoint_type 的柱状图,这里使用 C = ( )是
#让所有方法可以调用。
C  = Collector( )
@ C. funcs
def bar_markpoint_type( )  - > Bar:
    c  =  (
#定义图像大小这里定义宽度为自动,高为 4000px
        Bar( init_opts = opts. InitOpts( width = " auto" , height = " 4000px" ) )
#定义 X 轴,这里选取的变量是 jgry2,要注意 pycharts 中变量必须是列表。如
#果是 datafram 中的列,则应在数据准备时用 tolist( )方法进行转换。
#例如 jgry2 = df1[ ‘机构人员’]. tolist( )
        . add_xaxis( jgry2)
#定义第一个 Y 轴,分别定义 Y 轴的名称(40 岁以下),变量( jdy_39)和是
#否叠加(叠加到" stack1" )。
        . add_yaxis( "40 岁以下" , jdy_39 , stack = " stack1" )
#定义第二个 Y 轴,分别定义 Y 轴的名称(40 岁以上),变量( jdy_40)和是
#否叠加(叠加到" stack1" )。
        . add_yaxis( "40 岁以上" , jdy_40 , stack = " stack1" )
#定义第三个 Y 轴,分别定义 Y 轴的名称(40 岁以下占比),变量( bfb39),
#叠加参数为空表示不叠加。
        . add_yaxis( "40 岁以下占比" , bfb39)
#设定为条图 . reversal_axis( )表示 X,Y 轴反转,不加此句就是生成柱图
        . reversal_axis( )
#设定全局配置项,注意缩进
        . set_global_opts(
#设定图的标题          title_opts = opts. TitleOpts( title = " 全省 XXX 年龄情况
(依 40 岁以下
                                        监督员数排序)" ),
#开启区域的缩放,不加此句就是不开启
              datazoom_opts = [ opts. DataZoomOpts( ) ] ,
#开启视觉映射,即柱的颜色根据数值( 阈值为 100)进行变化,不加此句就#是
不开启
            visualmap_opts = opts. VisualMapOpts( max_ = 100) ,

#坐标轴 X 轴配置, is_show = True 表示显示, = False 为不显示,X 轴名称为
“机构”,
```

```
            xaxis_opts = opts. AxisOpts( is_show = True, name = "机构",
#设定 X 轴标签,由于标签比较长,这里设为倾斜 45 度
axislabel_opts = opts. LabelOpts( rotate = 45) ),
  #显示工具箱
            toolbox_opts = opts. ToolboxOpts( ),
#显示图例,orient = "" 定义排列方式垂直(“vertical”)或水平(“horizontal”)#
默认不填为水平(“horizontal”),pos_top = "" 为距顶端距离,pos_left = "50%"
为#距左边界 50%,就是居中
            legend_opts = opts. LegendOpts( orient = "",
                  pos_top = "", pos_left = "50%" )
            )
#设定系列配置项
        . set_series_opts(
#设定标签,默认显示标签,显示在图形内部
            label_opts = opts. LabelOpts( position = "inside" ),
#设定标记点,这里设定显示最大值、最小值和平均值
           markpoint_opts = opts. MarkPointOpts(
               data = [
                 opts. MarkPointItem( type_ = "max", name = "最大值" ),
                 opts. MarkPointItem( type_ = "min", name = "最小值" ),
                 opts. MarkPointItem( type_ = "average", name = "平均值" ),
               ]
             ),
#设定标记线,这里设定显示平均线
            markline_opts  = opts. MarkLineOpts(
               data  =  [ opts. MarkLineItem( name  =  "average", type =
                    "average" )
               ]
            )

        )
    )
#返回结果
return c
#输入结果为 html 文件
def bar_markpoint_type( ) . render( “heatMap. html” )
```

结果如图 9 - 17 所示：

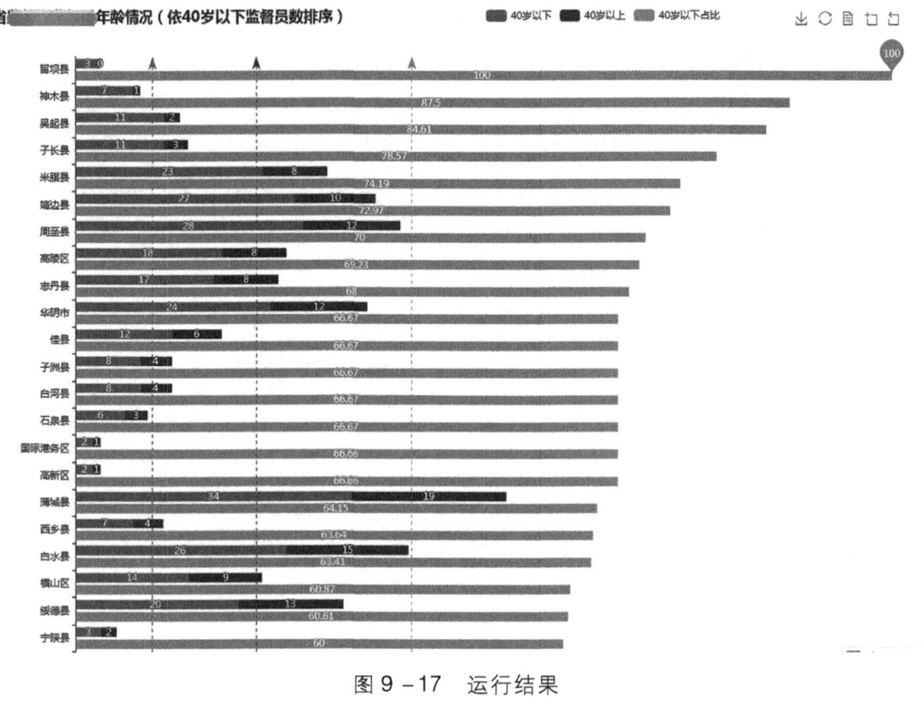

图 9 - 17　运行结果

详细的设置(如动画、时间轴、主题、颜色等)可以在 Pycharts 官方网站上进行查询。

四、常见图表的绘制

(一)饼图

饼图制作过程示例代码如下,这里通过 Faker 函数生成随机数进行演示。

```
from pyecharts import options as opts
from pyecharts. charts import Pie

x_data = ["17 - 18 学年秋平均成绩", "17 - 18 学年春平均成绩", "18 - 19
学年秋平均成绩", "18 - 19 学年春平均成绩", "19 - 20 学年秋平均成绩"]
y_data = [85. 65, 82. 45, 86. 82, 89. 48, 87. 39]
#饼图用的数据格式是[(key1,value1),(key2,value2)],所以先使用 zip 函数
将二者进行组合
data_pair = [list(z) for z in zip(x_data, y_data)]

(
    #初始化配置项,内部可设置颜色
    Pie(init_opts = opts. InitOpts(bg_color = "#2c343c"))
```

```
    .add(
        #系列名称,即该饼图的名称
        series_name = "成绩分析",
        #系列数据项,格式为[(key1,value1),(key2,value2)]
        data_pair = data_pair,
        #通过半径区分数据大小"radius"和"area"两种
        rosetype = "radius",
        #饼图的半径,设置成默认百分比,相对于容器高宽中较小的一项的
一半
        radius = "55%",
        #饼图的圆心,第一项是相对于容器的宽度,第二项是相对于容器的
高度
        center = ["50%", "50%"],
        #标签配置项
        label_opts = opts.LabelOpts(is_show = False, position = "center"),
    )
    #全局设置
    .set_global_opts(
        #设置标题
        title_opts = opts.TitleOpts(
            #名字
            title = "大学五个学期平均成绩分析",
            #组件距离容器左侧的位置
            pos_left = "center",
            #组件距离容器上方的像素值
            pos_top = "20",
            #设置标题颜色
            title_textstyle_opts = opts.TextStyleOpts(color = "#fff"),
        ),
        #图例配置项,参数 是否显示图里组件
        legend_opts = opts.LegendOpts(is_show = False),
    )
    #系列设置
    .set_series_opts(
        tooltip_opts = opts.TooltipOpts(
trigger = "item", formatter = "{a} <br/>{b}: {c} ({d}%)"
        ),
```

```
            #设置标签颜色
            label_opts = opts.LabelOpts(color = "rgba(255, 255, 255, 0.3)"),
        )
        .render("大学五个学期平均成绩分析.html")
)
```

(二)词云图

词云图制作过程示例代码如下:

```
from pyecharts import options as opts
from pyecharts.charts import Page, WordCloud
from pyecharts.globals import SymbolType

#给词云图变量 datas 赋值
data  = [
    ("生活资源", "999"),
    ("供热管理", "888"),
    ("供气质量", "777"),
    ("生活用水管理", "688"),
    ("一次供水问题", "588"),
    ("交通运输", "516"),……
]
#开始绘图
(
    WordCloud()
    .add(series_name = "热点分析", data_pair = data, word_size_range = [6,
66])
    .set_global_opts(
        title_opts = opts.TitleOpts(
            title = "热点分析", title_textstyle_opts = opts.TextStyleOpts(font_
size =23)
        ),
        tooltip_opts = opts.TooltipOpts(is_show = True),
    )
    .render("basic_wordcloud.html")
)
```

（三）散点图

散点图制作过程示例代码如下：

```
import pyecharts.options as opts
from pyecharts.charts import Scatter

#设置变量
data = [
    [10.0, 8.04],
    [8.0, 6.95],
    [13.0, 7.58],
    [9.0, 8.81],
    [11.0, 8.33],
    [14.0, 9.96],
    [6.0, 7.24],
    [4.0, 4.26],
    [12.0, 10.84],
    [7.0, 4.82],
    [5.0, 5.68],
]
data.sort(key = lambda x: x[0])
x_data = [d[0] for d in data]
y_data = [d[1] for d in data]
#开始绘图
(
Scatter(init_opts = opts.InitOpts(width = "1600px", height = "1000px"))
    .add_xaxis(xaxis_data = x_data)
    .add_yaxis(
        series_name = "",
        y_axis = y_data,
        symbol_size = 20,
        label_opts = opts.LabelOpts(is_show = False),
    )
    .set_series_opts()
    .set_global_opts(
        xaxis_opts = opts.AxisOpts(
```

```
                    type_ = "value", splitline_opts = opts.SplitLineOpts(is_show =
True)
            ),
            yaxis_opts = opts.AxisOpts(
                type_ = "value",
                axistick_opts = opts.AxisTickOpts(is_show = True),
                splitline_opts = opts.SplitLineOpts(is_show = True),
            ),
            tooltip_opts = opts.TooltipOpts(is_show = False),
        )
        .render("basic_scatter_chart.html")
)
```

(四)地图

地图制作过程示例代码如下,注意一定要先在 Anaconda Prompt 中安装地图包,重启 Jupyter notebook。

```
from pyecharts import options as opts
from pyecharts.charts import Map
#给变量赋值
data = [('湖北', 9074),('浙江', 661),('广东', 632),('河南', 493),
('湖南', 463),
        ('安徽', 340),('江西', 333),('重庆', 275),('江苏', 236),('四
川', 231),
        ('山东', 230),('北京', 191),('上海', 182),('福建', 159),('陕
西', 116),
        ('广西', 111),('云南', 105),('河北', 104),('黑龙江', 95),
('辽宁', 69),
        ('海南', 64),('新疆', 21),('内蒙古', 21),('宁夏', 28),('青
海', 11),('甘肃', 40),('西藏', 1),
        ('贵州', 38),('山西', 56),('吉林', 23),('台湾', 10),('天津',
48),('香港', 14),('澳门', 8)]
#开始绘图
def map_china() -> Map:
    c = (
        Map()
        .add(series_name = "确诊病例", data_pair = data, maptype = "china",
zoom = 1,center = [105,38])
```

```
    . set_global_opts(
        title_opts = opts. TitleOpts( title = "疫情地图" ),
        visualmap_opts = opts. VisualMapOpts( max_ =9999 ,is_piecewise = True,
                pieces = [ {"max" : 9, "min" : 0, "label" : "0 - 9" ,"color" :"#
FFE4E1"} ,
                        {"max" : 99, "min" : 10, "label" : "10 - 99" ,"color" :"
#FF7F50"} ,
                         {"max" : 499, "min" : 100, "label" : "100 - 499" ,"
color" :"#F08080"} ,
                         {"max" : 999, "min" : 500, "label" : "500 - 999" ,"
color" :"#CD5C5C"} ,
                        {"max" : 9999, "min" : 1000, "label" : " > =1000" , "
color" :"#8B0000"} ]
                            )
        )
    )
return c

d_map = map_china( )
d_map. render_notebook( )
```

(五)三维散点图

三维散点图制作过程示例代码如下:

```
import random
from pyecharts. faker import Faker
from pyecharts import options as opts
from pyecharts. charts import Scatter3D
#生成随机变量
data = [
        [random. randint(0, 100) , random. randint(0, 100)
,random. randint(0, 100) ]
for _ in range(80)
    ]
#开始绘图
def scatter3d_base( ) - > Scatter3D:
```

```
    c = (
        Scatter3D()
        .add("", data)
        .set_global_opts(
            title_opts = opts.TitleOpts("Scatter3D - 基本示例"),
visualmap_opts = opts.VisualMapOpts(range_color = Faker.visual_color),
        )
    )
return c
```

小结

本章学习了 Python 用于数据分析领域的基础知识。通过本章的学习，大家可以掌握数据的获取、整理和分析，并可使用 Jupyter Notebook 编写 Python 脚本，实现数据的统计分析。但应注意的是，Python 在数据分析领域的功能远不止上述功能，比如通过建模库对样本数据进行数据建模，以非常简单的方式实现回归分析、分类、决策树、机器学习等需求。限于篇幅，本章只能为大家介绍相关基础知识，有兴趣的同学可以进一步展开学习。

练习题

1. 请分别读取学生成绩表(表 9－4)和学生信息表(表 9－5)，拼接后，增加“等级”一列，90 分以上(含 90 分)为 A，80 分(含 80 分)到 90 分为 B，60 分(含 60 分)到 80 分为 C，60 分以下为 D，生成表格 9－6，并打印结果。

表 9－4　学生成绩表

学号	科目	成绩
1003	语文	86
1003	数学	90
1003	英语	93
2004	语文	75
2004	数学	84
2004	英语	92
1028	语文	76
1028	数学	82
1028	英语	72
2034	语文	86

续表

学号	科目	成绩
2034	数学	81
2034	英语	92
3014	语文	62
3014	数学	84
3014	英语	65
1026	语文	78
1026	数学	90
1026	英语	88
2041	语文	73
2041	数学	86
2041	英语	78
3013	语文	75
3013	数学	97
3013	英语	81

表 9-5 学生信息表

学号	班级	姓名
2004	二班	李四
2034	二班	赵六
2041	二班	刘九
3014	三班	钱七
3013	三班	宋十
1003	一班	张三
1028	一班	王五
1026	一班	孙八

表 9-6 学生各科成绩统计表

学号	姓名	班级	科目	成绩	等级

2. 请对上题中的结果按照班级和科目进行分组,并计算各科目平均分,生成表 9-7,并输出为“各班成绩统计表.xlsx”。

表 9－7　各班成绩统计表

序号	班级	课目	总分	人数	平均分
0	一班	数学			
1	一班	英语			
2	一班	语文			
3	三班	数学			
4	三班	英语			
5	三班	语文			
6	二班	数学			
7	二班	英语			
8	二班	语文			

（秦峰　魏玮）

第十章 SPSS 应用——软件概述与基本操作

从本章开始到第十三章的四章内容，主要介绍 SPSS 统计分析软件在医疗健康相关数据统计分析中的使用方法。SPSS 有很多版本，这里以 SPSS 18.0 版本的英文界面为主进行介绍，其他版本的操作方法与 18.0 版本大同小异。

第一节 SPSS 软件概述

SPSS 软件是常用的、权威的统计分析软件，在医疗健康相关数据统计分析中的应用非常广泛。它是世界上最早采用图形菜单驱动界面的统计软件，其最突出的特点就是操作界面极为友好、易学易用、输出结果美观。

一、软件简介

SPSS 原先是“统计产品与服务解决方案（statistical product and service solutions）”软件的英文首字母缩写。目前，SPSS 是一系列用于统计学分析运算、数据挖掘、预测分析和决策支持任务的软件产品及相关服务的总称，有 Windows 和 Mac OS X 等版本。SPSS 软件已被应用于自然科学、技术科学、社会科学等多个领域，在自动统计绘图、数据的深入分析等方面具有明显优势。SPSS 软件自 1968 年被研发成功以来，一直都在更新，目前已经有 27.0 版本问世。

SPSS 18.0 软件约有 400 MB，安装快捷，并有多种语言界面可供选择。

二、软件界面窗口

SPSS 软件有两个界面窗口，一个是主界面，主要功能是数据的浏览和编辑；另一个是输出界面，主要是分析结果的浏览和编辑。此外，SPSS 软件还有图形编辑窗口和语法编辑窗口等窗口。

（一）SPSS 主界面

如图 10－1 所示，SPSS 软件打开后的主界面窗口和 Excel 非常像，也是类似电子表格的样子。主界面中的行用于表示不同的样本（case），列表示不同的变量（variable）。

窗口的最上方显示数据集的文件名，像图 10－1 中没有数据时，显示未命名（untitled），软件支持多任务，可以同时打开多个 SPSS 软件，显示不同的数据或结果。

主界面有两个视图格式，一个是如图 10－1 的数据视图，一个是如图 10－2 的变量视图。数据视图主要用于数据的录入、编辑、浏览和分析等，而变量视图主要用于变量的定义、编辑、浏览等。

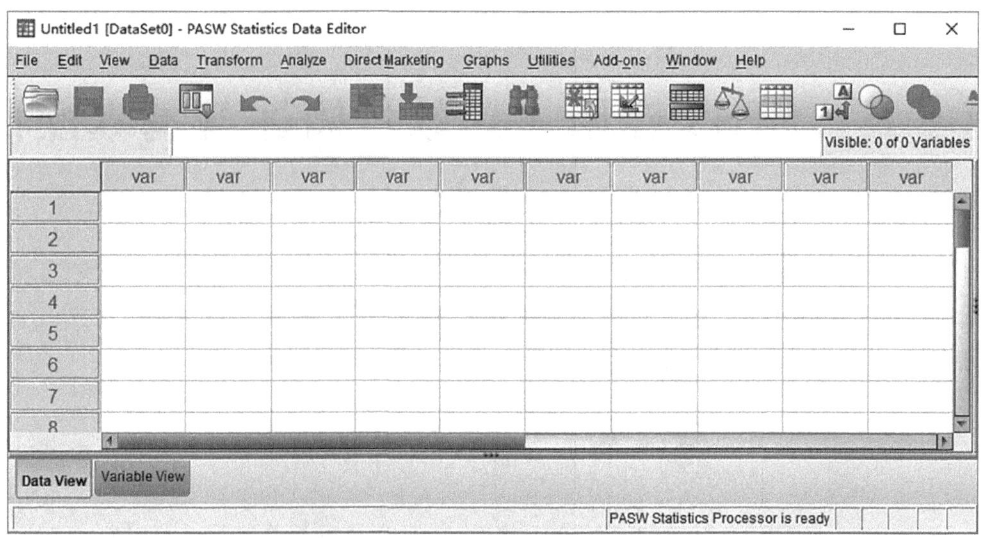

图 10－1　SPSS 主界面的数据视图窗口

图 10－2　SPSS 主界面的变量视图窗口

（二）SPSS 的输出界面

图 10－3 是 SPSS 的结果窗口，窗口左侧是结果的树状结构展示，右侧是将来具体的分析结果表格或图形的展示（目前没有结果，所以是空的），结果的图表和文字都可以双击激活并进行编辑。

三、软件功能

SPSS 软件功能强大，数据整理方法多样，统计计算方法丰富。就数据整理方法而言，有新建数据、保存和另存数据、导入和导出其他格式数据；对数据中的变量，有插入、删除、移动、排序、转置、分割、重组、筛选、重构（计算）、加权、离散化、排秩等功能，特别是变

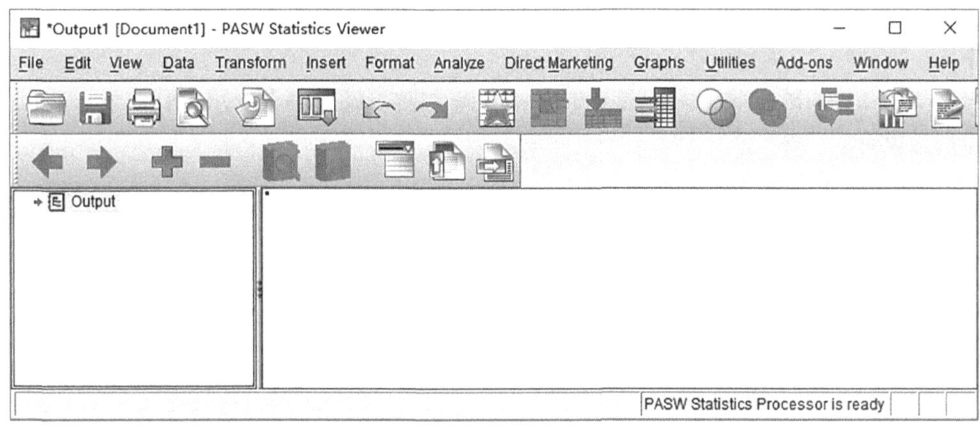

图 10－3 SPSS 的结果窗口

量计算功能很强大，有各种函数（如数学函数、时间函数、字符函数、统计函数等）计算，有条件和逻辑计算，以及随机数模拟产生功能。

SPSS 中统计学分析方法很多，包括描述统计和探索分析（可以进行频数描述，计算集中趋势和离散趋势指标、分位数指标、正态性检验、均值的置信区间计算），交叉表（可以对变量进行行列分组交叉汇总、计算频数频率、进行差异性检验和相关性度量），t 检验（包括单样本 t 检验、配对样本 t 检验、独立样本 t 检验），方差分析（单因素和多因素方差分析、析因设计方差分析等），卡方检验，非参数检验，回归分析（包括线性回归和 Logistic 回归）和相关分析，一般线性模型，广义线性模型，广义估计方程，混合模型，重复测量，Post Hoc 检验，复杂抽样方法分析，神经网络分析，生存分析（计算寿命表、Cox 回归、K－M 方法），因子分析，判别分析，聚类分析以及 Bootstrap 方法等功能。

SPSS 的图表功能也异常丰富，可以做简单条图、复式条图、堆积条图、误差条图、饼图/圆形图、线图、面积图、高低图、散点图、箱式图、直方图、人口金字塔图、生存函数和风险函数图、ROC 图等，绘制的图形可编辑颜色、大小、比例、更改标题和坐标的文字等。

此外，SPSS 软件虽然是图形界面操作，但其语法功能也非常强大，可以把图形界面分析操作的过程用语法保存起来，进行灵活的修改和编辑，可以达到编程语言的功能。

第二节 SPSS 软件基本操作

使用 SPSS 软件进行统计分析时，先要建立新的数据文件（即数据库）或打开已有的数据文件，在统计分析之前常常还要对数据进行编辑和整理，本节就此方面进行简要介绍。

一、数据库的建立

在数据的统计分析之前，一定要先准备好要分析的数据，可以在 SPSS 中新建一个数据，也可以打开已经存在的 SPSS 数据，或者导入已经存在的其他格式（如 Excel 格式、文本格式、SAS 格式等)的数据。这里先从一个实例出发,介绍用 SPSS 软件来新建一个数据。

例 10 -1 某医院收治入院患者的基本资料数据如表 10 -1 所示,请在 SPSS 中建立相应的数据库。

表 10 -1 某医院收治入院患者的原始数据

姓名	性别	身高(m)	体重(kg)	BMI(kg/m^2)	入院日期
王某某	男	1.75	65.5	21.39	2020 年 5 月 20 日
张某某	女	1.65	52.0	19.10	2020 年 6 月 30 日
…	…	…	…		

解答:建立这个数据时,先要建立“姓名”“性别”等 6 个变量,可以切换到主窗口的变量视图中(图 10 -2),在第一列从上到下依次输入“姓名”“性别”等 6 个变量名,默认的变量类型均为数值型(numeric),8 位宽度,两位小数,如图 10 -4 所示。本例的“身高”和“BMI”两个变量是这种默认类型;“体重”变量需要把小数位数改为一位;“姓名”变量是字符串(string)的类型,一个汉字占两个英文字符的宽度,一般默认的 8 位宽度也就够了,如果姓名比较长,可按最长名字的两倍设置字符串宽度;“性别”变量比较特殊,只有“男”“女”两个取值,可以设置为字符串变量,缺点是录入数据时比较慢,因而推荐使用数值变量,用“1”代表男性,用“2”代表女性,不设小数,录入数据时就很快,效率也高,可以单击“性别”变量第六列的“值”单元格,在“值”标签属性窗口里进行定义,定义好以后“添加(Add)”进去即可,定义的标签也能修改和删除,见图 10 -5;最后一个变量“入院日期”是时间变量,SPSS 提供了很多时间日期变量的格式(图 10 -6),有“日/月/年”的格式,也有“年/月/日”的格式,“年”有两位和四位,“月”有两位数字格式和三位英文缩写格式,甚至还有季节和具体几点几分几秒等的格式,这里推荐“年/月/日(yyyy/mm/dd)”格式,数据录入时“年”录入 4 位,“月”和“日”都录入两位数字,中间用英文斜线隔开;需要注意的是,“BMI”是英文缩写,含义是体重指数,如果担心使用者不理解,可以在这个变量的第五列标签处输入它的汉字解释“体重指数”,这样就建立好了 6 个变量的数据结构,如图 10 -7 所示。定义好变量属性后,返回到如图 10 -1 所示对应的数据视图窗口,按例题数据录入两个患者的具体信息,录入后的数据如图 10 -8 所示。

医学研究常见的数据类型为数值、文本(即字符串)和日期,其他的数据如货币型、逗号、科学计数法等类型很少用,这里不再赘述。

二、数据的保存、导出、打开和导入

新建立的 SPSS 格式数据或者经过编辑的 SPSS 格式数据都可以保存在电脑中或 U 盘上,以便下次分析使用,保存的方法为在主界面窗口的菜单中依次点击“文件”—“保存”/“另存为”(对应英文为“File”—“Save”/“Save as”),然后选择要保存的数据文件地址,输入要保存的数据的文件名,选择数据文件的格式(SPSS 默认的数据格式文件后缀名是 . sav,也可以保存为 Excel 或 SAS 等其他文件格式)。

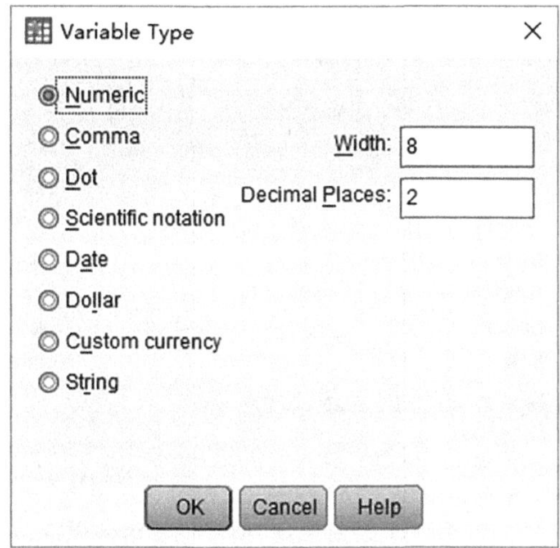

图 10 –4　SPSS 中的变量类型定义窗口

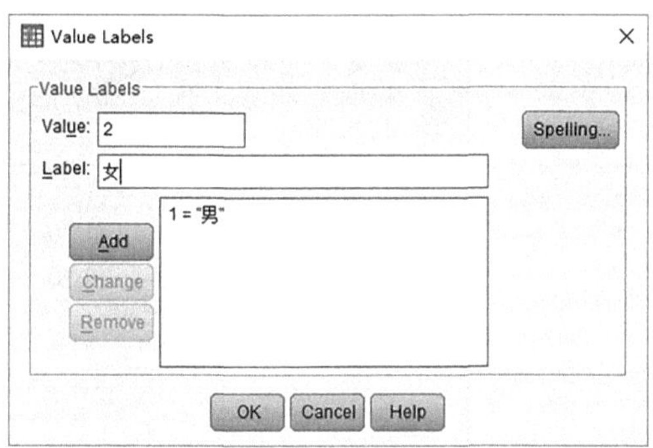

图 10 –5　SPSS 中变量的“值”标签定义窗口

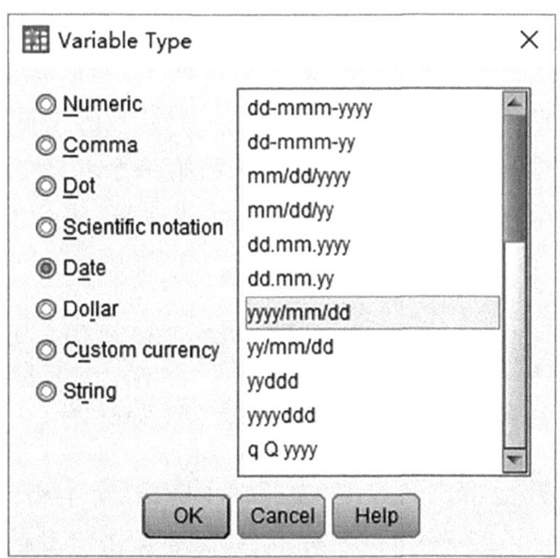

图 10 –6　SPSS 中“日期时间”变量的格式定义窗口

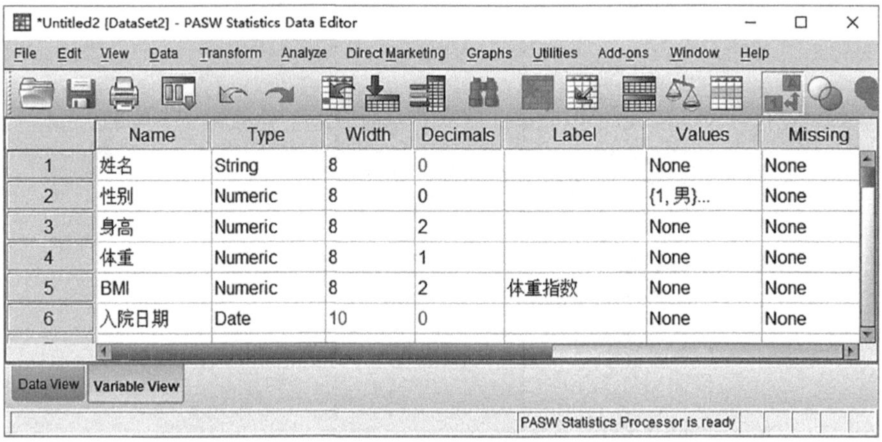

*Untitled2 [DataSet2] - PASW Statistics Data Editor

File Edit View Data Transform Analyze Direct Marketing Graphs Utilities Add-ons Window Help

	Name	Type	Width	Decimals	Label	Values	Missing
1	姓名	String	8	0		None	None
2	性别	Numeric	8	0		{1, 男}...	None
3	身高	Numeric	8	2		None	None
4	体重	Numeric	8	1		None	None
5	BMI	Numeric	8	2	体重指数	None	None
6	入院日期	Date	10	0		None	None

Data View Variable View

PASW Statistics Processor is ready

图 10 -7　例 10 -1 数据在 SPSS 中的变量数据结构定义

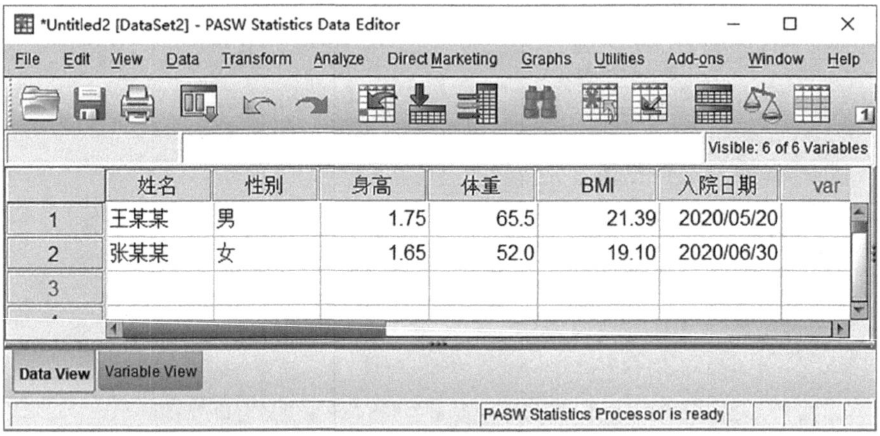

*Untitled2 [DataSet2] - PASW Statistics Data Editor

File Edit View Data Transform Analyze Direct Marketing Graphs Utilities Add-ons Window Help

Visible: 6 of 6 Variables

	姓名	性别	身高	体重	BMI	入院日期	var
1	王某某	男	1.75	65.5	21.39	2020/05/20	
2	张某某	女	1.65	52.0	19.10	2020/06/30	
3							

Data View Variable View

PASW Statistics Processor is ready

图 10 -8　例 10 -1 资料录入到 SPSS 中的数据样例

保存文件和打开文件还有快捷按钮,就在菜单的下一行,快捷按钮图标的外观样子和其他电脑软件一致,“打开”的快捷按钮图标是一个打开的文件夹的样子,“保存”的快捷按钮图标是一个磁盘的样子,分别见图 10 -9 的第一个和第二个图标。此外,快捷按钮还有“打印”“撤销”“查找”“插入”“拆分”“加权”“选择”等功能按钮,需要时可用鼠标单击启动相关功能。

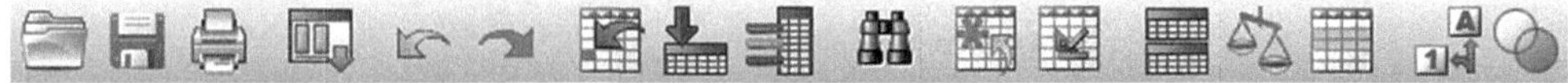

图 10 -9　SPSS 中的快捷功能按钮图标

SPSS 格式的数据或其他格式的数据(如 Excel 格式、文本格式、SAS 格式等)如需要用 SPSS 软件来打开,或导入 SPSS 中进行分析,只需要点击打开的快捷按钮,或者在主界面窗口的菜单中依次点击“文件”—“打开”—“数据”(对应英文为“File”—“Open”—“Data”),然后在窗口的对话框中依次选择要打开的数据的保存位置、数据的文件名、选择数据文件的格式进行打开，非 SPSS 数据格式的文件要按照弹出窗口的对话框步骤进行，如 Excel 文件导入时，需要勾选第一行是否为变量名、从哪个 Excel 表读入数据以及读入数据的范围等，见图 10－10。

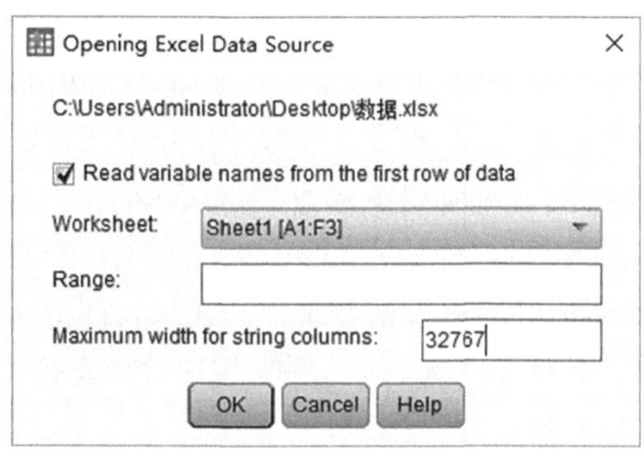

图 10－10 SPSS 中打开 Excel 格式数据的窗口

三、数据的编辑

SPSS 中的数据可以根据分析需要进行编辑，如可以对变量（variable）或者个案（case）进行插入、删除、移动、排序、分割、筛选、重构（计算）、加权等操作。数据合并等部分内容已在第二章中进行了介绍，此处不再赘述。

对数据中已经存在的变量进行剪切（cut）、复制（copy）、粘贴（paste）、删除（clear）、插入（insert）、按升序排序（sort ascending）、按降序排序（sort descending）等编辑操作时，可以用鼠标右键单击相应的变量名，在弹出的菜单中选择相应的功能即可。这里可以一次点击一个变量进行编辑，也可以拖拽鼠标一次选择多个变量一起进行编辑。多个变量一起排序时的顺序是先按前面的变量排序，再按后面的变量排序。利用鼠标右键对数据进行编辑见图 10－11。对数据的编辑操作也可以通过菜单完成，如先用鼠标点击要编辑的变量、个案或位置，然后点击菜单中的“Edit”，在菜单中选择对应的功能进行操作即可。

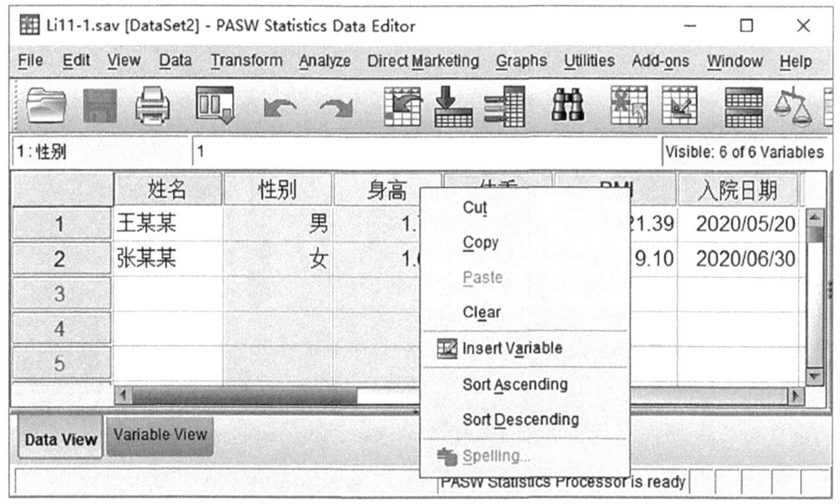

图 10－11 SPSS 中利用鼠标右键对数据进行编辑的菜单

在数据分析之前，经常需要对数据进行转换或计算。例如，以年龄 65 岁为界，把研究对象分为是否为老年人，这就需要把连续变量“年龄”转化为两分类变量；再比如，通过身高和体重计算体重指数(BMI)，这就需要将两个连续变量按一定的计算方法产生一个新的连续变量，这些操作都可以通过数据转换(transform)来完成，这里以例 10-1 的数据为例，介绍通过身高和体重计算 BMI 的方法。BMI 是国际通用的评价肥胖程度的指标，计算方式为体重(kg)除以身高(m)的平方。在数据窗口进行计算时，可以在主菜单栏中依次选择“转换”—“计算变量”(对应的英文为“Transform”—“Compute Variable…”)，在打开的窗口中左上方的目标变量名中输入“BMI 新”(产生一个新的“BMI”变量，以便和原有的“BMI”变量进行比较)，在右上方的数字表达式录入框中输入公式，这里可以将已有的变量“体重”和“身高”直接推送到右侧，并按 BMI 的计算公式用窗体中的运算符号进行连接，如图 10-12 所示，这里“/”是除号，“ * *2”是求平方的意思。窗体中还有很多函数组，如数学运算函数、日期运算函数、随机函数和统计函数等，需要时可以选择使用。这个窗体还可以添加运算条件，使用时单击左下方的“If…”按钮，选择第二个小圈添加条件，在条件框中输入相应的条件，如仅针对男性时，可输入“性别 =1”(性别可以从左侧变量列表中选择，并用箭头推送到条件框，这里假定“1”表示男性)，单击下方的“继续”按钮，返回到计算变量窗口，然后单击下方的“OK”，就能提交软件运算，软件计算产生的新变量会即时出现在数据窗口中。

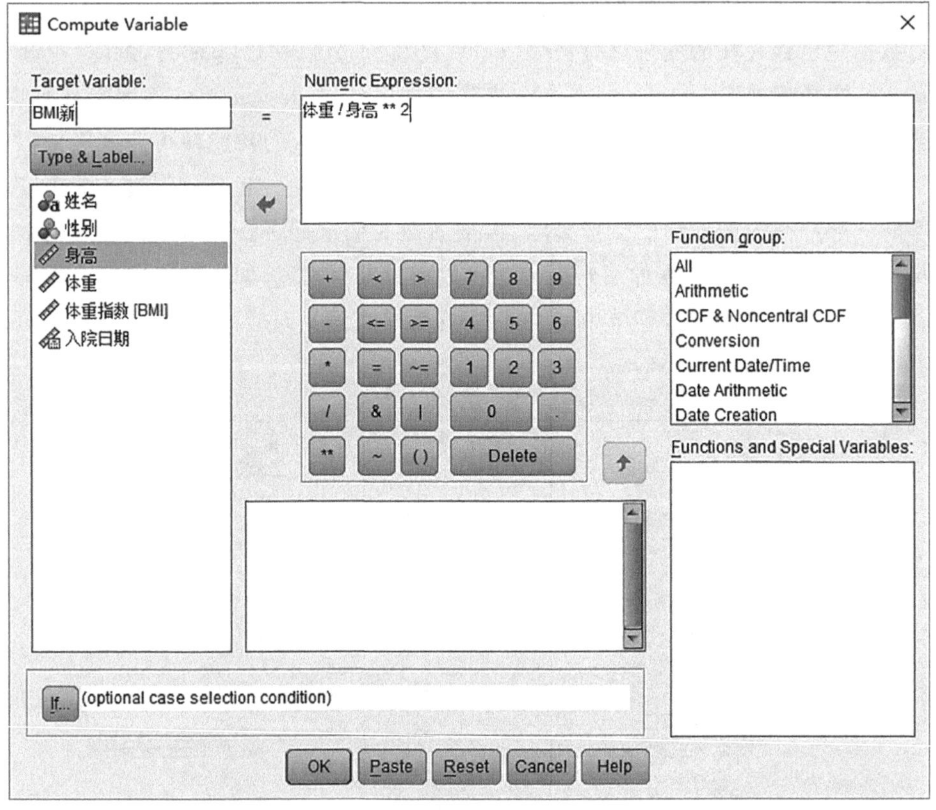

图 10-12　SPSS 中计算变量窗口

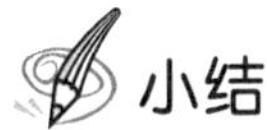

小结

本章主要介绍了常用的统计分析软件 SPSS 的基本情况和特点，并对数据分析之前数据文件的建立和编辑计算进行了简要介绍。

练习题

一、选择题

1. SPSS 的数据格式不能为以下哪种类型____________。

   A. 符号　　B. 文本　　C. 数字　　D. 时间　　E. 图像

2. SPSS 日期型变量可以是以下哪种类型____________。

   A. yyyy　　B. mmm　　C. dd　　D. yyyyddd　　E. yyyymmm

3. 关于数值型变量，以下描述错误的是____________。

   A. 可以没有小数　　B. 可以有两位小数

   C. 可以全是小数　　D. 可以全是整数

   E. 数值小于 1 时小数点前显示 0

4. 鼠标右键点击数据视图的变量名，可以进行的操作是____________。

   A. 查找　　B. 替换　　C. 随机化　　D. 排序　　E. 撤销

5. 鼠标右键点击数据视图个案号（行号），可以进行的操作是____________。

   A. 查找　　B. 替换　　C. 随机化　　D. 排序　　E. 插入

二、简答题

1. 简述 SPSS 中编辑菜单的主要功能。
2. 简述 SPSS 中变量的主要类型。
3. 简述 SPSS 中转换菜单的计算变量功能。

三、计算题

有一组人群体检数据，其中包括收缩压和舒张压（都是连续数值，没有小数，单位为 mmHg）两个变量，无缺失数据，请根据高血压诊断标准（舒张压≥90 mmHg 和/或收缩压≥140 mmHg）将人群分为是否患有高血压两类。

（李强）

第十一章　SPSS 应用——统计描述与均数比较

医疗健康数据中有不同特征的数据形式，按数据类型可以分为连续数据（定量资料）和分类数据（定性资料）；统计分析方法可分为统计学描述和统计推断；统计分析时，不同的数据、不同的分析目的会采用不同的分析方法。

第一节　描述性统计分析

医疗健康数据中连续数据常用均数、标准差、中位数、四分位数等进行描述，而分类数据经常被整理成频数表的形式，用人数和构成比例进行描述。

一、连续数据的统计描述

常见的连续数据有年龄、身高、血糖值等，它们的共同特征是数据取值大小是连续的，有测量单位，如果测量够精确，可以有很多位小数。下面通过一个实例来介绍使用 SPSS 软件对连续资料进行统计学描述的方法。

例 11－1　一项有关膳食干预是否有助于降低血清胆固醇水平的研究数据，随机选取 24 名社区成年居民并在干预前（X_1）和干预 4 周后（X_2）测定他们的血清胆固醇水平（mg/dL），数据见表 11－1。试对此数据进行统计学描述。

表 11－1　膳食干预前后血清胆固醇水平的原始数据（mg/dL）

编号（N）	干预前（X_1）	干预后（X_2）	编号（N）	干预前（X_1）	干预后（X_2）
1	195	146	13	169	182
2	145	155	14	158	127
3	205	178	15	151	149
4	159	146	16	197	178
5	244	208	17	180	161
6	166	147	18	222	187
7	250	202	19	168	176
8	236	215	20	168	145
9	192	184	21	167	154
10	224	208	22	161	153
11	238	206	23	178	137
12	197	169	24	137	125

使用 SPSS 分析步骤如下：

在 SPSS 数据窗口建立此数据库(3 个变量分别为 N、X_1 和 X_2,都是数值型变量,小数位数为 0),并录入这 24 个人的数据,保存为“Li11 - 1”,建立好的数据见图 11 - 1。

Li11-1.sav [DataSet1] - PASW Statistics Data Editor

File　Edit　View　Data　Transform　Analyze　Direct Marketing　Graphs　Utilities　Add-ons　Window　Help

Visible: 3 of 3 Variables

	N	X1	X2	var	var	var	var
1	1	195	146				
2	2	145	155				
3	3	205	178				
4	4	159	146				
5	5	244	208				
6	6	166	147				

Data View　Variable View

PASW Statistics Processor is ready

图 11 -1　例 11 -1 数据对应的 SPSS 数据格式(仅显示前 6 行,7 ~24 行略)

计算描述性统计量时,可依次选择主窗口或结果窗口主菜单中的“分析”—“描述统计”—“频率”(对应英文为“Analyze”—“Descriptive Statistics”—“Frequencies…”),在打开的对话窗口中点击变量名,将左边的变量“X_1”和“X_2”推送(点击右箭头)到右边的分析变量列中,推送后如图 11 - 2;然后单击对话框右上角的统计量按钮“Statistics…”,在出现的统计量对话框中勾选相应的统计指标(图 11 - 3),如可以选“均数(Mean)”“中位数(Median)”“四分位数(Quartiles)”和“标准差(Std. deviation)”,然后单击最下方的“Continue”按钮,返回到如图 11 - 2 所示的频数对话框,取消勾选“显示频数表(Display frequency tables)”,然后单击最下方的“OK”按钮,提交电脑进行计算。

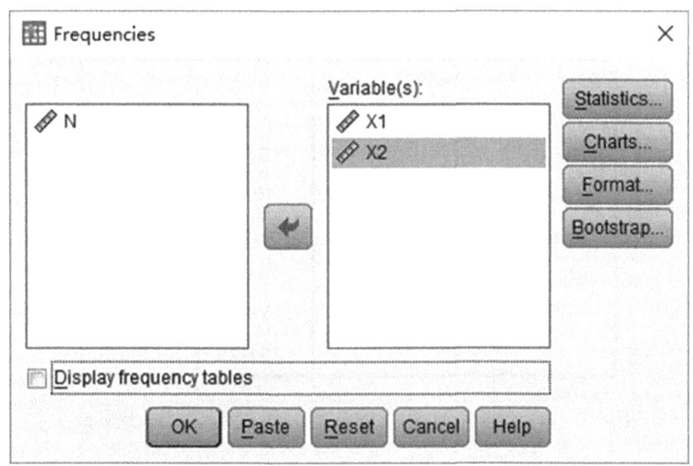

图 11 -2　例 11 -1 数据分析时的频数对话框

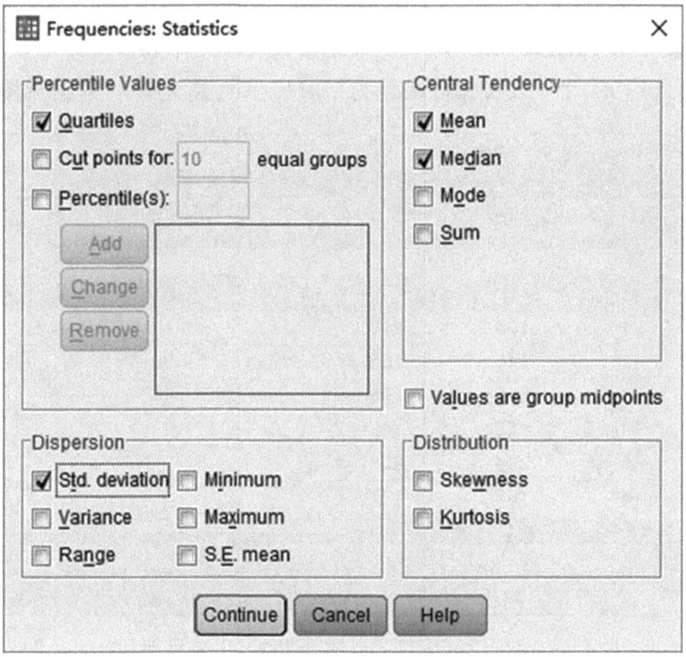

图 11 -3　例 11 -1 数据分析时的统计量对话框

计算结果见图 11 -4,从上到下分别显示干预前、后两个变量(X_1、X_2)的有效样本量(Valid)均为 24,缺失样本(missing)均为 0,以及勾选的描述性统计量均数、中位数、标准差和三个四分位数(即第 25、第 50 和第 75 百分位数,因中位数即第 50 百分位数,故中位数和第 50 百分位数相同)。这里要说明的是,SPSS 的分析结果表格和图形的格式都并非固定格式,可以根据个人要求进行编辑美化,如调整表格和图形的样式、颜色、线条样式等,也可以调整文字字体、字号、小数位数、颜色等。

Statistics

		X1	X2
N	Valid	24	24
	Missing	0	0
Mean		187.79	168.25
Median		179.00	165.00
Std. Deviation		33.160	26.796
Percentiles	25	162.25	146.25
	50	179.00	165.00
	75	217.75	186.25

图 11 -4　例 11 -1 数据统计量分析的 SPSS 输出报告

此外,SPSS 软件还提供了计算描述性统计量时的其他多种路径,如在主窗口菜单或结果窗口菜单依次选择“分析”— “描述统计”—“描述”(对应英文为“Analyze”—

"Descriptive Statistics"—"Descriptives..."),"分析"—"描述统计"—"探索"(对应英文为"Analyze"—"Descriptive Statistics"—"Explore..."),"分析"—"报告"—"个案汇总"(对应英文为"Analyze"—"Reports"—"Case Summaries..."),"分析"—"比较均值"—"均值"(对应英文为"Analyze"—"Compare Means"—"Means..."),然后在弹出的对话框中选择要分析的变量,同时选择需要的统计指标,即可完成分析。不同的路径弹出的界面对话窗口不同,可选择的统计量也有多有少,结果的展示表格也不相同,但相同数据的相同统计量通过不同路径得到的分析结果是完全一样的,因此可根据个人习惯选择不同的路径进行描述。

二、分类数据的统计描述

常见的分类数据有性别(男、女,二分类)、血型(A、B、O、AB,无序四分类)、病情程度(轻、中、重,有序三分类),孩子数(0、1、2、≥3,有序四分类)等。它们的共同特征是数据取值是有限的几个分类,取值可以是数字,也可以是文字,一般没有测量单位。下面通过一个实例来介绍使用 SPSS 软件对分类资料进行统计学描述的方法。

例 11 -2　在例 11 -1 有关膳食干预是否有助于降低血清胆固醇水平的研究数据中,随机选取 24 名社区成年居民的基本情况(性别、年龄段),数据见表 11 -2。试对此数据进行统计学描述。

表 11 -2　24 名社区成年居民性别和年龄段的原始数据

编号(*N*)	性别(Sex)	年龄段(Age)	编号(*N*)	性别(Sex)	年龄段(Age)
1	男	青年	13	男	青年
2	女	老年	14	女	青年
3	男	中年	15	女	青年
4	女	青年	16	男	中年
5	女	中年	17	女	中年
6	男	老年	18	男	中年
7	男	青年	19	女	中年
8	女	老年	20	男	中年
9	男	中年	21	女	中年
10	女	青年	22	女	中年
11	男	青年	23	男	中年
12	女	中年	24	男	中年

使用 SPSS 分析步骤如下:

在 SPSS 数据窗口建立此数据(3 个变量分别为 *N*、Sex 和 Age,*N* 是数值型变量,小数位数为 0,其他两个为字符串变量),并录入这 24 个人的数据,保存为"Li11 -2",此处不再进行数据展示。

计算描述性统计量时,可依次选择主窗口或结果窗口主菜单中的"分析"—"描述统计"—"频率"(对应英文为"Analyze"—"Descriptive Statistics"—"Frequencies..."),在打开的对话窗口中,将左边的变量"Sex"和"Age"推送到右边的分析变量列中,如图 11 - 5 所示;然后单击对话框右上角的统计量按钮"Statistics...",在出现的统计量对话框中取消所有勾选相应的统计指标,然后单击最下方的继续按钮"Continue"返回到图 11 - 5 的频数对话框,勾选"显示频率表格(Display frequency tables)",然后点击最下方的确认按钮"OK",提交电脑进行计算。

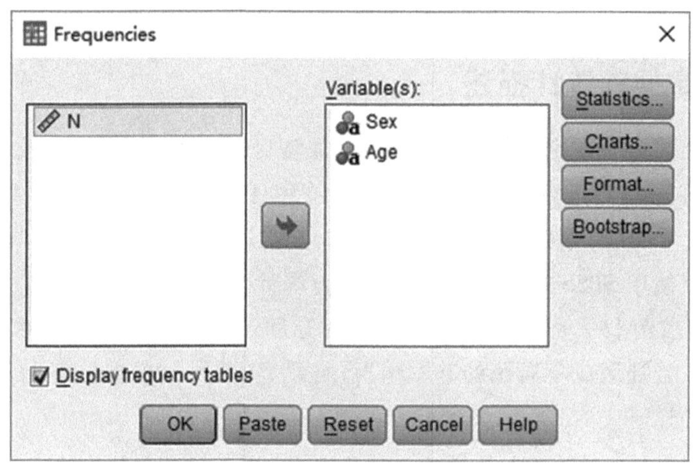

图 11 -5　例 11 -2 数据分析时的频数对话框

计算结果见图 11 -6,从上到下分别显示"性别(Sex)"和"年龄段(Age)"两个变量的统计结果,从左到右的数据分别为"频数(Frequency)""百分比(Percent)""有效百分比(Valid Percent)"(即剔除缺失数据后的百分比)和"累计百分比(Cumulative Percent)"。本例无缺失数据,故有效百分比和百分比数据相同。

Sex

		Frequency	Percent	Valid Percent	Cumulative Percent
Valid	男	12	50.0	50.0	50.0
	女	12	50.0	50.0	100.0
	Total	24	100.0	100.0	

Age

		Frequency	Percent	Valid Percent	Cumulative Percent
Valid	老年	7	29.2	29.2	29.2
	青年	8	33.3	33.3	62.5
	中年	9	37.5	37.5	100.0
	Total	24	100.0	100.0	

图 11 -6　例 11 -2 数据统计量分析的 SPSS 输出报告

此外,如果有两个或多个分类变量要同时交叉分组分析,可选择使用交叉表功能,路径为:“分析”—“描述统计”—“交叉表”(对应英文为“Analyze”—“Descriptive Statistics”—“Crosstabs...”),然后在弹出的对话框中选择要分析的变量,如将例11-2的“性别”变量推送到行,“年龄段”变量推送到列,同时选择需要的单元格显示指标(如行百分比),然后单击“OK”,即可完成分析,计算结果见图11-7。

Sex * Age Crosstabulation

			Age			Total
			老年	青年	中年	
Sex	男	Count	3	4	5	12
		% within Sex	25.0%	33.3%	41.7%	100.0%
	女	Count	4	4	4	12
		% within Sex	33.3%	33.3%	33.3%	100.0%
Total		Count	7	8	9	24
		% within Sex	29.2%	33.3%	37.5%	100.0%

图11-7 例11-2数据交叉表分析的SPSS输出报告

第二节 SPSS中t检验的基本操作

样本均数在比较时,如果数据满足正态分布等条件,常常会用到t检验的统计学方法,常用的有用于一个样本均数和已知总体均数比较的单样本t检验,配对设计时判断成对样本的差值是否有统计学意义的配对t检验,还有完全随机设计时两个样本均数之间判断差异显著性的两独立样本t检验,下面一一举例介绍。

一、单样本t检验

例11-3 通过大规模调查得到某地头胎新生儿出生体重均数为3.30 kg,今从该地二胎分娩数据中随机抽取20名新生儿,提取出生体重数据,见表11-3。问该地二胎新生儿出生体重是否与头胎新生儿出生体重不同?

表11-3 20名二胎新生儿出生体重的原始数据(kg)

编号	体重	编号	体重
1	3.30	11	3.30
2	3.20	12	2.70
3	2.90	13	2.80
4	3.40	14	3.60
5	3.60	15	3.50
6	2.90	16	2.60

续表

编号	体重	编号	体重
7	2.80	17	3.10
8	3.10	18	3.50
9	3.00	19	3.00
10	3.20	20	2.70

使用 SPSS 分析步骤如下：

在 SPSS 数据窗口建立此数据（只需要建立一个变量"Weight"，使用默认的数值型变量类型，小数位数为两位），并录入这 20 个人的数据（纵向一列格式），保存为"Li11 - 3"，此处不再进行数据展示。

单样本 t 检验在分析时，可依次选择主窗口或结果窗口主菜单中的"分析"—"比较均值"—"单样本 t 检验"（对应英文为"Analyze"—"Compare means"—"One - Sample T Test..."），在打开的对话窗口中，将左边的变量"Weight"推送到右边的分析变量列中，然后在"检验值"（对应英文为"test value"）的数据窗口中输入例题中的总体均数（3.3），最后单击最下方的确认按钮"OK"，提交电脑进行计算。

计算结果见图 11 - 8，第一张图显示的是"Weight"变量的描述性统计结果，有样本量、均数、标准差和标准误等指标；第二张图是单样本 t 检验的结果，从左到右的数据分别为 t 统计量值、自由度、双侧显著性 P 值、样本均数和总体均数的差值，以及差值的 95% 可信区间。本例样本数据均值为 3.11，显著小于总体均数 3.30，P 值为 0.014，两均数之间差值为 -0.19，其 95% 可信区间为（-0.3364，-0.0436）。

在进行单侧检验时，其显著性的 P 值为目前过程计算出来的双侧 P 值的一半（因为 t 分布为对称分布）。差值为负值时如果要改为正值，则其可信区间也要相应改动，即可信区间的上下限要对调且数据要变正负号，对本例来讲，其具体数据可以变换为 0.19（0.0436～0.3364）。

One-Sample Statistics

	N	Mean	Std. Deviation	Std. Error Mean
Weight	20	3.1100	.31271	.06992

One-Sample Test

	Test Value = 3.3					
					95% Confidence Interval of the Difference	
	t	df	Sig. (2-tailed)	Mean Difference	Lower	Upper
Weight	-2.717	19	.014	-.19000	-.3364	-.0436

图 11 -8　例 11 -3 单样本 t 检验分析 SPSS 输出报告

二、配对设计两相关样本 t 检验

例 11－4　采用动物实验方法研究脑缺氧对脑组织中生化指标的影响，将种属相同、出生状况相近的小鼠按出生体重配成 7 对，每对中的两只动物随机接受两种处理，分别为对照组和脑缺氧模型组，实验结果如表 11－4。试比较两种处理的脑组织生化指标测量结果有无差别。

表 11－4　两组小鼠脑组织某生化指标测量结果的原始数据（μg/g）

配对编号	对照组	实验组
1	0.3550	0.2755
2	0.2000	0.2545
3	0.3130	0.1800
4	0.3630	0.3230
5	0.3544	0.3113
6	0.3450	0.2955
7	0.3050	0.2870

使用 SPSS 分析步骤如下：

在 SPSS 数据窗口建立此数据（需要建立 3 个变量，分别为编号、对照组和实验组，数据结构和表 11－4 完全相同），并录入这 7 行数据，保存为"Li11－4"，此处不再进行数据展示。

配对 t 检验在分析时，可依次选择主窗口或结果窗口主菜单中的"分析"—"比较均值"—"配对样本 t 检验"（对应英文为"Analyze"—"Compare means"—"Paired－Samples T Test..."），在打开的对话窗口中，将左边的变量"对照组"和"实验组"推送到右边的第一对分析变量列中（SPSS 可以同时进行多个变量之间的配对 t 检验，但本例只有一对结果变量，窗口如图 11－9 所示），然后单击最下方的确认按钮"OK"，提交电脑进行计算。

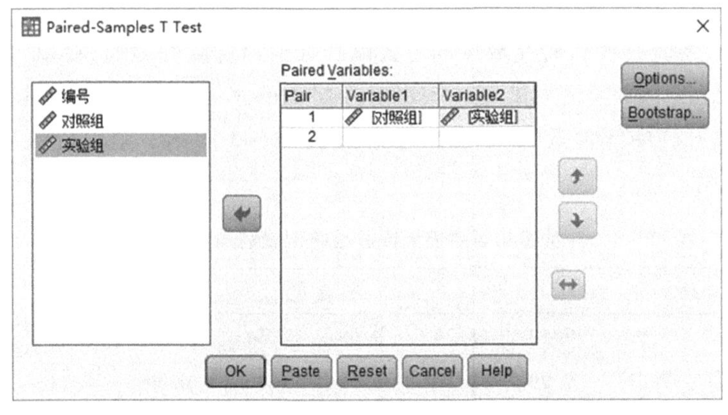

图 11－9　SPSS 中配对 t 检验运算窗口

计算结果见图 11 - 10,第一张图显示的是两个变量的描述性统计结果,有均数、样本量、标准差和标准误 4 个指标;第二张图显示的是配对样本之间的相关性描述结果,总共有 7 对数据,相关系数为 0.416,显著性 P 值为 0.353;第三张图是最主要的配对 t 检验结果,从左到右的数据分别为差值的均数、差值的标准差、差值的标准误、差值的 95% 可信区间、t 统计量值、自由度以及双侧显著性 P 值。本例样本数据差值的均数为 0.04409,和原假设(检验假设)所期望的 0 无显著差别,双侧 P 值为 0.087,比显著性界值 0.05 大。均数差的 95% 可信区间为(-0.00878,0.09695),包含了 0,同样没有统计学意义。

Paired Samples Statistics

		Mean	N	Std. Deviation	Std. Error Mean
Pair 1	对照组	.319343	7	.0570867	.0215767
	实验组	.275257	7	.0476637	.0180152

Paired Samples Correlations

		N	Correlation	Sig.
Pair 1	对照组 & 实验组	7	.416	.353

Paired Samples Test

		Paired Differences					t	df	Sig. (2-tailed)
					95% Confidence Interval of the Difference				
		Mean	Std. Deviation	Std. Error Mean	Lower	Upper			
Pair 1	对照组 - 实验组	.0440857	.0571642	.0216061	-.0087824	.0969538	2.040	6	.087

图 11 -10　例 11 -4 配对 t 检验分析结果的 SPSS 输出报告

特殊情况下,若要进行单侧检验,其显著性的 P 值为目前过程计算出来的双侧 P 值的一半(因为 t 分布为对称分布)。这里的差值为对照组 - 实验组的结果,如果要反过来计算实验组 - 对照组的结果,可以直接改变差值的正负号,则其可信区间也要相应改动,即可信区间的上下限要对调且数据要变正负号;或者重新运行配对 t 检验,在图 11 -9 的窗口中先推入实验组,再推入对照组,这样差值及其可信区间也会是实验组 - 对照组的结果。

三、完全随机设计两独立样本 t 检验

例 11 -5　某研究者为研究金属镉对大鼠肝脏中锌含量的影响,将 20 只大鼠随机分为实验组和对照组。实验组大鼠每日饮用含金属镉的水,对照组每日饮用正常水。1 个月后,测量大鼠肝脏中锌含量(μg/mL),结果如表 11 -5 所示。请评价镉对大鼠肝脏中锌含量的影响?

表 11 -5　实验组和对照组大鼠肝脏锌含量的原始数据(μg/mL)

分组	锌含量									
实验组	7.14	5.95	7.10	8.26	9.08	7.91	9.07	9.30	8.64	8.51
对照组	6.61	7.31	7.20	7.80	5.65	6.85	6.39	6.57	7.91	5.86

使用 SPSS 分析步骤如下:

在 SPSS 数据窗口建立此数据(需要建立两个变量,分别为分组和锌含量,分组中"1"代表实验组,"2"代表对照组),录入数据时,分组 1 录入 10 个,分组 2 录入 10 个,锌含量前 10 个录入实验组的数据,后 10 个录入对照组的数据,保存为"Li11 - 5",前 13 行数据展示如图 11 - 11 所示。

	分组	锌含量	var	var	var	var
1	1.00	7.14				
2	1.00	5.95				
3	1.00	7.10				
4	1.00	8.26				
5	1.00	9.08				
6	1.00	7.91				
7	1.00	9.07				
8	1.00	9.30				
9	1.00	8.64				
10	1.00	8.51				
11	2.00	6.61				
12	2.00	7.31				
13	2.00	7.20				

图 11 - 11　例 11 - 5 数据录入界面

两独立样本 t 检验在分析时,可依次选择主窗口或结果窗口主菜单中的"分析"—"比较均值"—"独立样本 t 检验"(对应英文为"Analyze"—"Compare means"—"Independent - Samples T Test..."),在打开的对话窗口中,将左边的变量"锌含量"推送到右侧上方的检验变量窗体中,将左边的变量"分组"推送到右侧下方的分组变量窗体中,同时单击"定义组..."按钮,在组 1 后输入"1"表示实验组,在组 2 后输入"2"表示对照组,然后单击"继续",返回到"独立样本 T 检验"对话窗口,如图 11 - 12 所示,最后单击左下角的确认按钮"OK",提交电脑进行计算。

计算结果见图 11 - 13,第一张图显示的是结果变量"锌含量"两组分别的描述性统计结果,有样本量(N)、均数(Mean)、标准差(Std. Deviation)和标准误(Std. Error Mean)四个指标,第二张图显示的是独立样本 t 检验的结果,最左边的两列显示的是两分组之间数据方差齐性 Levene 检验(Levene's test for equality of variances)的 F 值和显著性 P 值,本例 F 值为 1.302,显著性 P 值为 0.269,表示组间方差的差异没有统计学意义,满足方差齐性要求,此时要读取第一行的 t 值及其他结果。本例两组间均数分布为 8.0960 和 6.8150,均数差值为 1.2810,P 值为 0.006,均数差的 95% 可信区间为(0.40850,2.15350),没有包含 0,同样也表示组间差异有统计学意义。

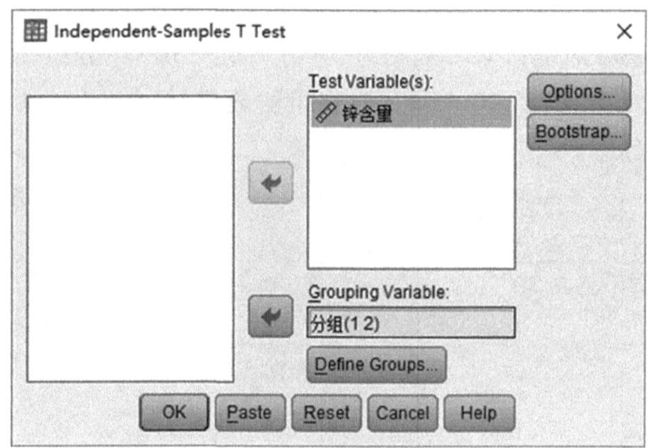

图 11－12　独立样本 t 检验运算窗口

如果方差齐性检验的 P 值显著，表示组间方差的差异有统计学意义，方差齐性不满足，要读取第二行校正了自由度的 t 检验结果。SPSS 软件同时给出方差齐性满足的结果（第一行）和方差齐性不满足的结果（第二行），到底选哪行的结果，要看方差齐性检验的显著性，不能随意选择。

Group Statistics

	分组	N	Mean	Std. Deviation	Std. Error Mean
锌含量	1.00	10	8.0960	1.07531	.34004
	2.00	10	6.8150	.75393	.23841

Independent Samples Test

		Levene's Test for Equality of Variances		t-test for Equality of Means						
									95% Confidence Interval of the Difference	
		F	Sig.	t	df	Sig. (2-tailed)	Mean Difference	Std. Error Difference	Lower	Upper
锌含量	Equal variances assumed	1.302	.269	3.085	18	.006	1.28100	.41529	.4085	2.153
	Equal variances not assumed			3.085	16.12	.007	1.28100	.41529	.4011	2.160

图 11－13　例 11－5 独立样本 t 检验分析结果的 SPSS 输出报告

四、正态性检验

两独立样本的 t 检验的使用条件是数据满足独立性、正态性和方差齐性。独立性从实验设计就可以判断，方差齐性在上述 t 检验的过程中 SPSS 软件自动进行了检验，对于数据的正态性,要单独进行检验。

这里以例 11－5 的数据来介绍正态性检验的操作过程。

数据建立的步骤同例 11－5,检验两组数据各自的正态性时,可依次选择主窗口或结果窗口主菜单中的“分析”—“描述统计”—“探索”(对应英文为“Analyze”—“Descriptive statistics”—“Explore...”),在打开的对话窗口中,将左边的变量“锌含量”推送到右侧上方的因变量列表窗体中,将左边的变量“分组”推送到右侧的因子列表窗体中,同时单击“绘制”按钮(对应英文为“Plots...”),勾选“带检验的正态图(Normality plots with tests)”,然后单击“继续”,返回到探索的对话窗口,见图 11－14,最后单击左下角的“OK”按钮,提交电脑进行计算。

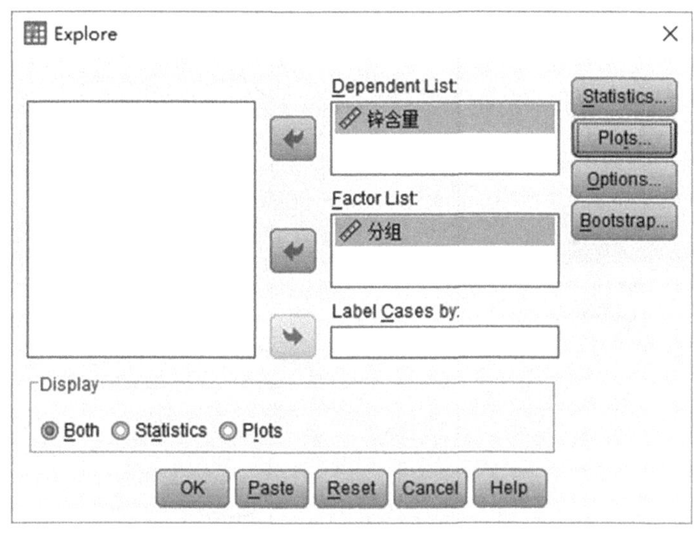

图 11－14 数据探索运算窗口

计算结果非常多,最主要的结果如图 11－15 所示,此外还有两组各自的 Q－Q 图和两组在一起的箱图,正态性结果显示的是结果变量“锌含量”两组分别的正态性检验结果。这里的正态性检验有两种方法,分别为 Kolmogorov－Smirnova 方法和 Shapiro－Wilk 方法。两种方法的显著性一般一致,如本例均没有显著性,表示两组数据都满足正态性要求。当两种方法的结果有矛盾时,可根据样本量大小来选择适当的结果;当样本量在 50 及以内时用 Shapiro－Wilk 方法,样本量在 50 以上时用 Kolmogorov－Smirnova 方法。第一种方法中当 P 值比较大时,不显示具体 P 值,而是显示 0.200,并注释其为真正显著性的下限,表示真正的显著性 P 值是大于 0.2 的。

Q－Q 图和箱式图是直观的判断方法,其中 Q－Q 图主要看散点和中间直线一致性,而箱式图主要看箱体上下的对称性。需要注意的是,Q－Q 图和箱式图不给出显著性 P 值,需要自行判断,比较主观。

Tests of Normality

	分组	Kolmogorov-Smirnov[a]			Shapiro-Wilk		
		Statistic	df	Sig.	Statistic	df	Sig.
锌含量	1.00	.161	10	.200*	.916	10	.321
	2.00	.107	10	.200*	.963	10	.814

a. Lilliefors Significance Correction

*. This is a lower bound of the true significance.

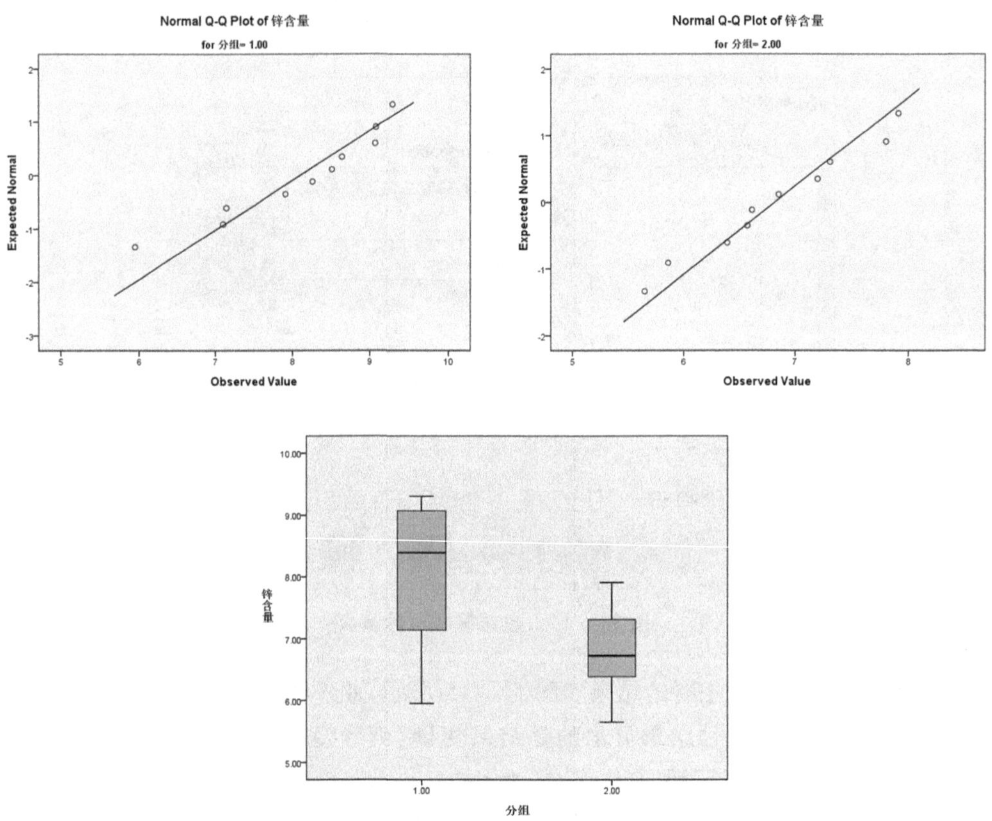

图 11－15　正态性检验部分运算结果的 SPSS 输出报告

第三节　SPSS 中方差分析的基本操作

多个样本均数在比较时，如果数据满足正态分布和方差齐性等条件，常常会用到统计学方法中的方差分析。根据研究设计的不同，方差分析有不同的分析方法，如常用的完全随机设计的方差分析方法、随机区组设计的方差分析方法，以及其他多因素设计时的方差分析方法等，下面一一举例介绍。

一、完全随机设计的方差分析

例 11－6 将同一个体的 12 份血液标本随机等分成 3 组，分别用甲、乙、丙 3 种抗凝剂处理后测红细胞沉降率，实验结果见表 11－6。问 3 种抗凝剂作用的差异是否有统计学意义？

表 11－6 3 种抗凝剂处理后红细胞沉降率的原始数据

抗凝剂	红细胞沉降率(mm/h)			
甲	17	16	16	15
乙	10	11	12	12
丙	11	9	8	9

使用 SPSS 分析步骤如下：

在 SPSS 数据窗口建立此数据(需要建立两个变量，分别为抗凝剂和红细胞沉降率，两者都是数值变量并且不需要小数，抗凝剂的甲、乙、丙分别用 1、2、3 表示)，录入数据时，抗凝剂 1、2、3 分别录入 4 个，然后录入红细胞沉降率的具体数据，保存为"Li11－6"，数据展示如图 11－16 所示，共 12 行数据。

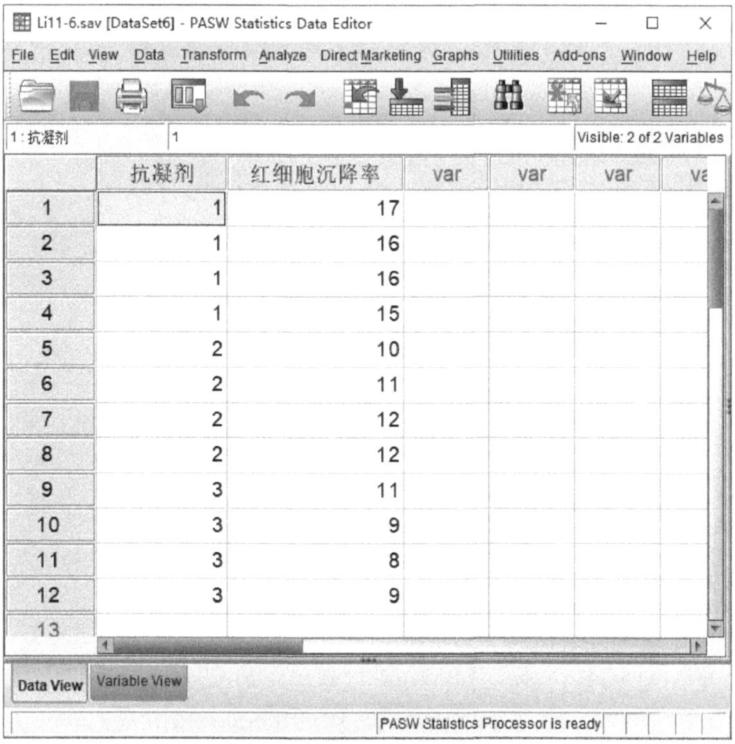

Li11-6.sav [DataSet6] - PASW Statistics Data Editor

File Edit View Data Transform Analyze Direct Marketing Graphs Utilities Add-ons Window Help

1 : 抗凝剂 1 Visible: 2 of 2 Variables

	抗凝剂	红细胞沉降率	var	var	var
1	1	17			
2	1	16			
3	1	16			
4	1	15			
5	2	10			
6	2	11			
7	2	12			
8	2	12			
9	3	11			
10	3	9			
11	3	8			
12	3	9			
13					

Data View Variable View

PASW Statistics Processor is ready

图 11－16 例 11－6 数据录入界面

完全随机设计的方差分析又称为单因素方差分析(One－Way ANOVA)，在分析时可依次选择主窗口或结果窗口主菜单中的"分析"—"比较均数"—"单因素方差分析"(对应英文为“Analyze”—“Compare means”—“One - Way ANOVA...”),在打开的对话窗口中,将左边的变量“红细胞沉降率”推送到右侧上方的因变量列表窗体中,将左边的变量“抗凝剂”推送到右侧下方的因子变量窗体中,如图 11 - 17 所示,然后单击“选项”按钮(对应英文为“Option...”),勾选“描述性和方差同质性检验”,如图 11 - 18 所示,还可以再单击“两两比较”按钮(对应英文为“Post Hoc...”),勾选“均数间两两比较的方法”,如 LSD 法,如图 11 - 19 所示,单击“Continue”按钮,返回到单因素方差分析窗口中,最后单击左下角的“OK”按钮,提交电脑进行计算。

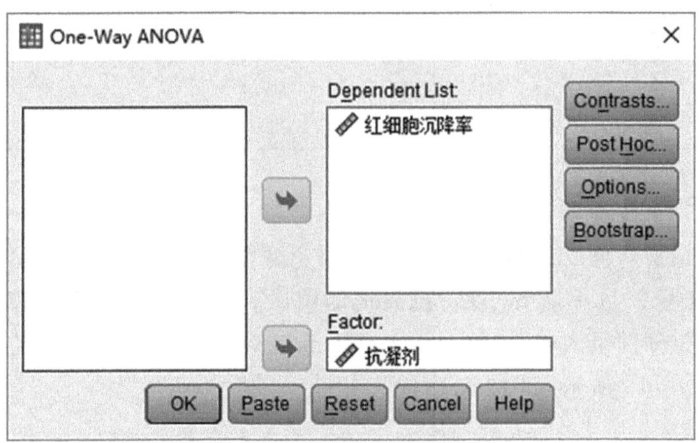

图 11 - 17　SPSS 中单因素方差分析窗口

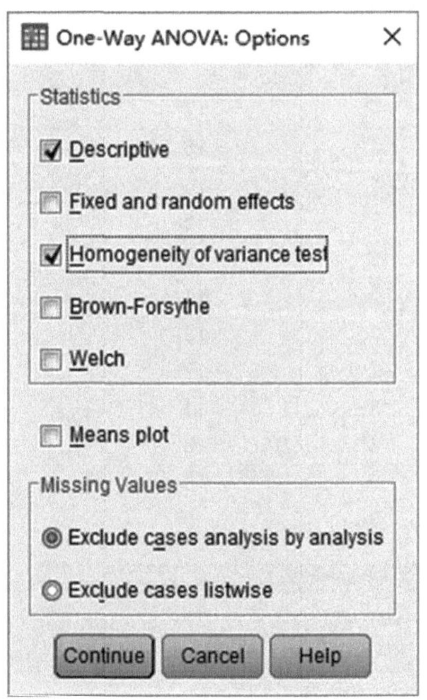

图 11 - 18　SPSS 中单因素方差分析的选项窗口

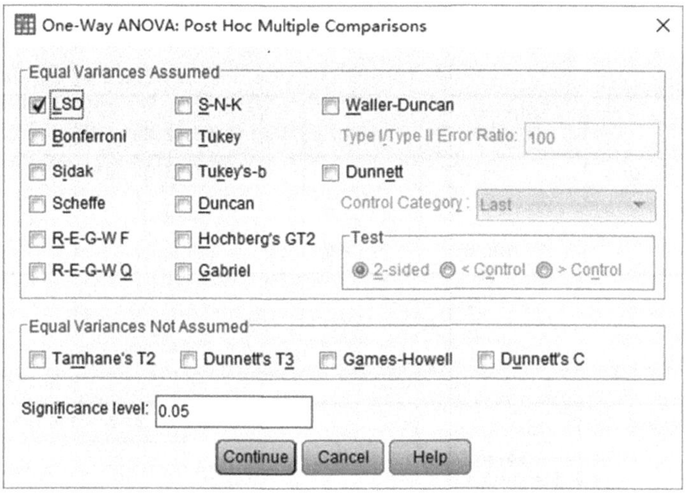

图 11－19 SPSS 中单因素方差分析的两两比较窗口

计算结果见图 11－20，第一张结果图显示的是结果变量“红细胞沉降率”三组分别的描述性统计结果，有样本量、均数、标准差、标准误、均数的 95% 可信区间以及最大值、最小值等 8 个指标，第二张图显示的是三组之间数据方差齐性检验(test of homogeneity of variances)的 Levene 统计量、自由度和显著性，本例显著性 P 值为 0.674，表示组间方差的差异没有统计学意义，满足方差齐性要求。第三张图显示的是方差分析结果，有离均差平方和(Sum of Squares)、自由度(df)、均方(Mean Square)、F 值及显著性 P 值。本例 P 值很小，小数点后三位小数都是 0，如果双击可以看到更多小数位，可发现具体 P 值为 0.00001959，具有高度统计学差异。第四张图显示的是 LSD 方法进行组间两两比较的结果，可见 1 组与 2 组之间、1 组与 3 组之间、2 组与 3 组之间的差异均有统计学意义，且图中给出了各组均数差值、差值的标准误、显著性 P 值以及差值的 95% 可信区间。

Descriptives

红细胞沉降率

	N	Mean	Std. Deviation	Std. Error	95% Confidence Interval for Mean		Minimum	Maximum
					Lower Bound	Upper Bound		
1	4	16.00	.816	.408	14.70	17.30	15	17
2	4	11.25	.957	.479	9.73	12.77	10	12
3	4	9.25	1.258	.629	7.25	11.25	8	11
Total	12	12.17	3.099	.895	10.20	14.14	8	17

Test of Homogeneity of Variances

红细胞沉降率

Levene Statistic	df1	df2	Sig.
.412	2	9	.674

ANOVA

红细胞沉降率

	Sum of Squares	df	Mean Square	F	Sig.
Between Groups	96.167	2	48.083	45.553	.000
Within Groups	9.500	9	1.056		
Total	105.667	11			

Multiple Comparisons

红细胞沉降率
LSD

(I) 抗凝剂	(J) 抗凝剂	Mean Difference (I-J)	Std. Error	Sig.	95% Confidence Interval	
					Lower Bound	Upper Bound
1	2	4.750*	.726	.000	3.11	6.39
	3	6.750*	.726	.000	5.11	8.39
2	1	-4.750*	.726	.000	-6.39	-3.11
	3	2.000*	.726	.022	.36	3.64
3	1	-6.750*	.726	.000	-8.39	-5.11
	2	-2.000*	.726	.022	-3.64	-.36

*. The mean difference is significant at the 0.05 level.

图 11－20　SPSS 中单因素方差分析结果的输出报告

二、随机区组设计的方差分析

例 11－7　为研究雌激素对子宫发育的作用，将 12 只未成年大鼠按种系相同、体重相近划分为 4 个区组，每个区组 3 只，随机安排注射 0.2 μg/100 g、0.4 μg/100 g 和 0.8 μg/100 g 3 种不同剂量的雌激素，一段时间后取出子宫并称重，数据如表 11－7 所示。试比较下列试验结果中 3 个剂量组之间大鼠子宫质量的差异有无统计学意义。

表 11－7　12 只未成年雌性大鼠注射雌激素后的子宫重量(mg)

大鼠种系	雌激素注射剂量(μg/100 g)		
	0.2	0.4	0.8
甲	106	116	145
乙	42	68	115
丙	70	111	133
丁	42	63	87

使用 SPSS 分析步骤如下：

在 SPSS 数据窗口建立此数据(需要建立 3 个变量，分别为种系、剂量和子宫重量，三者都是数值变量，种系的甲、乙、丙、丁分别用1、2、3、4表示）。录入数据时，种系1、2、3、4分别录入3个，每个种系中剂量0.2、0.4、0.8各录入1个，然后录入子宫重量的具体数据，保存为“Li11－7”，数据展示如图11－21所示，共12行数据。

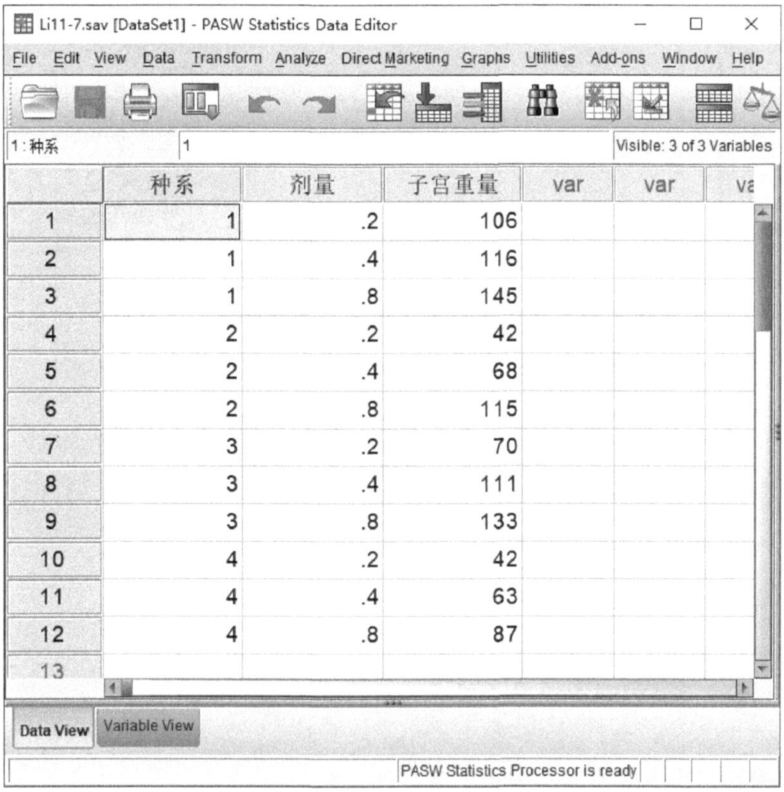

Li11-7.sav [DataSet1] - PASW Statistics Data Editor

File Edit View Data Transform Analyze Direct Marketing Graphs Utilities Add-ons Window Help

1：种系 1 Visible: 3 of 3 Variables

	种系	剂量	子宫重量	var	var
1	1	.2	106		
2	1	.4	116		
3	1	.8	145		
4	2	.2	42		
5	2	.4	68		
6	2	.8	115		
7	3	.2	70		
8	3	.4	111		
9	3	.8	133		
10	4	.2	42		
11	4	.4	63		
12	4	.8	87		
13					

Data View Variable View

PASW Statistics Processor is ready

图11－21　例11－7数据录入界面

随机区组设计的方差分析又称配伍组设计的方差分析，要同时分析两个因素对结果变量的影响，分析时要用到一般线性模型的方法。在SPSS中，可依次选择主窗口或结果窗口主菜单中的“分析”—“一般线性模型”—“单变量”（对应英文为“Analyze”—“General Linear Model”—“Univariate...”），在打开的对话窗口中，将左边的变量“子宫重量”推送到右侧上方的因变量窗体中，再将左边的变量“种系”和“剂量”推送到右侧的固定因子窗体中，如图11－22所示，然后单击“模型…”按钮（对应英文为“Model...”），选择指定模型为“设定”，将左侧的“种系”和“剂量”一个一个地推送到右侧的模型窗体中（注意不要同时推送，否则模型中会增加交互作用项），如图11－23所示；还可以再单击“两两比较...”按钮（对应英文为“Post Hoc...”），将要比较的因素（如“剂量”）推送到右侧，勾选均数间两两比较的方法，如LSD法，如图11－24所示，单击“继续”，返回到单变量窗口中。如果需要描述性统计量，还可以在“选项”（对应英文为“Options...”）里勾选，最后单击左下角的“OK”按钮，提交电脑进行计算。

计算结果见图11－25，第一张图显示的是两因素方差分析的结果，第三类有离均差平方和（Type III Sum of Squares），自由度（df），均方（Mean Square），F值及显著性P值。

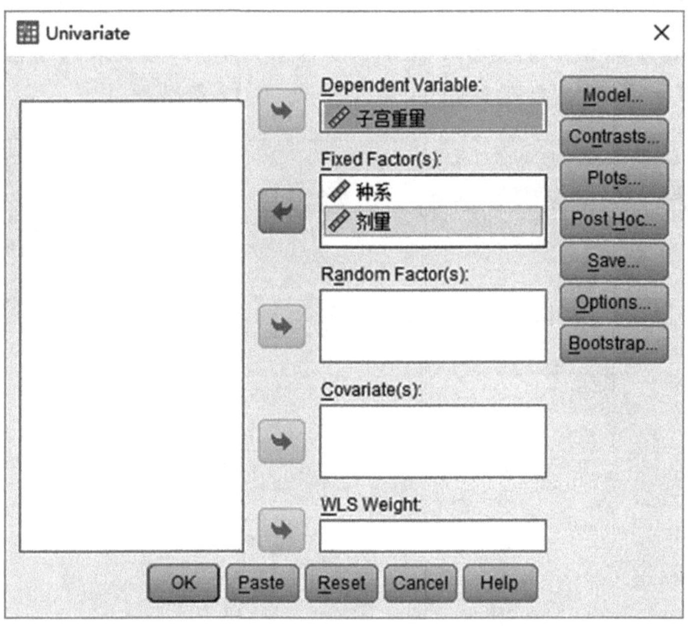

图 11－22　一般线性模型中的单变量分析窗口

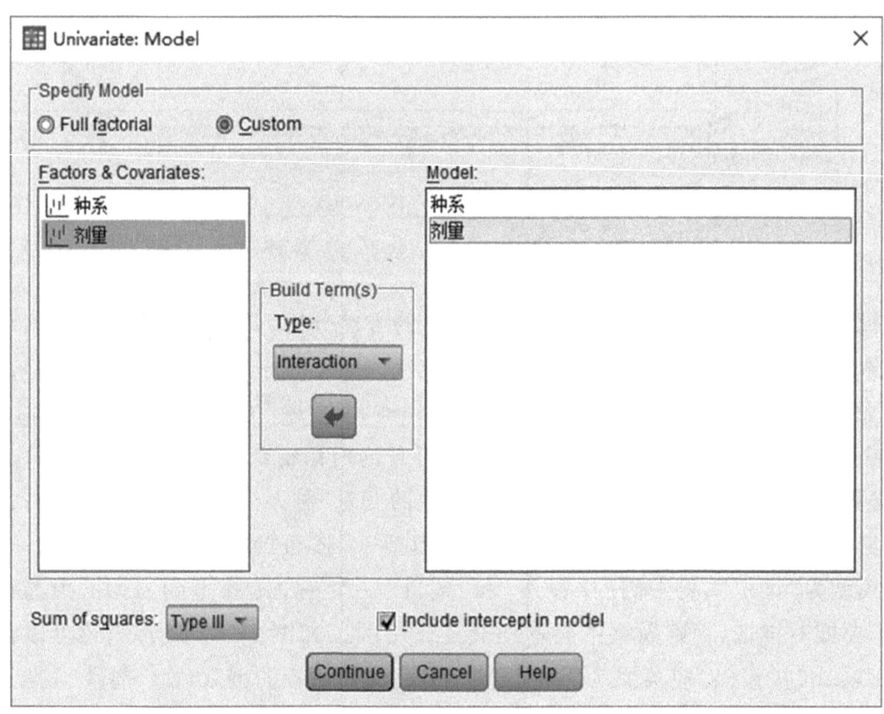

图 11－23　一般线性模型中单变量分析的模型设定窗口

本例两个因素“种系”和“剂量”对应的 P 值均为 0.001，说明多个种系之间和多个剂量之间的差异均具有高度统计学差异。第二张图显示的是 LSD 方法进行不同剂量组间两两比较的结果，可见 0.2 组与 0.4 组之间、0.2 组与 0.8 组之间、0.4 组与 0.8 组之间的差异

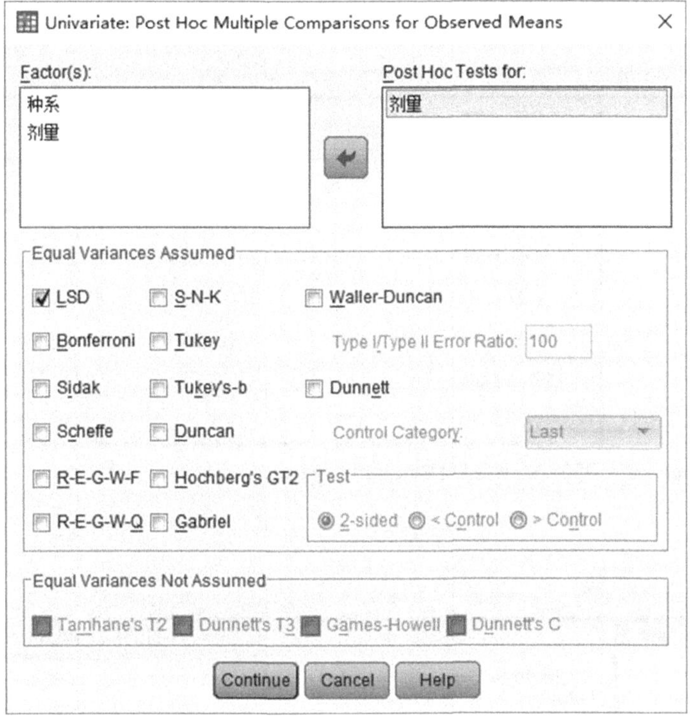

图 11－24　一般线性模型中单变量分析的两两比较窗口

均有统计学意义，且给出了各组均数差值、差值的标准误、显著性 P 值以及差值的95%可信区间。

三、其他方差分析方法

上面介绍的一般线性模型中单变量的分析方法不仅可以处理随机区组设计的两因素的方差分析，还可以处理多因素的方差分析及交互作用的方差分析等，甚至还可以进行随机效应的方差分析，分析时只需将欲分析的变量推送到图 11－22 窗口的固定因子窗体中，如果有随机效应，将对应变量推送到图 11－22 窗口的随机因子窗体中，并按下“模型”按钮（对应英文为“Model...”），按照研究设计设定指定模型，需要交互作用就将交互作用也放入模型，方法和上面介绍的一般线性模型中单变量的分析方法一样，结果也类似，这里不再赘述。

Tests of Between-Subjects Effects

Dependent Variable:子宫重量

Source	Type III Sum of Squares	df	Mean Square	F	Sig.
Corrected Model	12531.667[a]	5	2506.333	27.677	.000
Intercept	100467.000	1	100467.000	1109.452	.000
种系	6457.667	3	2152.556	23.771	.001
剂量	6074.000	2	3037.000	33.537	.001
Error	543.333	6	90.556		
Total	113542.000	12			
Corrected Total	13075.000	11			

a. R Squared = .958 (Adjusted R Squared = .924)

Multiple Comparisons

子宫重量
LSD

(I) 剂量	(J) 剂量	Mean Difference (I-J)	Std. Error	Sig.	95% Confidence Interval	
					Lower Bound	Upper Bound
.2	.4	-24.50*	6.729	.011	-40.96	-8.04
	.8	-55.00*	6.729	.000	-71.46	-38.54
.4	.2	24.50*	6.729	.011	8.04	40.96
	.8	-30.50*	6.729	.004	-46.96	-14.04
.8	.2	55.00*	6.729	.000	38.54	71.46
	.4	30.50*	6.729	.004	14.04	46.96

Based on observed means.
The error term is Mean Square(Error) = 90.556.

*. The mean difference is significant at the 0.05 level.

图 11 -25　一般线性模型中单变量分析结果的输出报告

小结

本章主要介绍了使用 SPSS 软件进行统计描述的简要操作(含连续数据和分类数据),以及两组和多组连续资料比较的 t 检验方法操作和方差分析方法操作,并对 t 检验和方差分析的使用条件及检验方法进行了简要介绍,包括方差分析后的组间两两比较方法。SPSS 还可以进行多种统计图的绘制,限于篇幅,本章从略。

练习题

一、选择题

1. 以下变量是连续数据变量的是____________。

   A. 年龄　　B. 性别　　C. 血型　　D. 民族　　E. 家庭孩子数

2. 以下变量是无序二分类变量的是____________。

   A. 年龄　　B. 性别　　C. 血型　　D. 民族　　E. 家庭孩子数

3. 关于正态性检验，以下描述错误的是____________。

   A. 可以用分析—描述统计—探索菜单操作

   B. 小样本时选择 Shapiro - Wilk 方法的分析结果

   C. 大样本时选择 Kolmogorov - Smirnova 方法的分析结果

   D. 可以参考 Q - Q 图查看其共线性粗略判断

   E. 可以参考箱式图查看其共线性粗略判断

4. 关于独立样本 t 检验，以下描述错误的是____________。

   A. 要定义分组变量两组各自的取值

   B. 结果自带校正自由度的 t 检验

   C. 结果自带数据的正态性检验

   D. 结果自带数据的方差齐性检验

   E. 结果自带组间差值的可信区间

5. 关于随机区组设计，描述正确的是____________。

   A. 可以用分析—比较均数—单因素 ANOVA 菜单操作

   B. 可以用分析——般线性模型—单变量菜单操作

   C. 结果自带数据的正态性检验

   D. 结果自带数据的方差齐性检验

   E. 结果自带组间差值的可信区间

二、简答题

1. 简述 SPSS 中计算均数可以用哪些菜单。
2. 简述 SPSS 中配对 t 检验的操作方法。
3. 简述 SPSS 中配伍设计的方差分析的操作方法。

三、计算题

某医院检验科用新、旧两套设备检测患者的尿酸含量，共检测了 10 份，结果如表 11 - 8 所示，试比较两套检测设备对尿酸的检测结果有无差别。

表 11 - 8　新、旧两套检测设备对尿酸的检测结果（μmol/L）

设备	尿酸测量结果									
旧设备	357	298	355	413	454	395	353	365	432	325
新设备	330	265	350	390	422	342	319	328	395	293

（李强）

第十二章 SPSS 应用——卡方检验与秩和检验

医学研究中除了会遇到第十一章介绍的连续变量(计量数据)的统计分析问题外,还会遇到离散变量(分类数据)的统计分析问题。分类数据包括无序分类数据(又称计数资料)和有序分类数据(又称等级资料)。本章将分别介绍常用于无序分类数据统计分析的卡方检验,以及常用于有序分类数据的统计分析和不符合参数统计方法使用条件的计量数据的统计分析的秩和检验的 SPSS 软件操作方法和结果解读。

第一节 SPSS 中卡方检验的基本操作

当研究的结果变量为无序分类变量(如生存、死亡;感染、未感染;有效、无效;呼吸系统疾病、消化系统疾病、神经系统疾病)时,通常采用卡方检验(chi - square test,χ^2 检验)进行统计分析。这类研究设计中,分组变量有 R(row)个分类,结果变量有 C(column)个分类,组合形成有 $R \times C$ 个格子的 $R \times C$ 行列表,每一格子中的数字为两个变量的各个分类组合所对应的频数。当分组变量和结果变量都是二分类时,组合形成 2 ×2 行列表,即通常所说的四格表,如例 12 - 1 的主要研究数据可以整理为表 12 - 1 的四格表,而例 12 - 3的行变量为三分类,列变量为二分类,则主要研究数据可以整理为表 12 - 3 的 3 ×2 行列表。

一、四格表资料的卡方检验

下面通过对例 12 - 1 和例 12 - 2 数据的分析,使用者可以学习如何采用 SPSS 进行卡方检验,并正确解读 SPSS 软件分析的结果。

(一)非配对四格表资料的卡方检验

例 12 - 1 某地 2010 年进行的成年人慢性病抽样调查中发现,随机抽取的 830 名男性中有 314 人患高血压,1646 名女性中有 602 人患高血压,男性和女性的高血压患病率分别为 37.8% 和 36.6%,数据见表 12 - 1。试比较该地男性和女性的高血压患病率有无差异。

表 12 - 1 某地 2010 年不同性别成年人的高血压患病情况

性别	患病人数	未患病人数	合计人数	患病率(%)
男性	314	516	830	37.8
女性	602	1044	1646	36.6
合计	916	1560	2476	37.0

表12-1中共两个变量,即:行变量"性别",有"男性"和"女性"两个分类;列变量"是否患高血压",有"患病"和"未患病"两个分类。两个变量各自的两个分类组合形成2×2行列表的四个单元格,这四个单元格中的数据314(a)、516(b)、602(c)、1044(d)为表12-1的基本数据,表中的其他数据都可从a、b、c、d这四个数据推算得到,所以这种资料又被称为四格表资料。根据前面已经学过的理论知识,判断出该资料的结果变量(患病、未患病)为二分类变量,可采用卡方检验进行分析。

因表12-1提供的是整理后的数据(按"性别"和"是否患病"两个变量各自的两个分类整理为四格表),而非原始数据(每一个研究对象占一行,每一个变量如"性别"和"是否患病"各占一列),因此采用SPSS对此数据进行统计分析前,应先采用图12-1所示的格式将数据录入SPSS软件,然后采用SPSS软件"Data"菜单下的"Weight"命令对数据进行加权(亦称为权重),将其转换为适合SPSS分析的数据格式(操作过程见图12-2、图12-3)。对于按照一个研究对象占一行、一个变量占一列的格式录入的原始数据,则无须进行此加权赋值过程。然后,按图12-4~图12-6所示的步骤,采用"Crosstabs"命令进行卡方检验。在图12-6中选中左上角的"Chi-square"。

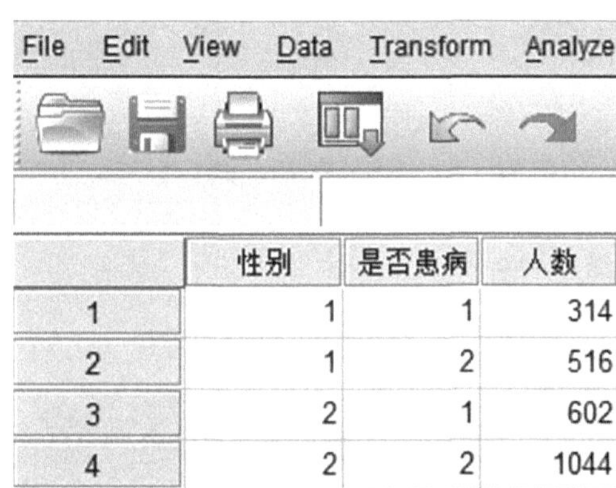

	性别	是否患病	人数
1	1	1	314
2	1	2	516
3	2	1	602
4	2	2	1044

图12-1 例12-1数据的SPSS录入界面

如果使用者喜欢通过写代码来进行卡方检验,或希望保存图12-2~图12-6所示窗口操作的代码以备将来查询和再使用,可以直接在SPSS软件的"Syntax"窗口撰写代码,或者在进行上述窗口操作时单击"Paste",窗口操作的后台代码将被自动粘贴到"Syntax"窗口中,然后选择拟存放代码文件的电脑文件夹,将该Syntax文件予以保存,亦可按照自己的习惯对该文件重新命名,使用时如图12-7所示,选中要运行的代码(如图12-7中选中"WEIGHT BY 人数")后,点击上方菜单栏中的"…"按钮即可。

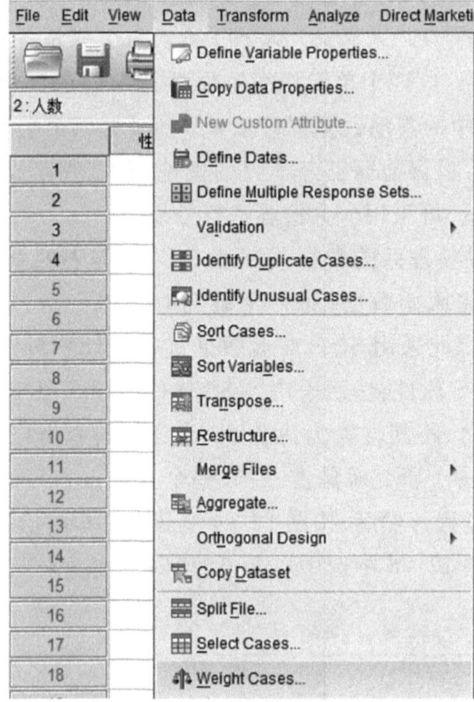

图 12-2　SPSS 的"Weight"过程-1

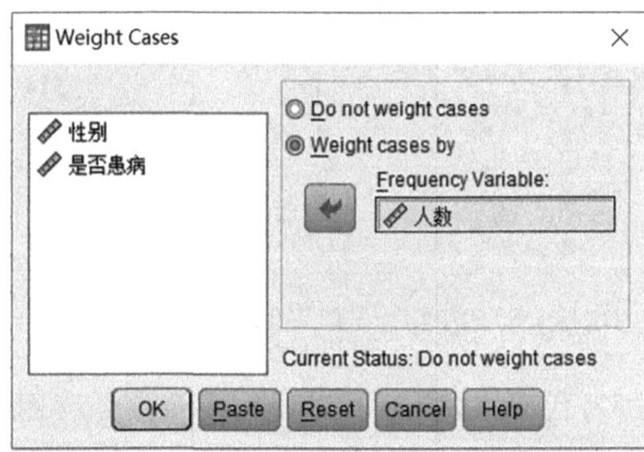

图 12-3　SPSS 的"Weight"过程-2

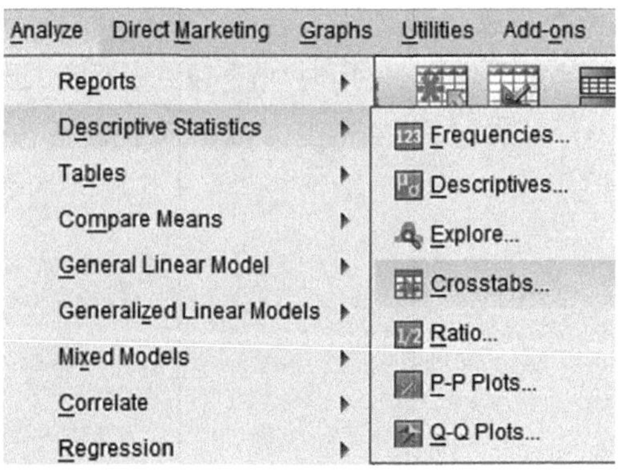

图 12-4　SPSS 的卡方检验操作过程-1

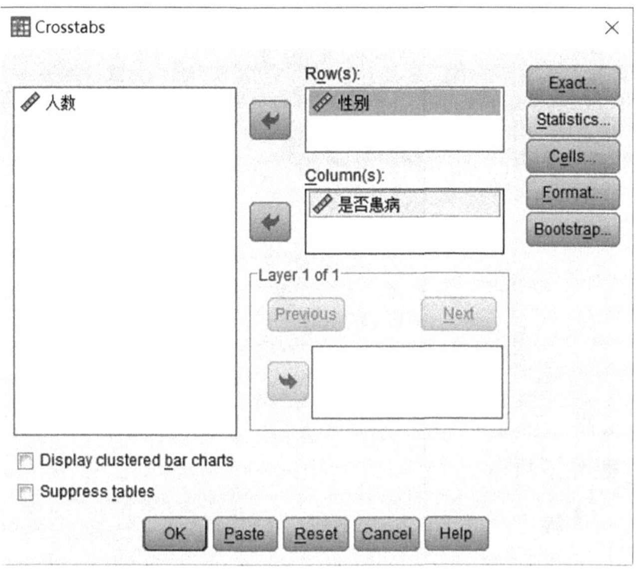

图 12－5　SPSS 的卡方检验操作过程－2

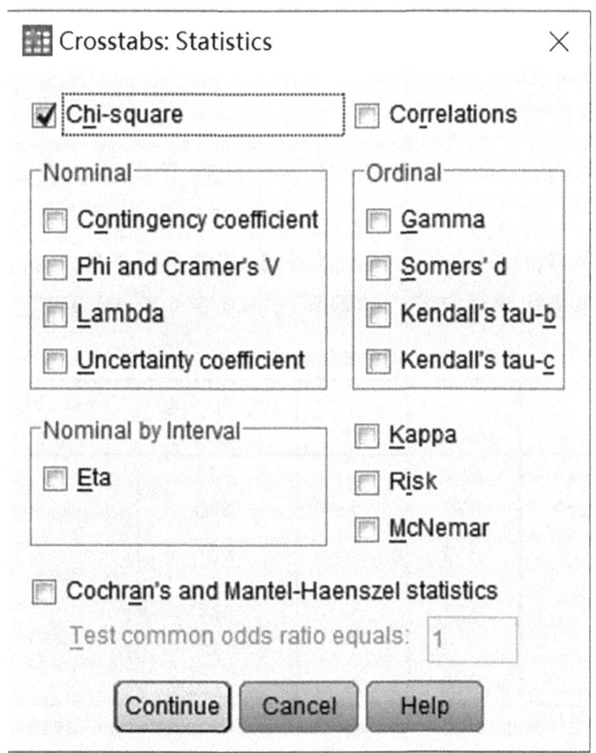

图 12－6　SPSS 的卡方检验操作过程－3

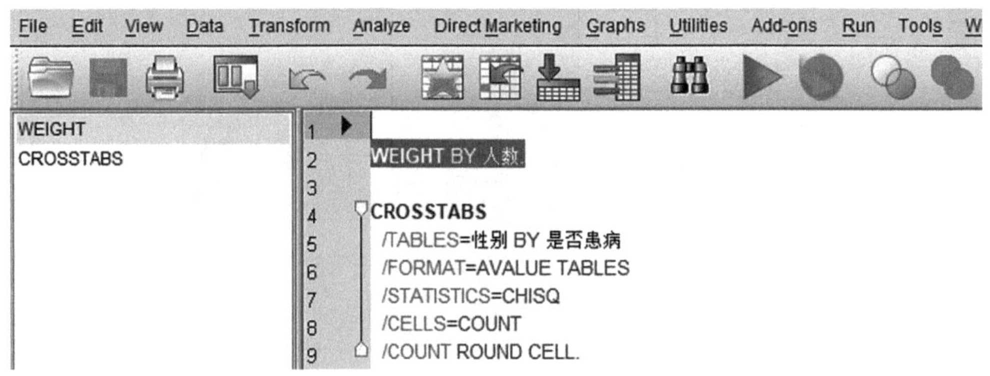

图 12－7　SPSS 软件的"Syntax"代码窗口

例 12－1 的代码如下所示。

```
WEIGHT BY 人数.
CROSSTABS
  /TABLES=性别 BY 是否患病
  /FORMAT=AVALUE TABLES
  /STATISTICS=CHISQ
  /CELLS=COUNT
  /COUNT ROUND CELL.
```

例 12－1 的卡方检验的结果见图 12－8，SPSS 软件还会在结果窗口提供"case processing summary"表，展示数据的样本量和缺失值等信息；提供"Crosstabulation"，展示表 12－1 交叉表的内容；使用者可自行对照查阅，此处不罗列此二表。结果显示，该地区男性和女性的高血压患病率没有统计学差异（$\chi^2=0.375$，$P=0.541$）。

Chi-Square Tests

	Value	df	Asymp. Sig. (2-sided)	Exact Sig. (2-sided)	Exact Sig. (1-sided)
Pearson Chi-Square	.375[a]	1	.541		
Continuity Correction[b]	.322	1	.570		
Likelihood Ratio	.374	1	.541		
Fisher's Exact Test				.567	.285
Linear-by-Linear Association	.374	1	.541		
N of Valid Cases	2476				

a. 0 cells (.0%) have expected count less than 5. The minimum expected count is 307.06.
b. Computed only for a 2x2 table

图 12－8　例 12－1 数据卡方检验的输出报告

从图 12－8 可见，SPSS 的四格表卡方检验结果提供了 Pearson χ^2（pearson chi－square）、连续性校正（continuity correction）、似然比（likelihood ratio）和线性趋势关联

(linear - by - linear association)四组卡方检验统计量和 P 值(双侧检验),以及 Fisher 确切概率检验(Fisher's exact test)对应的单侧检验和双侧检验 P 值。那么,使用者应该读取哪一行统计量和 P 值呢?基本原则如下:①如果四格表每一格的期望频数(expected count,E)≥ 5 [可参照图 12 - 8 下方注释中的提示,如本例的注释为"a. 0 cells (.0%) have expected count less than 5. The minimum expected count is 307.06",说明该四格表资料中没有格子的期望频数 <5,最小的期望频数为 307.06],且四格表的总例数 $n \geq 40$,即读取 Pearsonχ^2 检验的结果;②虽然总例数 $n \geq 40$,但其中有一个格子的期望频数 $1 \leq E < 5$,应读取连续性校正的结果;③任何一个格子的期望频数 $E < 1$,或多个格子的期望频数 $1 \leq E < 5$,或总例数 $n < 40$,或检验所得的 P 值接近于检验水准 α,则读取 Fisher 确切概率检验的 P 值;④似然比 χ^2 和 Pearson χ^2 的计算公式不同,但假设检验的结论基本一致;⑤检验行变量和列变量之间有无线性相关时读取线性趋势关联的结果。

(二)配对四格表资料的卡方检验

例 12 - 2　研究人员计算了某地 2010 年成年人慢性病抽样调查的研究对象中一般性肥胖($BMI \geq 28$ kg/m^2)和腹型肥胖(腰围:男性 ≥ 85 cm,女性 ≥ 80 cm)的患病率分别为 5.6% 和 39.8%,数据见表 12 - 2,试比较该人群一般性肥胖和腹型肥胖的患病率有无差异。

表 12 - 2　某地 2010 年成年人一般性肥胖和腹型肥胖的患病率

一般性肥胖	腹型肥胖		合计
	否	是	
否	1485	852	2337
是	5	134	139
合计	1490	986	2476

因该数据是在同一研究对象身上进行的两种测试(以 BMI 为指标的一般性肥胖和以腰围为指标的腹型肥胖)结果的比较,系同源配对资料,结局为二分类变量(肥胖、非肥胖),应采用配对卡方检验(McNemar test)。

图 12 - 9 ~ 图 12 - 11 为配对四格表资料的 SPSS 录入和预处理过程。将表 12 - 2 的配对四格表数据录入并通过"Weight"命令转换为适合 SPSS 分析的数据格式后(一个研究对象一行,一个变量一列),通过如图 12 - 12 和图 12 - 13 所示的步骤,采用"Crosstabs"命令进行配对卡方检验。需要注意的是,在图 12 - 13 中要选右下角的"McNemar test",而不选左上角的"Chi - square"。

一般性肥胖	腹型肥胖	人数
0	0	1485
0	1	852
1	0	5
1	1	134

图 12 - 9　例 12 - 2 数据的 SPSS 录入界面

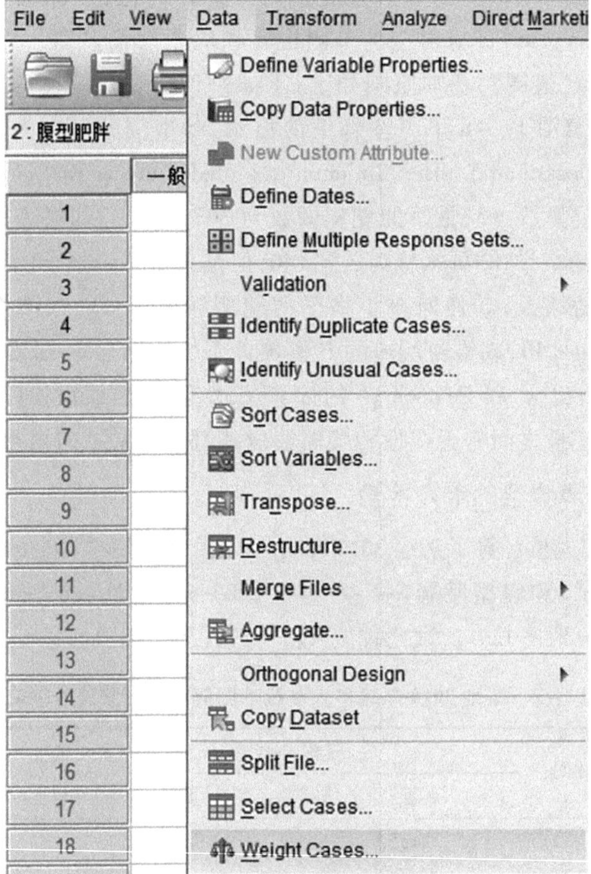

图 12－10　SPSS 的“Weight”过程－1

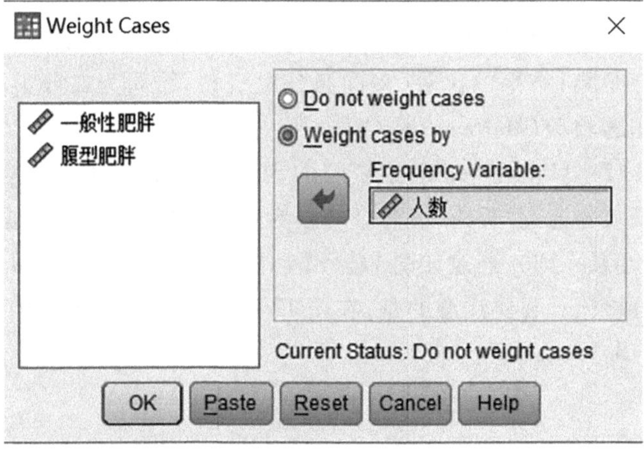

图 12－11　SPSS 的“Weight”过程－2

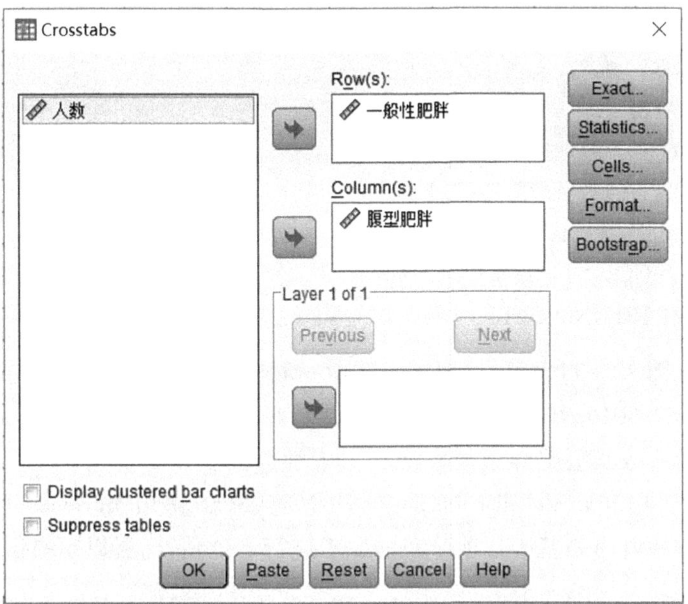

图 12－12 SPSS 的配对卡方检验过程－1

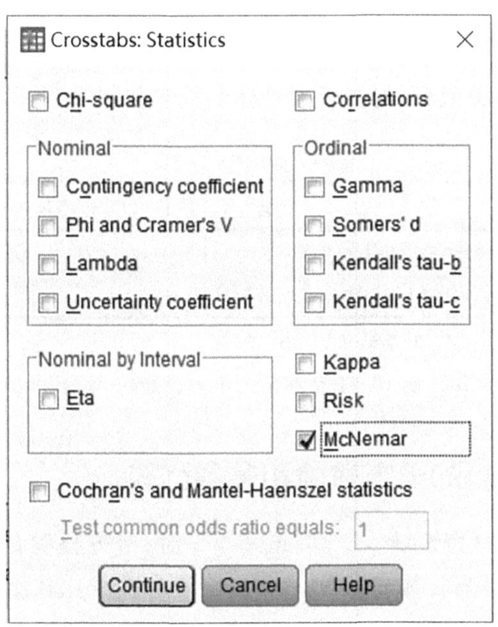

图 12－13 SPSS 的配对卡方检验过程－2

例 12-2 的代码如下所示。

```
WEIGHT BY 人数.
CROSSTABS
  /TABLES=一般性肥胖 BY 腹型肥胖
  /FORMAT=AVALUE TABLES
  /STATISTICS=MCNEMAR
  /CELLS=COUNT ROW COLUMN
  /COUNT ROUND CELL.
```

检验结果见图 12-14。可见，调查人群中一般性肥胖和腹型肥胖的患病率的差异有统计学意义($P<0.001$)，结合本例一般性肥胖和腹型肥胖的样本率 5.6% 和 39.8%，可认为研究地区成年人腹型肥胖患病率高于一般性肥胖。需要说明的是，如图 12-14 的结果表下的注释"a. Binomial distribution used"所述，SPSS 采用 McNemar test 进行配对四格表资料的卡方检验时是基于二项分布的原理进行 P 值估计，所以不提供 χ^2 值。如需要 χ^2 值，使用者可根据 $\chi^2=\frac{(b-c)^2}{b+c}$($b$ 对应表 12-2 中的"852"，c 对应表 12-2 中"5")或 $\chi^2=\frac{(|b-c|-1)^2}{b+c}$($b+c<40$ 时使用)自行计算。此外，软件计算结果中的".000"并非"0"，而是小于 SPSS 默认展示的三位小数(<0.001)(使用者可以将光标放在 SPSS 分析结果表的".000"处并双击鼠标，将会看到具体的数字并非"0")。

Chi-Square Tests

	Value	Exact Sig. (2-sided)
McNemar Test		.000[a]
N of Valid Cases	2476	

a. Binomial distribution used.

图12-14　例 12-2 数据配对卡方检验的 SPSS 输出报告

二、行×列表资料的卡方检验和多重比较

行×列表($R\times C$ 表)资料 $R>2$ 和/或 $C>2$ 时，卡方检验的原理和方法与四格表(2×2表)资料相同，只是当行数或列数 >2 时，由于有多个比较组，卡方检验的结果如果有统计学意义($P<\alpha$)，需要考虑进行多组间的两两比较。

(一)多个样本率的卡方检验和事后组间的多重比较

例 12-3　某地于 1990 年、2000 年、2010 年分别进行了三次高血压患病率调查，结果见表 12-3，试比较三个调查年份的高血压患病率有无差别。

表 12－3 某地 1990—2010 年某人群高血压患病率

年份	非高血压人数	高血压人数	患病率(%)
1990	795	269	25.3
2000	757	287	27.5
2010	907	473	34.3
合计	2459	1029	29.5

图 12－15 为多个率比较资料的 SPSS 数据录入格式(“高血压”变量值中的“0”代表非高血压患者,“1”代表高血压患者),将表 12－3 的 3×2 表数据录入并通过“Weight”命令(操作过程同例 12－1 和例 12－2,此处不再赘述)转换为适合 SPSS 分析的数据格式后,通过如图 12－16 和图 12－17 所示的步骤,采用“Crosstabs”命令进行卡方检验。

年份	高血压	人数
1990	0	795
1990	1	269
2000	0	757
2000	1	287
2010	0	907
2010	1	473

图 12－15 例 12－3 数据的 SPSS 录入界面

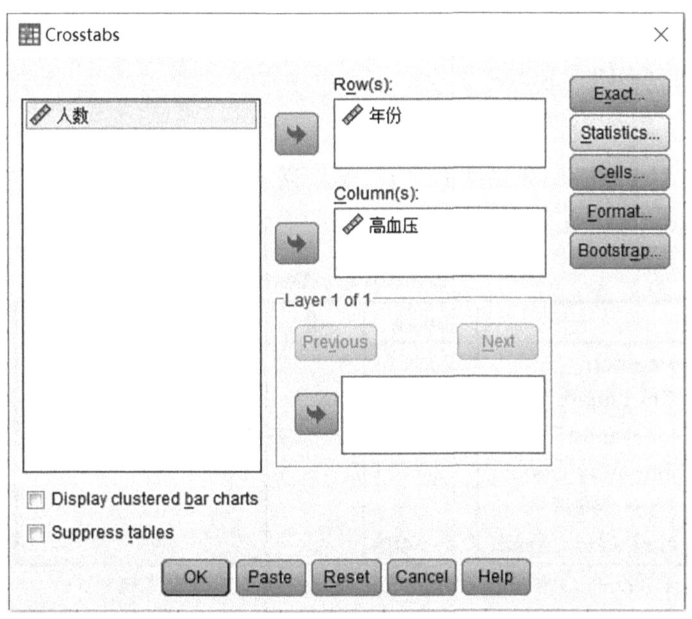

图 12－16 例 12－3 数据的卡方检验过程－1

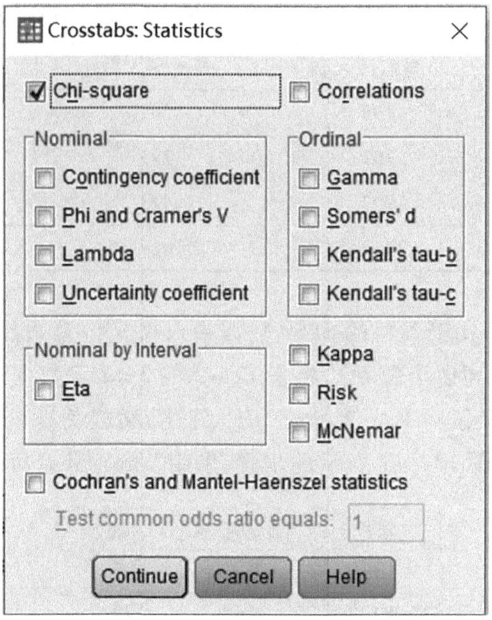

图 12 –17　例 12 –3 数据的卡方检验过程 –2

例 12 – 3 的代码如下。

```
WEIGHT BY 人数.
CROSSTABS
  /TABLES=年份 BY 高血压
  /FORMAT=AVALUE TABLES
  /STATISTICS=CHISQ
  /CELLS=COUNT ROW
  /COUNT ROUND CELL.
```

例 12 – 3 卡方检验的结果见图 12 – 18，结果显示，3 个调查年份的高血压患病率有统计学差异（$\chi^2 = 26.260, P < 0.001$）。

Chi-Square Tests

	Value	df	Asymp. Sig. (2-sided)
Pearson Chi-Square	26.260[a]	2	.000
Likelihood Ratio	26.138	2	.000
Linear-by-Linear Association	24.421	1	.000
N of Valid Cases	3488		

a. 0 cells (.0%) have expected count less than 5. The minimum expected count is 307.99.

图 12 –18　例 12 –3 数据卡方检验的 SPSS 输出报告

因为3个组总体上有统计学差异，下一步可以对3个年份的高血压患病率进行两两比较，并采用“Bonferroni”法校正检验水准α，得出检验结论，即将表12-3的3×2表拆分成3个四格表，分别进行3次四格表的卡方检验（四格表的卡方检验操作过程略），拆分过程见图12-19～图12-21。将所得的P值与调整后的检验水准α'进行比较（$\alpha'=\frac{\alpha}{\text{重复比较的次数}}$，其中$\alpha$为事先确定的水准$\alpha$，通常取$\alpha=0.05$），得出结论。

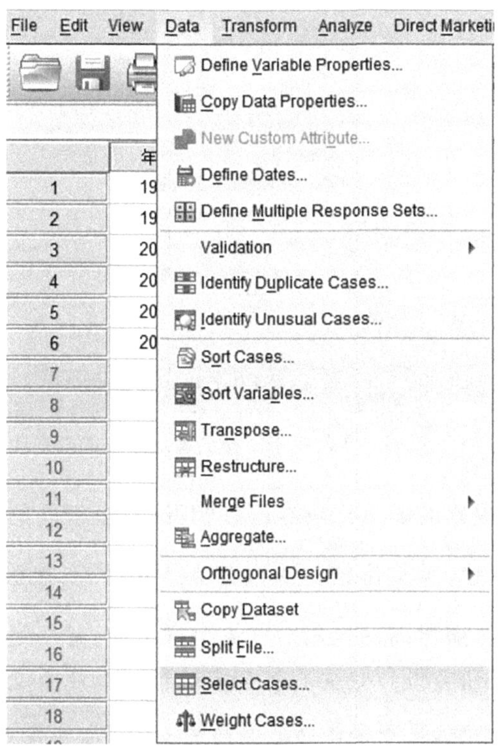

图12-19 例12-3数据卡方检验事后组间的多重比较-1

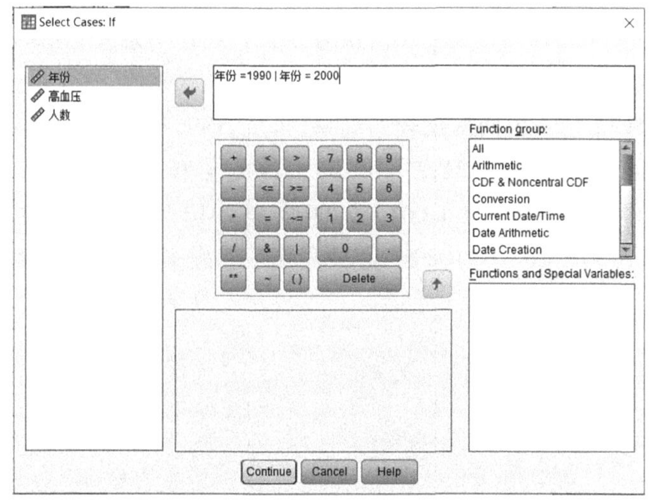

图12-20 例12-3数据卡方检验事后组间的多重比较-2

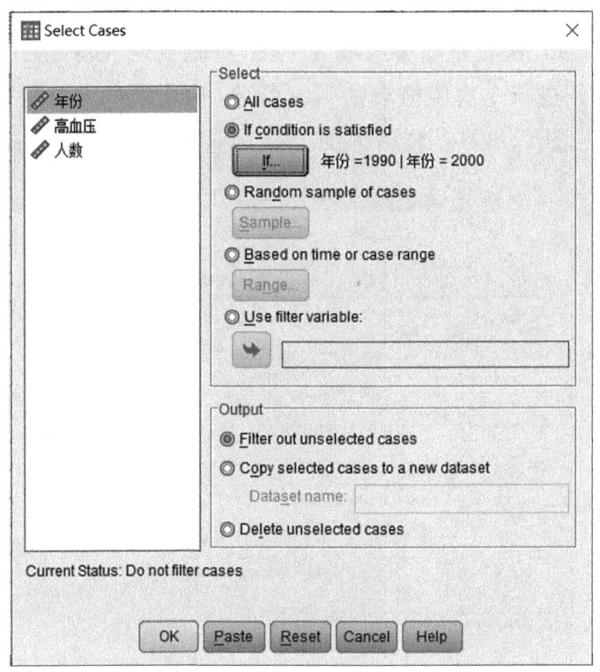

图 12 -21　例 12 -3 数据卡方检验事后组间的多重比较 -3

多个率或者多个构成比的多重比较有两种情况：①多组间的两两比较，即 k 个样本间任意两个均需进行比较，重复比较的次数为 $k(k-1)/2$，检验水准 $\alpha' = \frac{\alpha}{k(k-1)/2}$。②多个实验组与同一个对照组间的比较。在 k 个样本中，有一组为对照组，其余各组为不同条件的实验组，如果研究设计只关心各个实验组和对照组之间有无差异，而不关心各个实验组之间是否有差异时，多重比较的次数为 $k-1$，检验水准 $\alpha' = \frac{\alpha}{k-1}$。本例拟对 3 个年份的高血压患病率进行两两比较，那么需重复比较为 3 次，则 $\alpha' = \frac{0.05}{3} = 0.0167$。两两比较时，如果 $P < 0.0167$，则拒绝 H_0，认为差异有统计学意义；如果 $P \geqslant 0.0167$，则不拒绝 H_0，尚不能认为差异有统计学意义。

图 12 -22 ~ 图 12 -24 为两两比较的结果，可见，1990 年和 2000 年的高血压患病率的差异没有统计学意义（$\chi^2 = 1.324$，$P = 0.250$）；1990 年和 2010 年的高血压患病率的差异有统计学意义（$\chi^2 = 22.983$，$P < 0.001$），2000 年和 2010 年的高血压患病率的差异有统计学意义（$\chi^2 = 12.713$，$P < 0.001$），2010 年的高血压患病率高于 1990 年和 2000 年。

Chi-Square Tests

	Value	df	Asymp. Sig. (2-sided)	Exact Sig. (2-sided)	Exact Sig. (1-sided)
Pearson Chi-Square	1.324[a]	1	.250		
Continuity Correction[b]	1.212	1	.271		
Likelihood Ratio	1.324	1	.250		
Fisher's Exact Test				.256	.135
Linear-by-Linear Association	1.323	1	.250		
N of Valid Cases	2108				

a. 0 cells (.0%) have expected count less than 5. The minimum expected count is 275.36.

b. Computed only for a 2x2 table

图 12 -22　例 12 -3 数据卡方检验事后组间的多重比较结果 -1(1990 年和 2000 年比较)

Chi-Square Tests

	Value	df	Asymp. Sig. (2-sided)	Exact Sig. (2-sided)	Exact Sig. (1-sided)
Pearson Chi-Square	22.983[a]	1	.000		
Continuity Correction[b]	22.560	1	.000		
Likelihood Ratio	23.218	1	.000		
Fisher's Exact Test				.000	.000
Linear-by-Linear Association	22.974	1	.000		
N of Valid Cases	2444				

a. 0 cells (.0%) have expected count less than 5. The minimum expected count is 323.03.

b. Computed only for a 2x2 table

图 12 -23　例 12 -3 数据卡方检验事后组间的多重比较结果 -2(1990 年和 2010 年比较)

Chi-Square Tests

	Value	df	Asymp. Sig. (2-sided)	Exact Sig. (2-sided)	Exact Sig. (1-sided)
Pearson Chi-Square	12.713[a]	1	.000		
Continuity Correction[b]	12.399	1	.000		
Likelihood Ratio	12.802	1	.000		
Fisher's Exact Test				.000	.000
Linear-by-Linear Association	12.707	1	.000		
N of Valid Cases	2424				

a. 0 cells (.0%) have expected count less than 5. The minimum expected count is 327.33.

b. Computed only for a 2x2 table

图 12 －24　例 12 －3 数据卡方检验事后组间的多重比较结果 －3(2000 年和 2000 年比较)

例 12 －3 卡方检验事后组间多重比较的代码如下：

```
USE ALL.
COMPUTE filter_$=(年份 =1990 | 年份 = 2000).
VARIABLE LABEL filter_$ '年份 =1990 | 年份 = 2000 (FILTER)'.
VALUE LABELS filter_$ 0 'Not Selected' 1 'Selected'.
FORMAT filter_$ (f1.0).
FILTER BY filter_$.
EXECUTE.
CROSSTABS
  /TABLES=年份 BY 高血压
  /FORMAT=AVALUE TABLES
  /STATISTICS=CHISQ
  /CELLS=COUNT ROW
  /COUNT ROUND CELL.
```

```
USE ALL.
COMPUTE filter_$=(年份 =1990 | 年份 = 2010).
VARIABLE LABEL filter_$ '年份 =1990 | 年份 = 2010 (FILTER)'.
VALUE LABELS filter_$ 0 'Not Selected' 1 'Selected'.
FORMAT filter_$ (f1.0).
FILTER BY filter_$.
EXECUTE.
CROSSTABS
  /TABLES=年份 BY 高血压
  /FORMAT=AVALUE TABLES
  /STATISTICS=CHISQ
  /CELLS=COUNT ROW
  /COUNT ROUND CELL.

USE ALL.
COMPUTE filter_$=(年份 =2000 | 年份 = 2010).
VARIABLE LABEL filter_$ '年份 =2000 | 年份 = 2010 (FILTER)'.
VALUE LABELS filter_$ 0 'Not Selected' 1 'Selected'.
FORMAT filter_$ (f1.0).
FILTER BY filter_$.
EXECUTE.
CROSSTABS
  /TABLES=年份 BY 高血压
  /FORMAT=AVALUE TABLES
  /STATISTICS=CHISQ
  /CELLS=COUNT ROW
  /COUNT ROUND CELL.
```

（二）两组或多组构成比的卡方检验和事后的多重比较

例 12－4 某地 1990 年、2000 年和 2010 年的 3 次高血压患病率调查的调查对象的婚姻状况构成见表 12－4，试比较 3 个调查年份的调查对象的婚姻状况分布有无差异。

表 12－4 某地 1990—2010 年高血压患病率研究调查对象的婚姻状况

年份	未婚	已婚	离婚或丧偶	合计
1990	8	1025	30	1063
2000	4	961	80	1045
2010	8	1285	87	1380
合计	20	3271	197	3488

图 12－25 为表 12－4 所示的多个构成比资料比较的 SPSS 数据录入形式。“年份”变量中的 1、2、3 依次代表 1990 年、2000 年、2010 年，当然，也可以不用 1、2、3，而直接录入 1990、2000、2010。“婚姻状况”变量中的 1、2、3 依次代表未婚、已婚和离婚或丧偶。“Weight”过程同例 12－1 和例 12－2；卡方检验过程请参照例 12－3 的图 12－16 和图 12－17 所示的步骤，采用“Crosstabs”命令进行，在此不再赘述。

年份	婚姻状况	人数
1	1	8
1	2	1025
1	3	30
2	1	4
2	2	961
2	3	80
3	1	8
3	2	1285
3	3	87

图 12－25　例 12－4 数据的 SPSS 录入界面

例 12－4 卡方检验的结果见图 12－26。结果显示，3 个调查年份的调查对象婚姻状况的构成比有统计学差异（$\chi^2 = 26.023$，$P < 0.001$）。

Chi-Square Tests

	Value	df	Asymp. Sig. (2-sided)
Pearson Chi-Square	26.023[a]	4	.000
Likelihood Ratio	28.681	4	.000
Linear-by-Linear Association	11.623	1	.001
N of Valid Cases	3488		

a. 0 cells (.0%) have expected count less than 5. The minimum expected count is 5.99.

图 12－26　例 12－4 数据卡方检验的 SPSS 输出报告

如果想进一步了解具体是哪些年份间哪些婚姻状况的构成比有差异，可采用例 12－3 处介绍的“Bonferroni”法进行多重比较。

例 12－4 的代码如下（两两比较的代码略）：

```
WEIGHT BY 人数.
CROSSTABS
  /TABLES=年份 BY 婚姻状况
  /FORMAT=AVALUE TABLES
  /STATISTICS=CHISQ
  /CELLS=COUNT ROW
  /COUNT ROUND CELL.
```

三、分类变量间关联程度的分析

前面学习了行列表资料卡方检验的 SPSS 软件操作和结果解读，可以看出，前面学习的内容解答的是差异性问题，如两个（多个）率或两个（多个）构成比有无统计学差异。在医学研究中，研究人员除了关注不同研究组之间结果变量有无差异，有时候还关注不同的变量之间有无关联，如儿童的身高（cm）和体重（kg）有无关联、血压分级（低血压、正常高值血压、轻度高血压、中度高血压、重度高血压）和心功能分级（Ⅰ级、Ⅱ级、Ⅲ级、Ⅳ级）之间有无关联、婚姻状况和高血压患病率之间有无关联等。对于“身高”和“体重”这种两个连续变量之间的关联，可以采用第十三章将要学习的相关系数来描述；血压分级和心功能分级这种两个等级变量之间的关联可采用 Kendall 系数等来描述；而婚姻状况和高血压患病情况这种两个无序分类变量之间的关联则可以采用关联分析，借助 Φ 系数（phi coefficient）、Cramer 氏 V 系数（Cramér's V coefficient）和列联系数（contingency coefficient）来描述。下面通过例 12－5，介绍如何用 SPSS 进行两个无序分类变量之间的关联性分析。

例 12－5 某地 2010 年的慢性病抽样调查中随机抽取的 830 名男性的婚姻状况和高血压患病情况见表 12－5，试分析该地男性的婚姻状况和高血压患病情况是否有关联。

表 12－5 某地 2010 年不同婚姻状况者的高血压患病情况

婚姻状况	患高血压人数	未患高血压人数	合计人数
未婚	1	4	5
已婚	250	528	778
离婚或丧偶	27	20	47
合计	278	552	830

例 12－5 中，拟进行关联分析的两个变量“婚姻状况”和“高血压患病情况”均为无序分类变量，因此先采用卡方检验判断两变量之间是否相关（方法和步骤同前面的 $R \times C$ 表的卡方检验），如果卡方检验的结果 $P < \alpha$，则认为两变量之间有关联，再进一步根据 Cramér's V 系数或列联系数来描述两变量之间关联程度的大小。

Φ 系数、Cramér's V 系数和列联系数的计算方法如式 12－1 ~ 式 12－4 所示。

$$\Phi^2 = \frac{\chi^2}{n} \qquad (式 12-1)$$

$$\Phi=\frac{ad-bc}{\sqrt{(a+b)(c+d)(a+c)(b+d)}} \quad (式 12-2)$$

$$V=\sqrt{\frac{\chi^2}{n(k-1)}},\ k=\min(R,C) \quad (式 12-3)$$

$$列联系数\ r=\sqrt{\frac{\chi^2}{\chi^2+n}} \quad (式 12-4)$$

式 12－1、12－3、12－4 中的χ^2为 Pearsonχ^2值，n为行列表总例数，k是行数R和列数C中的较小者。式 12－2 中的a、b、c、d为四格表中的 4 个数字。Φ系数的绝对值、Cramér's V系数和列联系数的取值范围为 0～1，系数值越接近于 0，说明两个分类变量的关联程度越低；系数值越接近于 1，说明关联程度越强。一般认为，关联系数 <0.40 为弱相关；关联系数为 0.40～0.74 表示中等程度相关；关联系数≥0.75 时关联较强。Φ系数仅适用于四格表。列联系数r适用于行数和/或列数大于 2 的$R\times C$表，且r的最大值与行列表的行数和列数有关，列联系数的最大取值$r_{max}=\sqrt{(k-1)/k}$，其中$k=\min(R,\ C)$。如例 12－5 的 4×2 行列表，表中行数和列数的最小值为列数 2，所以$r_{max}=\sqrt{(2-1)/2}=\sqrt{0.5}=0.707$。因此，不同的$R\times C$表计算得到的列联系数$r$的取值范围不完全一样。为了将其转换为 0～1 尺度的数值，可以将由公式 12－4 计算所得的列联系数r除以其最大值r_{max}。Cramér's V系数的取值范围为 0～1，可用于所有$R\times C$表，因此一般多采用 Cramér's V系数来描述无序分类变量的关联程度。

图 12－27～图 12－30 为 SPSS 软件进行关联分析的过程和结果，由图可见，婚姻状况和高血压患病情况有关联（$\chi^2=13.161$，$P=0.001$），但关联程度不强（Cramér's V系数 = 0.126，列联系数$r=0.125$，转换为 0～1 尺度的校正列联系数为 0.125/0.707 = 0.177）。

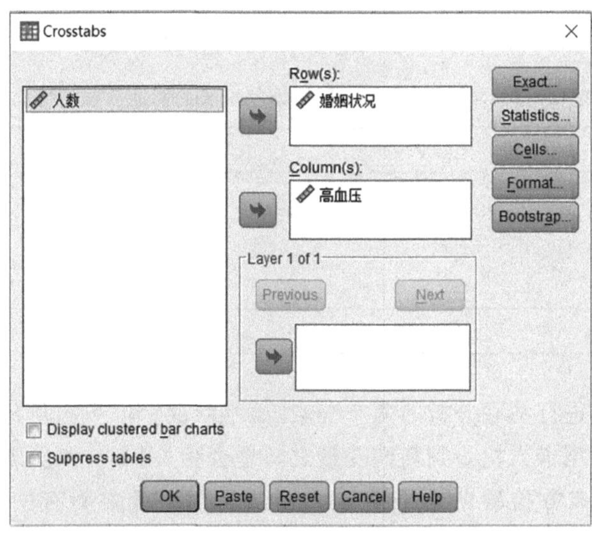

图 12－27　例 12－5 数据的关联分析过程－1

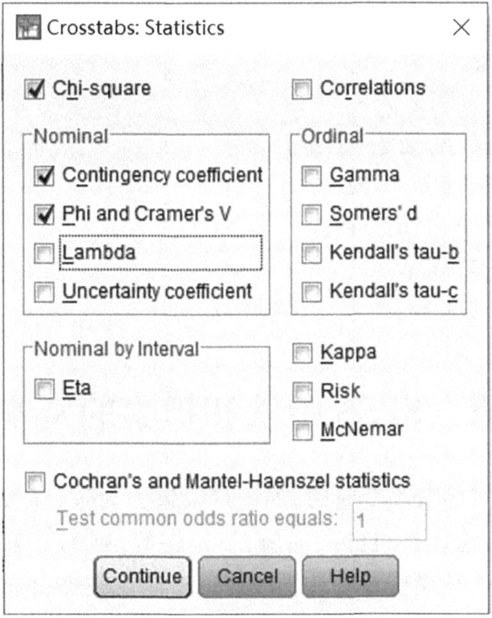

图 12－28 例 12－5 数据的关联分析过程－2

Chi-Square Tests

	Value	df	Asymp. Sig. (2-sided)
Pearson Chi-Square	13.161[a]	2	.001
Likelihood Ratio	12.369	2	.002
Linear-by-Linear Association	12.801	1	.000
N of Valid Cases	830		

a. 2 cells (33.3%) have expected count less than 5. The minimum expected count is 1.67.

图 12－29 例 12－5 数据的关联分析结果－1

Symmetric Measures

		Value	Approx. Sig.
Nominal by Nominal	Phi	.126	.001
	Cramer's V	.126	.001
	Contingency Coefficient	.125	.001
N of Valid Cases		830	

图 12－30 例 12－5 数据的关联分析结果－2

例 12－5 的代码如下：

```
WEIGHT BY 人数.
CROSSTABS
  /TABLES=婚姻状况 BY 高血压
  /FORMAT=AVALUE TABLES
  /STATISTICS=CHISQ CC PHI
  /CELLS=COUNT ROW
  /COUNT ROUND CELL.
```

第二节　SPSS 中秩和检验的基本操作

研究的结果变量为有序分类变量时，如治疗效果为无效、显效、治愈，体型为偏瘦、正常、超重、肥胖，考试成绩为优秀、良好、一般、不及格等，则不应采用卡方检验，而应采用秩和检验进行统计分析。结果变量为计量资料但不满足正态分布或等方差条件时，不宜进行 t 检验或方差分析，也可采用秩和检验进行统计分析。

一、两相关样本和单样本资料的秩和检验

（一）两相关样本的秩和检验

例 12－6　研究人员按窝别和性别相同、体重相近的原则，将小鼠进行配对后，将每对中的两只小鼠随机分配到两个不同研究组，分别采用鼻内接种和静脉接种的方式给予衣原体菌液，观察小鼠外周血中可检测出 IgG 抗体的时间，结果见表 12－6，试比较不同接种方式组小鼠产生免疫应答的时间有无差别。

表 12－6　鼻内接种和静脉接种衣原体菌液的小鼠 IgG 抗体检出时间（天）

对子编号	鼻内接种	静脉接种
1	23	13
2	12	10
3	13	11
4	11	9
5	20	18
6	9	7
7	15	5
8	8	6
9	8	13
10	7	5

例 12－6 的数据为配对设计，结果变量为抗体出现时间（天数），可作为计量资料来

处理。如果各对小鼠之间结果变量的差值服从正态分布，可采用配对 t 检验进行分析。例 12－6 的 10 对小鼠的 IgG 抗体出现天数的差值的正态性检验（差值的计算过程和差值的正态性检验过程略），结果显示其不服从正态分布（$P=0.003$），不宜采用配对 t 检验，因此可采用两相关样本的秩和检验。图 12－31、图 12－32 为两相关样本的秩和检验的 SPSS 操作过程，从图 12－32 中可以看出，SPSS 软件在两相关样本秩和检验处默认选择"Wilcoxon"检验，一般情况下，使用者直接采用此默认选项即可。其他 3 个选项的作用和适用条件可参阅 SPSS 的"Help"功能或其他统计学著作。

从图 12－33 和图 12－34 的秩和检验结果可见，鼻内接种和静脉接种衣原体菌液后，小鼠出现免疫应答的时间有统计学差异（$Z=-2.066$，$P=0.039$），静脉接种组出现免疫应答的时间早于鼻内接种组。

采用 SPSS 软件进行秩和检验时，软件默认提供双侧检验的结果。使用者可通过单击图 12－32 右上角的"Exact"，然后选定图 12－35 中的"Exact"，即可得到图 12－36 中的单侧检验的结果"Exact Sig. （1－tailed），0.029"。

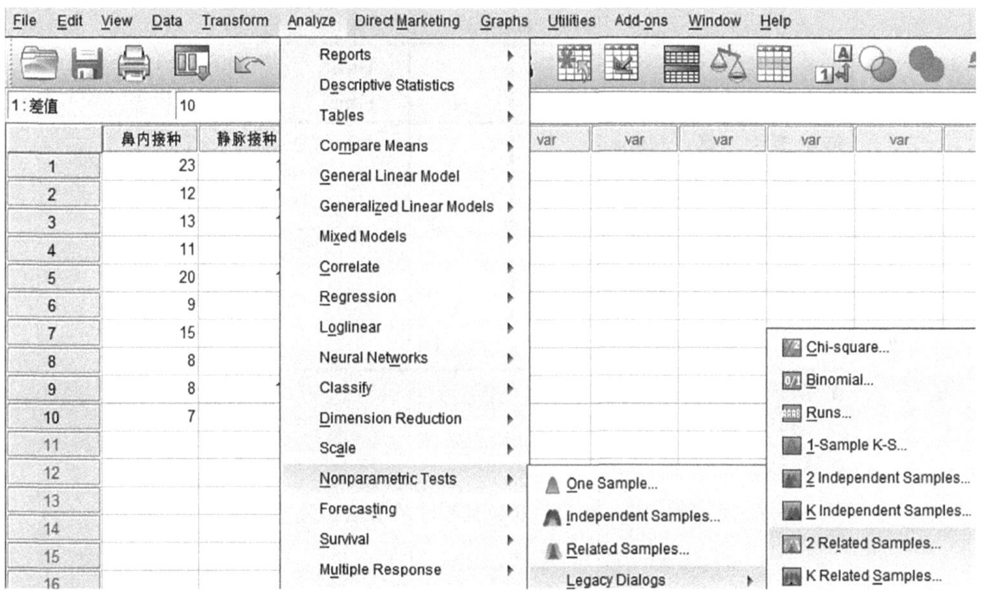

图 12－31 例 12－6 数据的秩和检验过程－1

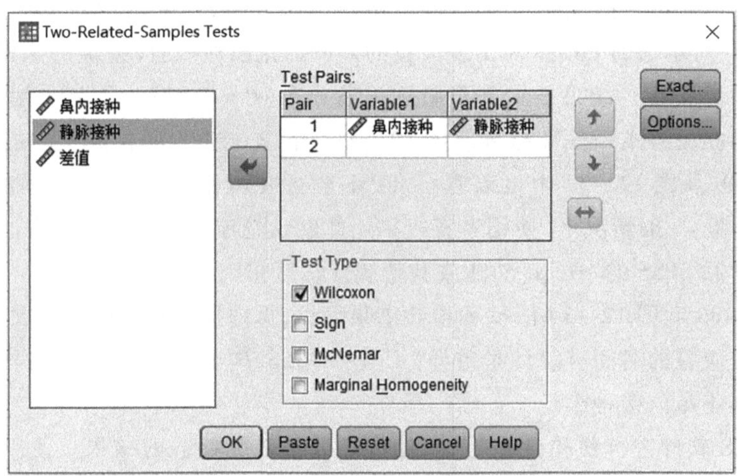

图 12－32　例 12－6 数据的秩和检验过程－2

Ranks

		N	Mean Rank	Sum of Ranks
静脉接种 - 鼻内接种	Negative Ranks	9[a]	5.22	47.00
	Positive Ranks	1[b]	8.00	8.00
	Ties	0[c]		
	Total	10		

a. 静脉接种 < 鼻内接种

b. 静脉接种 > 鼻内接种

c. 静脉接种 = 鼻内接种

图 12－33　例 12－6 数据秩和检验的结果－1

Test Statistics[b]

	静脉接种 - 鼻内接种
Z	-2.066[a]
Asymp. Sig. (2-tailed)	.039

a. Based on positive ranks.

b. Wilcoxon Signed Ranks Test

图 12－34　例 12－6 数据秩和检验的结果－2

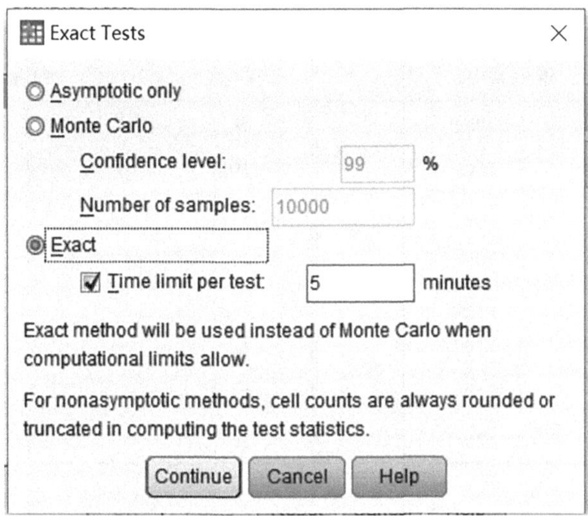

图 12－35 秩和检验单侧检验的操作过程

Test Statistics[b]

	静脉接种 - 鼻内接种
Z	-2.066[a]
Asymp. Sig. (2-tailed)	.039
Exact Sig. (2-tailed)	.059
Exact Sig. (1-tailed)	.029
Point Probability	.021

a. Based on positive ranks.

b. Wilcoxon Signed Ranks Test

图 12－36 秩和检验单侧检验的 *P* 值

例 12－6 的代码如下：

```
NPAR TESTS
  /WILCOXON=鼻内接种 WITH 静脉接种 (PAIRED)
  /MISSING ANALYSIS
  /METHOD=EXACT TIMER(5).
```

（二）单样本的秩和检验

例 12－7 已知某地成年女性的血浆维生素 B_{12}水平的中位数为 262 pmol/L。研究人员随机检测了该地 16 名素食女性的血浆维生素 B_{12}水平，结果见表 12－7。试分析素食女性的血浆维生素 B_{12}水平是否低于当地成年女性的平均水平。

表 12－7　某地 16 名素食女性的血浆维生素 B_{12} 水平（pmol/L）

编号	维生素 B_{12} 水平	编号	维生素 B_{12} 水平
1	90	9	130
2	106	10	157
3	105	11	98
4	109	12	180
5	112	13	201
6	117	14	230
7	120	15	231
8	126	16	264

人群的血浆维生素 B_{12} 水平不服从正态分布，故采用中位数描述其平均水平，假设检验也应采用不要求数据满足正态分布的秩和检验。例 12－7 为单样本计量资料与已知总体中位数的比较，SPSS 软件的操作方法同两相关样本的秩和检验，只是需要事先定义一个变量“总体中位数”，并赋值“262”。SPSS 数据的录入界面、操作过程和分析结果如图 12－37～图 12－41 所示。根据相关专业知识，大家知道长期素食可能会导致人体缺乏维生素 B_{12}，因此，研究人员认为调查的 16 名素食女性的血浆维生素 B_{12} 水平要么与该地女性的平均水平无差异，要么低于该地女性的平均水平，而不会高于该地女性的平均水平，所以采用单侧检验。采用 SPSS 软件进行秩和检验时，软件默认提供双侧检验的结果。使用者可以通过单击如图 12－38 右上角的“Exact”，然后选定图 12－39 中的“Exact”，即可得到单侧检验的结果。

从图 12－40 和图 12－41 的秩和检验结果可知，某地素食女性的血浆维生素 B_{12} 水平低于该地成年女性的平均水平（$Z = -3.464, P < 0.001$）。

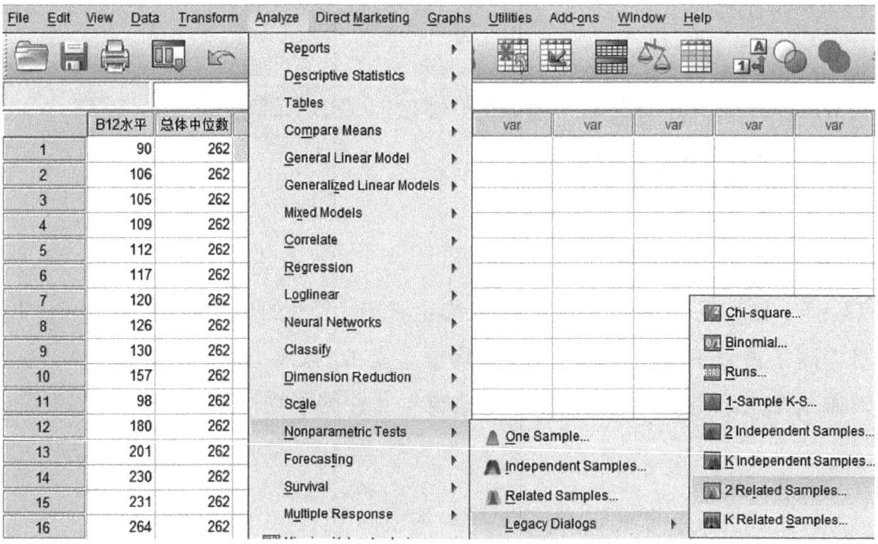

File　Edit　View　Data　Transform　Analyze　Direct Marketing　Graphs　Utilities　Add-ons　Window　Help

	B12水平	总体中位数
1	90	262
2	106	262
3	105	262
4	109	262
5	112	262
6	117	262
7	120	262
8	126	262
9	130	262
10	157	262
11	98	262
12	180	262
13	201	262
14	230	262
15	231	262
16	264	262

Reports
Descriptive Statistics
Tables
Compare Means
General Linear Model
Generalized Linear Models
Mixed Models
Correlate
Regression
Loglinear
Neural Networks
Classify
Dimension Reduction
Scale
Nonparametric Tests
Forecasting
Survival
Multiple Response

One Sample...
Independent Samples...
Related Samples...
Legacy Dialogs

Chi-square...
Binomial...
Runs...
1-Sample K-S...
2 Independent Samples...
K Independent Samples...
2 Related Samples...
K Related Samples...

图 12－37　例 12－7 数据的单样本秩和检验操作过程－1

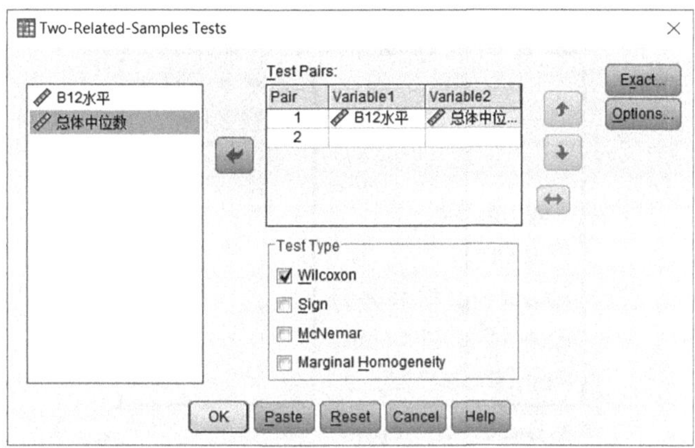

图 12 –38 例 12 –7 数据的单样本秩和检验操作过程 –2

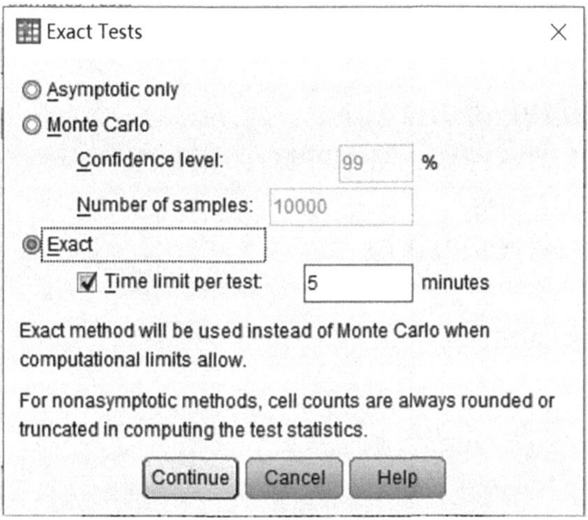

图 12 –39 例 12 –7 数据的单样本秩和检验操作过程 –3

Ranks

		N	Mean Rank	Sum of Ranks
总体中位数 - B_{12} 水平	Negative Ranks	1[a]	1.00	1.00
	Positive Ranks	15[b]	9.00	135.00
	Ties	0[c]		
	Total	16		

a. 总体中位数 < B_{12} 水平

b. 总体中位数 > B_{12} 水平

c. 总体中位数 = B_{12} 水平

图 12 –40 例 12 –7 数据的单样本秩和检验结果 –1

Test Statistics[b]

	总体中位数 - B12水平
Z	-3.464[a]
Asymp. Sig. (2-tailed)	.001
Exact Sig. (2-tailed)	.000
Exact Sig. (1-tailed)	.000
Point Probability	.000

a. Based on negative ranks.

b. Wilcoxon Signed Ranks Test

图 12－41　例 12－7 数据的单样本秩和检验结果－2

例 12－7 的代码如下：

```
EXAMINE VARIABLES=B12 水平
  /PLOT BOXPLOT STEMLEAF NPPLOT
  /COMPARE GROUPS
  /STATISTICS DESCRIPTIVES
  /CINTERVAL 95
  /MISSING LISTWISE
  /NOTOTAL.
COMPUTE 总体中位数=262.
EXECUTE.
NPAR TESTS
  /WILCOXON=B12 水平 WITH 总体中位数 (PAIRED)
  /MISSING ANALYSIS
  /METHOD=EXACT TIMER(5).
```

二、完全随机设计两独立样本资料的秩和检验

（一）两组等级资料的秩和检验

例 12－8　某地 2010 年的慢性病抽样调查中，随机抽取的 830 名成年男性和 877 名成年女性的体型分布（本研究用 BMI 将人群体型分为 4 种类型）情况见表 12－8。试比较该地成年男性和成年女性的体型分布有无差异。

表 12-8 某地 2010 年不同性别成年人的体型分布

体型	男性人数	女性人数	合计人数
偏瘦	45	55	100
正常	594	588	1182
超重	156	195	351
肥胖	35	39	74
合计	830	877	1707

例 12-8 中拟比较的结果变量体型分布(偏瘦:BMI<18.5;正常:18.5≤BMI<24.0;超重:24.0≤BMI<28.0;肥胖:BMI≥28.0)为有序分类变量(等级资料),不适合做卡方检验,而应进行两独立样本比较的秩和检验。

图 12-42 是 SPSS 的数据录入格式,可见对于拟进行秩和检验的等级资料,数据录入格式和前述拟进行卡方检验的 $R \times C$ 表的录入格式一样("体型"变量的"1""2""3""4"依次表示"偏瘦""正常""超重""肥胖";"性别"变量的"1"表示"男","2"表示"女")。同样,和 $R \times C$ 表的卡方检验一样,整理表资料进行秩和检验前,也要先进行"Weight"赋值(过程同图 12-2 和图 12-3)。图 12-43 ~ 图 12-46 为秩和检验的 SPSS 操作过程。需要注意的是,在图 12-44 所示的操作界面中,需要单击"Grouping Variable"下面的"Define Groups",并在点击后出现的如图 12-45 所示的对话框中,填入拟比较的两个研究组的取值(如本例的"性别"变量取值为 1 和 2,就填入 1 和 2),然后单击"Continue",回到上一级窗口,继续后续操作。如果想了解结果变量的分布情况,可单击"Option",进行如图 12-46 的操作。从图 12-44 中可知,SPSS 软件在两独立样本秩和检验处默认选择"Mann-Whitney *U*"检验。一般情况下,使用者直接采用此默认选项即可。其他 3 个选项的作用和适用条件可参阅 SPSS 的"Help"功能或其他统计学著作。

体型	性别	人数
1	1	45
1	2	55
2	1	594
2	2	588
3	1	156
3	2	195
4	1	35
4	2	39

图 12-42 例 12-8 整理表数据的 SPSS 录入界面

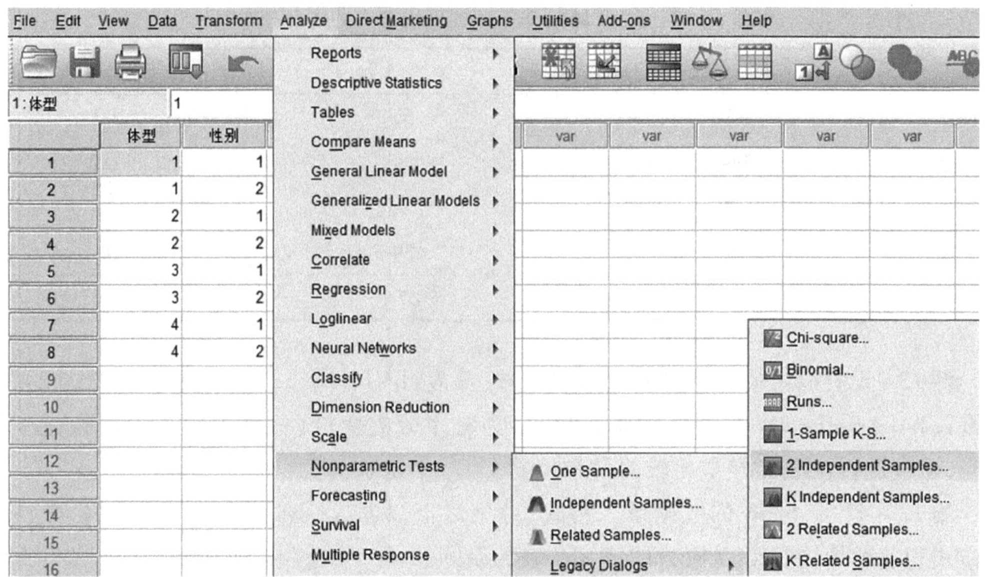

图 12－43　例 12－8 数据的秩和检验过程－1

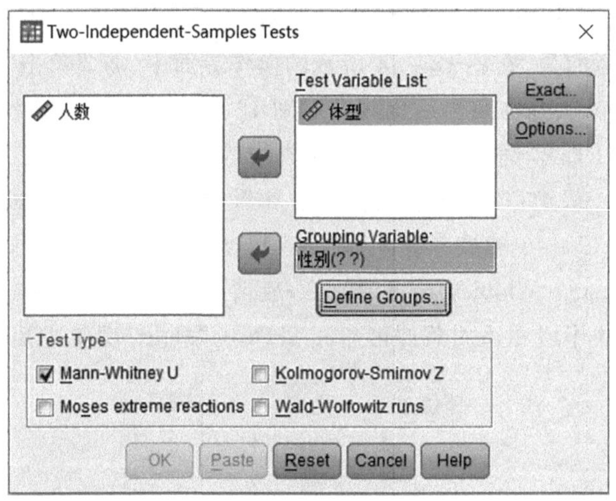

图 12－44　例 12－8 数据的秩和检验过程－2

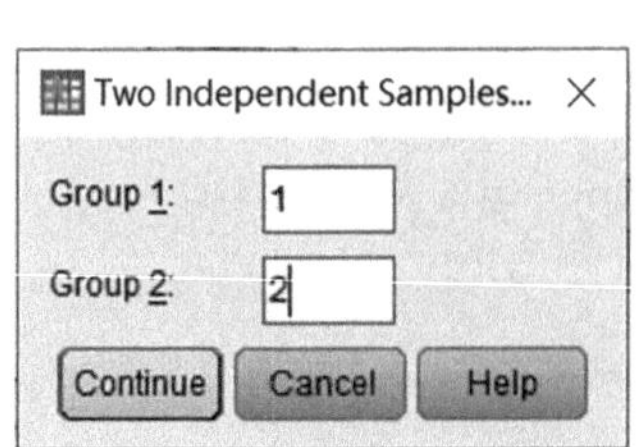

图 12－45　例 12－8 数据的秩和检验过程－3

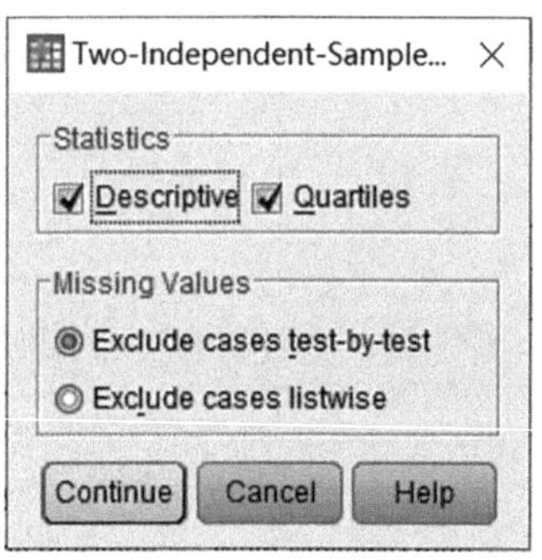

图 12－46　例 12－8 数据的秩和检验过程－4

图 12－47 和图 12－48 为两独立样本秩和检验的结果。从图 12－48 可知，SPSS 软件默认提供了 Mann－Whitney U 值、Wilcoxon W 值和 Z 值 3 个检验统计量，但只提供了 1 个基于近似法估计的 P 值(0.232)。3 个统计量的构造方式不同，使用者展示结果时可选择使用任何一个作为检验统计量，并结合 P 值做出假设检验的结论。如例 12－8 的秩和检验的结果($Z=-1.196$，$P=0.232$)，提示男性和女性的体型分布无统计学差异。如假设检验的结果有统计学意义，则可结合图 12－47 中展示的“Mean Rank”，做出两组间差异方向的判断。

Ranks

	性别	N	Mean Rank	Sum of Ranks
体型	1	830	842.10	698939.00
	2	877	865.27	758839.00
	Total	1707		

图 12－47 例 12－8 数据的秩和检验结果－1

Test Statistics[a]

	体型
Mann-Whitney U	354074.000
Wilcoxon W	698939.000
Z	-1.196
Asymp. Sig. (2-tailed)	.232

a. Grouping Variable: 性别

图 12－48 例 12－8 数据的秩和检验结果－2

使用者如果需要进行单侧检验，可以在图 12－44 的界面中单击右上角的“Exact”，然后在图 12－49 所示界面中，选择“Exact”，则会得到图 12－50 所示的分析结果，读取“Exact Sig. (1－tailed)”行的 P 值(0.116)即可。

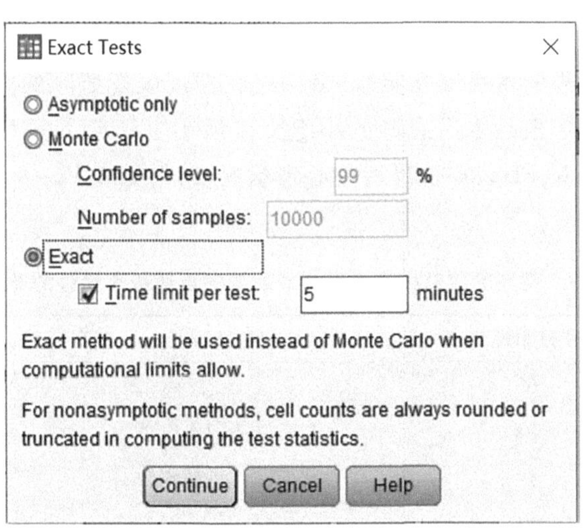

图 12－49 两独立样本秩和检验的单侧检验过程

Test Statistics[a]

	体型
Mann-Whitney U	354074.000
Wilcoxon W	698939.000
Z	-1.196
Asymp. Sig. (2-tailed)	.232
Exact Sig. (2-tailed)	.232
Exact Sig. (1-tailed)	.116
Point Probability	.000

a. Grouping Variable: 性别

图12－50　两独立样本秩和检验的单侧检验结果

例 12－8 的代码如下(单侧检验)：

```
WEIGHT BY 人数.
NPAR TESTS
  /M-W= 体型 BY 性别(1 2)
  /STATISTICS=DESCRIPTIVES QUARTILES
  /MISSING ANALYSIS.
```

```
NPAR TESTS
  /M-W= 体型 BY 性别(1 2)
  /MISSING ANALYSIS
  /METHOD=EXACT TIMER(5).
```

(二)两组计量资料的秩和检验

例 12－9　研究人员将 30 名乳腺癌根治术后的患者随机分为样本量相等的两组，一组由医护人员给予常规的术后康复照顾，另一组在常规康复照顾的基础上由专职护士组织患者定期参加乳腺癌根治术后患者的小组交流活动。1 年后，采用抑郁自评量表(self－rating depression scale，SDS)评价患者的心理状况，结果见表 12－9。请分析两组患者的抑郁自评状况有无差异。

表 12－9　两组乳腺癌根治术后患者的抑郁自评量表得分的原始数据

常规照顾组	常规照顾＋患者交流组
60	22
24	23
59	26
26	26

续表

常规照顾组	常规照顾+患者交流组
27	29
48	31
51	37
53	39
55	43
57	44
58	49
59	49
68	55
62	58
78	63

例 12-9 的结果变量为抑郁自评量表得分，该量表评分的取值范围为 20～80 分，可作为计量资料来分析。如果两组患者的 SDS 评分的分布满足正态性和方差齐性，即可采用两独立样本的 t 检验进行统计分析。例 12-9 数据的正态性检验和方差齐性检验的结果显示，"常规照顾组"患者的 SDS 评分不服从正态分布（$P_{常规组}=0.047$），"常规照顾+患者交流组"的 SDS 评分服从正态分布（$P_{交流组}=0.421$），两组数据方差齐（$P=0.896$）[正态性检验和方差齐性检验的 SPSS 操作过程此处从略，请参考第十一章 t 检验部分对正态性检验和方差齐性检验操作过程及结果解读的介绍，进行 SPSS 操作练习；需要补充说明的是，为了减少假设检验犯Ⅱ型错误（type Ⅱ error，假阴性错误）的概率，正态性检验和方差齐性检验的检验水准 α 一般取 0.10]。因此，例 12-9 的数据不适合直接进行 t 检验，而可按照图 12-51 和图 12-52 的 SPSS 操作步骤，对例 12-9 的数据进行完全随机设计两独立样本的秩和检验。从秩和检验的结果（图 12-53、图 12-54）可知，"常规照顾组"患者的 SDS 评分高于"常规照顾+患者交流组"（"Mean Rank"结果中，"常规照顾组"为 19.20，大于"常规照顾+患者交流组"的 11.80），差异有统计学意义（$Z=-2.304$，$P=0.021$），可认为"常规照顾+患者交流组"的抑郁状况自评得分低于"常规照顾组"，定期进行患者小组交流有利于乳腺癌根治术后的患者保持良好的心理状况。

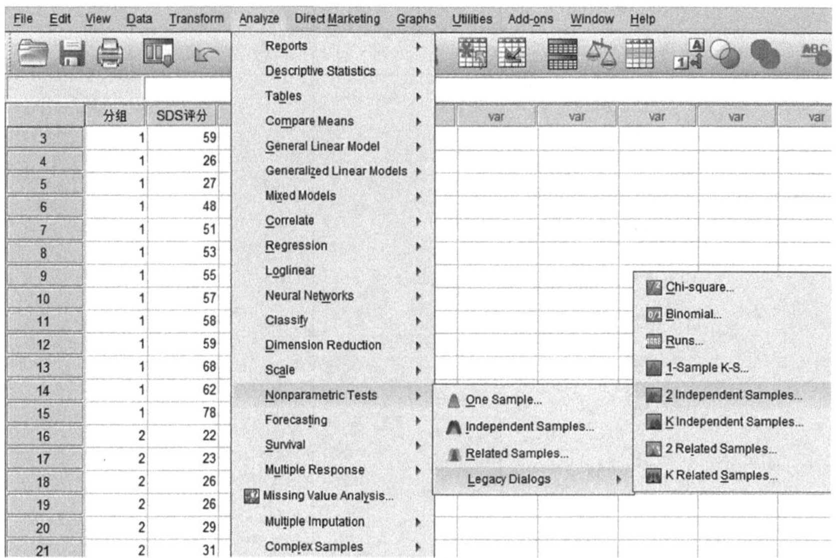

图 12 -51　例 12 -9 数据的秩和检验操作过程 -1

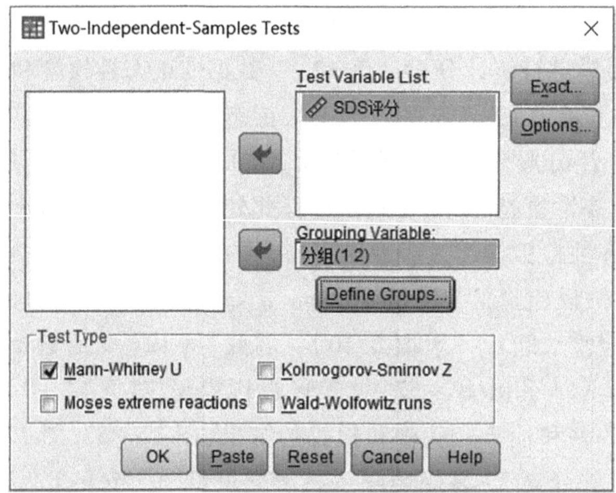

图 12 -52　例 12 -9 数据的秩和检验操作过程 -2

Ranks

	分组	N	Mean Rank	Sum of Ranks
SDS评分	1	15	19.20	288.00
	2	15	11.80	177.00
	Total	30		

图 12 -53　例 12 -9 数据的秩和检验结果 -1

Test Statistics[b]

	SDS评分
Mann-Whitney U	57.000
Wilcoxon W	177.000
Z	-2.304
Asymp. Sig. (2-tailed)	.021
Exact Sig. [2*(1-tailed Sig.)]	.021[a]

a. Not corrected for ties.

b. Grouping Variable: 分2组

图 12-54 例 12-9 数据的秩和检验结果-2

例 12-9 的代码如下：

```
EXAMINE VARIABLES=SDS 评分 BY 分组
  /PLOT BOXPLOT STEMLEAF NPPLOT SPREADLEVEL(1)
  /COMPARE GROUPS
  /STATISTICS DESCRIPTIVES
  /CINTERVAL 95
  /MISSING LISTWISE
  /NOTOTAL.
NPAR TESTS
  /M-W= SDS 评分 BY 分组(1 2)
  /MISSING ANALYSIS.
```

三、完全随机设计多个独立样本资料的秩和检验

(一)多组计量资料的秩和检验

例 12-10 为了研究不同膳食对糖尿病患者血糖控制的影响，研究人员构建了 3 种不同膳食，将 30 只已建模成功的糖尿病小鼠随机分成 3 组，分别用 3 种膳食配方喂饲 1 个月，观察糖尿病小鼠的血糖变化情况[干预前后的血糖变化水平 = 实验前血糖水平 - 实验后血糖水平(mmol/L)]，结果见表 12-10。请分析 3 种膳食控制糖尿病小鼠血糖水平的作用有无差异。

表 12-10 3 种膳食喂养前后糖尿病小鼠血糖差值(mmol/L)

甲膳食组	乙膳食组	丙膳食组
2.64	3.68	3.15
0.55	3.84	4.12
2.60	2.08	-2.24

续表

甲膳食组	乙膳食组	丙膳食组
1.14	-1.44	3.96
-1.21	2.32	3.83
2.11	-0.32	-3.22
-0.44	2.96	2.88
2.33	3.12	2.75
0.22	2.08	2.56
3.43	5.04	1.21

例 12-10 的结果变量为干预前后的血糖变化值(mmol/L),系计量资料。如果 3 组小鼠干预前后的血糖变化值满足正态性和方差齐性,可采用方差分析进行统计分析。正态性检验和方差齐性检验的结果显示,丙膳食组的血糖变化值不服从正态分布($P_{甲膳食组}=0.652$,$P_{乙膳食组}=0.368$,$P_{丙膳食组}=0.010$),3 组血糖变化值方差齐($P=0.825$),因此,可按照图 12-55～图 12-57 的 SPSS 操作步骤,对例 12-10 的数据进行完全随机设计多个独立样本的秩和检验。图 12-56 中,左下角的"Test Type"处默认选择了"Kruskal-Wallis *H*"检验。一般情况下,使用者直接采用此默认选项进行多个独立样本的秩和检验即可。其他 2 个选项的作用和适用条件可参阅 SPSS 的"Help"功能或其他统计学著作。

从秩和检验的结果(图 12-58、图 12-59)可知,检验统计量 $\chi^2=2.377$,$P=0.305$,3 个膳食组小鼠干预前后的血糖变化水平没有统计学差异。

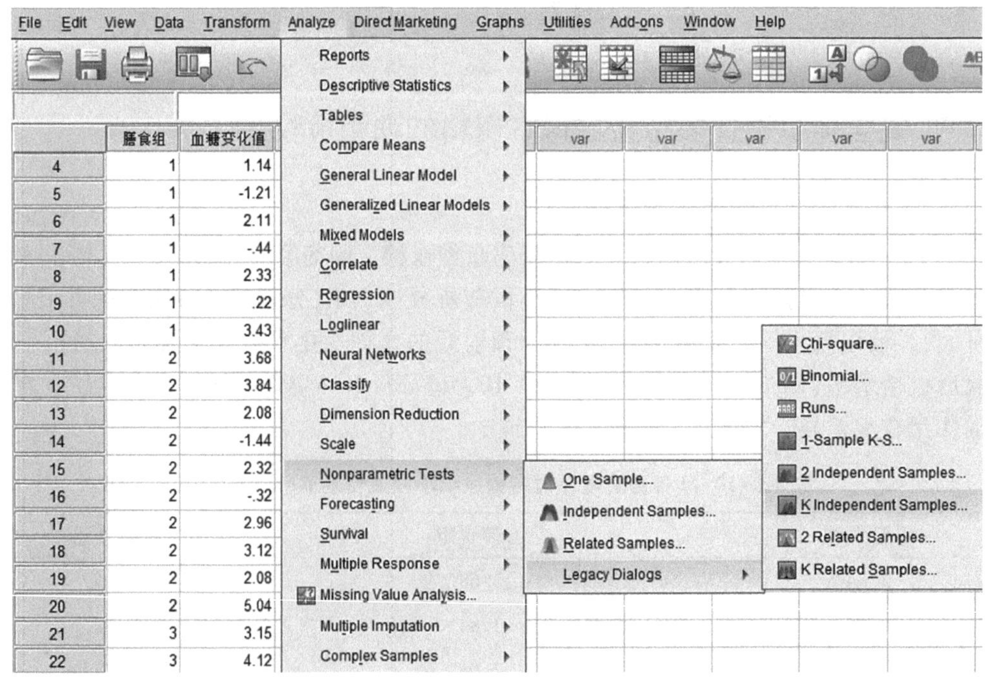

图 12-55 例 12-10 数据的秩和检验操作过程-1

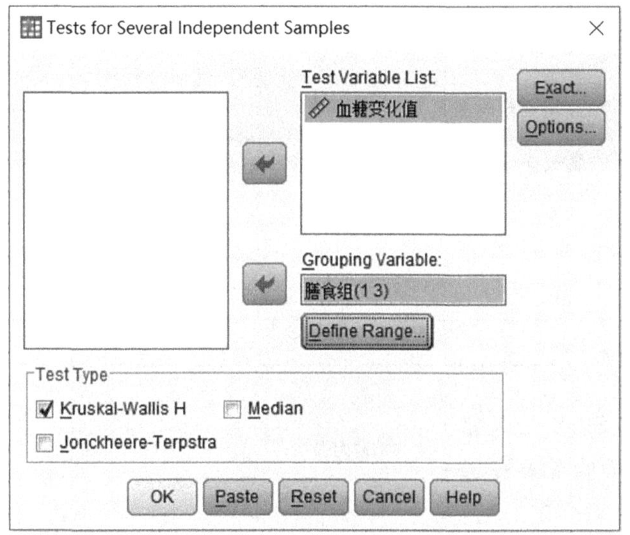

图 12－56　例 12－10 数据的秩和检验操作过程－2

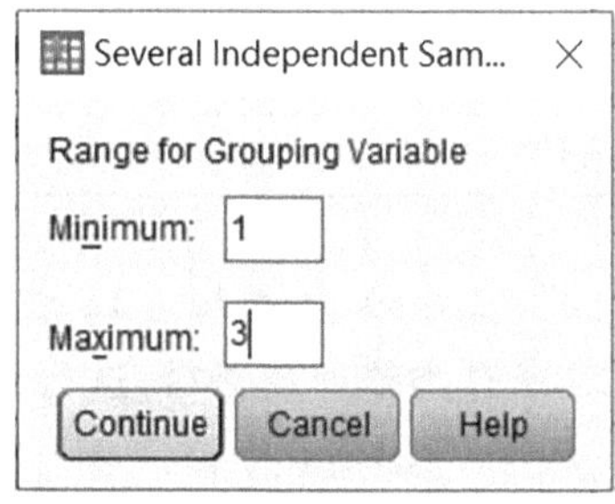

图 12－57　例 12－10 数据的秩和检验操作过程－3

Ranks

	膳食组	N	Mean Rank
血糖变化值	1	10	12.00
	2	10	17.10
	3	10	17.40
	Total	30	

图 12－58　例 12－10 数据的秩和检验结果－1

Test Statistics[a,b]

	血糖变化值
Chi-square	2.377
df	2
Asymp. Sig.	.305

a. Kruskal Wallis Test

b. Grouping Variable: 膳食组

图 12－59　例 12－10 数据的秩和检验结果－2

例 12－10 的代码如下：

```
EXAMINE VARIABLES=血糖变化值 BY 膳食组
  /PLOT BOXPLOT STEMLEAF NPPLOT SPREADLEVEL(1)
  /COMPARE GROUPS
  /STATISTICS DESCRIPTIVES
  /CINTERVAL 95
  /MISSING LISTWISE
  /NOTOTAL.
NPAR TESTS
  /K-W=血糖变化值 BY 膳食组(1 3)
  /MISSING ANALYSIS.
```

（二）多组等级资料的秩和检验

例 12－11　研究人员将 360 名慢性结肠炎患者随机等分为 3 组，分别接受 A、B、C 3

种药物治疗方案,1 个月后评估患者的疗效(无效、显效、明显好转),数据见表 12-11。试比较 3 种治疗方案的疗效有无差异。

表 12-11　3 种方案治疗慢性结肠炎的疗效

治疗方案	无效	显效	明显好转	合计
A	13	73	34	120
B	25	71	24	120
C	18	60	42	120
合计	56	204	100	360

图 12-60 为例 12-11 数据的 SPSS 录入格式,对于这类整理表资料,进行秩和检验前要先进行"Weight"赋值(过程同图 12-2、图 12-3)。SPSS 的操作过程同例 12-10(参见图 12-55 ~ 图 12-57)。图 12-61 和图 12-62 为例 12-11 的分析结果,由图可知,检验统计量 $\chi^2 = 7.473$,$P = 0.024$,说明 3 种治疗方案的疗效总体上有统计学差异。如果想了解具体是哪几种治疗方案间有差异,可进行多重比较。

治疗方案	疗效	人数
1	1	13
1	2	73
1	3	34
2	1	25
2	2	71
2	3	24
3	1	18
3	2	60
3	3	42

图 12-60　例 12-11 数据的录入格式

Ranks

		治疗方案	N	Mean Rank
疗效	dimension1	1	120	187.48
		2	120	161.82
		3	120	192.20
		Total	360	

图 12-61　例 12-11 数据的秩和检验结果-1

Test Statistics[a,b]

	疗效
Chi-square	7.473
df	2
Asymp. Sig.	.024

a. Kruskal Wallis Test

b. Grouping Variable: 治疗方案

图 12-62　例 12-11 数据的秩和检验结果-2

例 12-11 的代码如下:

```
WEIGHT BY 人数.
NPAR TESTS
  /K-W=疗效 BY 治疗方案(1 3)
  /MISSING ANALYSIS.
```

（三）多重比较

如例12－11的数据，采用Kruskal－Wallis检验发现3个比较组的疗效总体上有差别（$P<\alpha$），可以进一步进行多重比较，检验各比较组相互之间是否有差异。多重比较的基本思路是将各研究组两两组合，进行两独立样本的秩和检验，采用Bonferroni法校正检验水准，将两两比较的P值与α'进行比较，得出假设检验的结论。例12－11的3个研究组（3种不同的治疗方案）间的两两比较需要进行3次假设检验，$\alpha'=0.05/3=0.0167$。图12－63～图12－68为多重比较的结果，由图可知，A、B两种治疗方案的疗效无统计学差异（$Z=-2.233, P=0.026>\alpha'$）；A、C两种治疗方案的疗效无统计学差异（$Z=-0.444, P=0.657>\alpha'$）；B、C两种治疗方案的疗效有统计学差异（$Z=-2.459, P=0.014<\alpha'$），说明C治疗方案的效果优于B治疗方案。

Ranks

	治疗方案	N	Mean Rank	Sum of Ranks
疗效	1	120	129.26	15511.00
	2	120	111.74	13409.00
	Total	240		

图12－63　例12－11数据的秩和检验事后两两比较的结果－1

Test Statistics[a]

	疗效
Mann-Whitney U	6149.000
Wilcoxon W	13409.000
Z	-2.233
Asymp. Sig. (2-tailed)	.026

a. Grouping Variable: 治疗方案

图12－64　例12－11数据的秩和检验事后两两比较的结果－2

Ranks

	治疗方案	N	Mean Rank	Sum of Ranks
疗效	1	120	118.73	14247.00
	3	120	122.28	14673.00
	Total	240		

图12－65　例12－11数据的秩和检验事后两两比较的结果－3

Test Statistics[a]

	疗效
Mann-Whitney U	6987.000
Wilcoxon W	14247.000
Z	-.444
Asymp. Sig. (2-tailed)	.657

a. Grouping Variable: 治疗方案

图 12－66　例 12－11 数据的秩和检验事后两两比较的结果－4

Ranks

	治疗方案	N	Mean Rank	Sum of Ranks
疗效	2	120	110.58	13269.00
	3	120	130.43	15651.00
	Total	240		

图 12－67　例 12－11 数据的秩和检验事后两两比较的结果－5

Test Statistics[a]

	疗效
Mann-Whitney U	6009.000
Wilcoxon W	13269.000
Z	-2.459
Asymp. Sig. (2-tailed)	.014

a. Grouping Variable: 治疗方案

图 12－68　例 12－11 数据的秩和检验事后两两比较的结果－6

例 12－11 秩和检验事后多重比较的代码如下：

```
NPAR TESTS
  /M-W= 疗效 BY 治疗方案(1 2)
  /MISSING ANALYSIS.
NPAR TESTS
  /M-W= 疗效 BY 治疗方案(1 3)
  /MISSING ANALYSIS.
NPAR TESTS
  /M-W= 疗效 BY 治疗方案(2 3)
  /MISSING ANALYSIS.
```

四、随机区组设计资料的秩和检验

例 12－12 某皮肤科医生检测了 15 名皮肤黑色素瘤患者的癌组织、癌旁组织和正常皮肤组织中的 TNF－α 含量(fmol/mL),数据见表 12－12。请分析不同组织中 TNF－α 含量有无差异。

表 12－12 皮肤黑色素瘤患者不同组织中的 TNF－α 含量的原始数据(fmol/mL)

患者序号	癌组织	癌旁组织	正常组织
1	81.0	18.0	16.6
2	98.6	20.1	21.9
3	79.7	17.7	16.3
4	50.0	11.1	10.2
5	52.7	11.7	10.8
6	58.1	1.3	2.1
7	48.6	2.2	2.2
8	25.7	5.7	5.2
9	41.9	9.3	8.6
10	36.5	7.5	8.1
11	140.4	5.2	5.0
12	68.9	15.3	14.1
13	71.6	15.9	14.6
14	74.3	16.5	15.2
15	105.3	10.5	11.5

例 12－12 的数据为随机区组设计(每位肿瘤患者的 3 个组织部位组成 1 个区组),结果变量 TNF－α 含量(fmol/mL)为计量资料。如果 3 种不同组织之间的 TNF－α 含量满足正态性和方差齐性,可采用随机区组的方差分析进行统计分析。正态性检验和方差齐性检验的结果显示 3 种组织间的 TNF－α 含量服从正态分布($P_{癌组织}=0.515$,$P_{癌旁组织}=0.552$,$P_{正常组织}=0.809$),但 3 组 TNF－α 含量的方差不齐($P<0.001$),因此,不宜进行随机区组的方差分析,而应进行随机区组设计资料的秩和检验(正态性和方差齐性检验的过程此处从略,可参考前述相关内容自行练习。需要注意的是,正态性和方差齐性检验以及随机区组设计的方差分析的 SPSS 数据录入格式与下面将要进行的随机区组设计的秩和检验的 SPSS 数据录入格式不同,可对照第十一章方差分析相关例题和图 12－69,找出差异,并在使用 SPSS 进行数据分析时按要求录入数据)。

图 12－69 为随机区组设计资料秩和检验的 SPSS 软件资料录入格式。图 12－70 和图 12－71 为 SPSS 软件的操作步骤。图 12－71 中左下角的“Test Type”处默认选择了“Friedman”检验。一般情况下,使用者直接采用此默认选项进行随机区组设计的秩和检

验即可。其他 2 个选项的作用和适用条件可参阅 SPSS 的“Help”功能或其他统计学著作。

癌组织	癌旁组织	正常组织
81.0	18.0	16.6
98.6	20.1	21.9
79.7	17.7	16.3
50.0	11.1	10.2
52.7	11.7	10.8
58.1	1.3	2.1
48.6	2.2	2.2
25.7	5.7	5.2
41.9	9.3	8.6
36.5	7.5	8.1
140.4	5.2	5.0
68.9	15.3	14.1
71.6	15.9	14.6
74.3	16.5	15.2
105.3	10.5	11.5

图 12-69　例 12-12 数据的 SPSS 录入格式

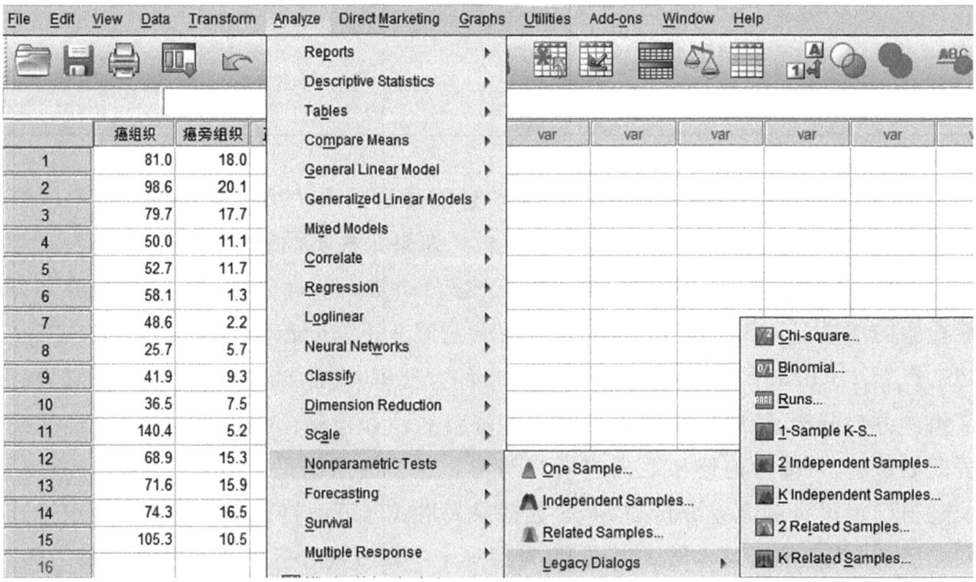

图 12-70　例 12-12 数据的秩和检验过程-1

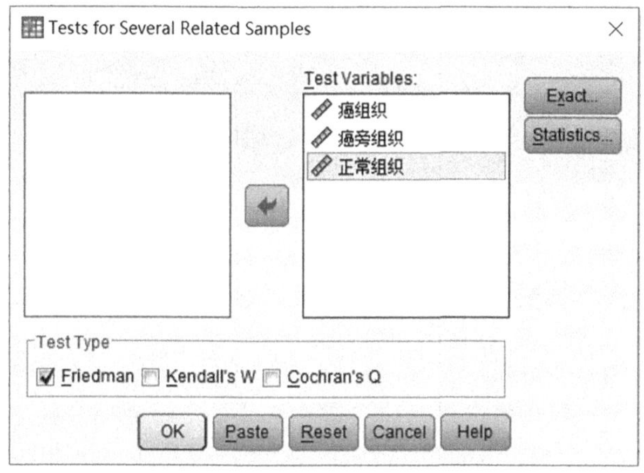

图 12－71 例 12－12 数据的秩和检验过程－2

从图 12－72、图 12－73 秩和检验的结果可知，检验统计量 $\chi^2=24.102$，$P<0.001$，3 个部位皮肤组织中的 TNF－α 含量总体上来说有统计学差异。

Ranks

	Mean Rank
癌组织	3.00
癌旁组织	1.70
正常组织	1.30

图 12－72 例 12－12 数据的秩和检验结果－1

Test Statistics[a]

N	15
Chi-square	24.102
df	2
Asymp. Sig.	.000

a. Friedman Test

图 12－73 例 12－12 数据的秩和检验结果－2

例 12－12 的代码如下：

```
NPAR TESTS
  /FRIEDMAN=癌组织 癌旁组织 正常组织
  /MISSING LISTWISE.
```

如有需要，可以进一步通过多重比较检验各比较组相互间是否有差异。多重比较的基本思路为将各研究组两两组合，进行两相关样本的配对符号秩和检验，采用"Bonferroni"法校正检验水准，将两两比较的 P 值与 α' 进行比较，得出假设检验的结论。例 12－12 的 3 个研究组间（3 种不同的治疗方案间）的两两比较需进行 3 次假设检验，$\alpha'=0.05/3=0.0167$。图 12－74 ~ 图 12－77 为多重比较的软件操作过程和结果，由图可知，癌旁组织和癌组织（$Z=-3.408$，$P=0.001$）、正常组织和癌组织（$Z=-3.408$，$P=0.001$）的 TNF－α 含量有统计学差异，即癌组织的 TNF－α 含量高于癌旁组织和正常组织；正常组织和癌旁组织的 TNF－α 含量没有统计学差异（$Z=-1.414$，$P=0.158$）。

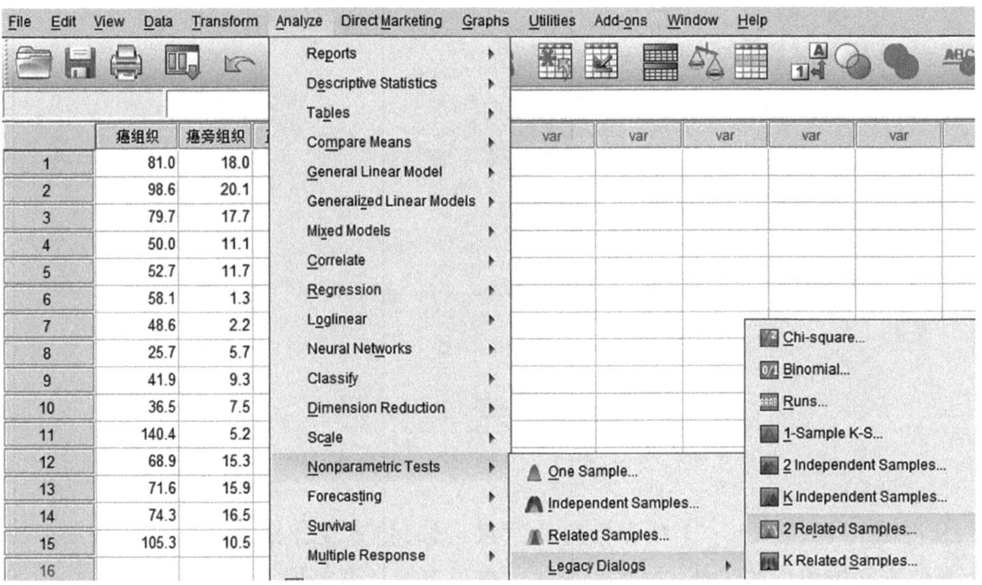

图 12－74　例 12－12 数据的秩和检验事后两两比较的操作过程－1

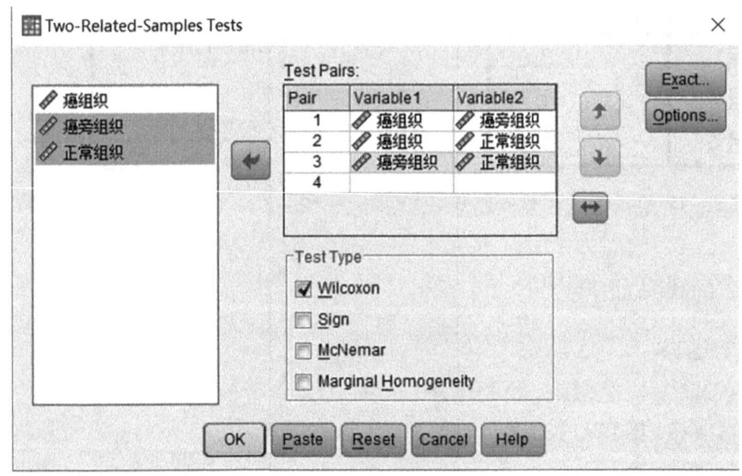

图 12－75　例 12－12 数据的秩和检验事后两两比较的操作过程－2

Ranks

		N	Mean Rank	Sum of Ranks
癌旁组织 - 癌组织	Negative Ranks	15[a]	8.00	120.00
	Positive Ranks	0[b]	.00	.00
	Ties	0[c]		
	Total	15		
正常组织 - 癌组织	Negative Ranks	15[d]	8.00	120.00
	Positive Ranks	0[e]	.00	.00
	Ties	0[f]		
	Total	15		
正常组织 - 癌旁组织	Negative Ranks	10[g]	7.50	75.00
	Positive Ranks	4[h]	7.50	30.00
	Ties	1[i]		
	Total	15		

a. 癌旁组织 < 癌组织
b. 癌旁组织 > 癌组织
c. 癌旁组织 = 癌组织
d. 正常组织 < 癌组织
e. 正常组织 > 癌组织
f. 正常组织 = 癌组织
g. 正常组织 < 癌旁组织
h. 正常组织 > 癌旁组织
i. 正常组织 = 癌旁组织

图 12－76 例 12－12 数据的秩和检验事后两两比较的结果－1

Test Statistics[b]

	癌旁组织 - 癌组织	正常组织 - 癌组织	正常组织 - 癌旁组织
Z	-3.408[a]	-3.408[a]	-1.414[a]
Asymp. Sig. (2-tailed)	.001	.001	.158

a. Based on positive ranks.
b. Wilcoxon Signed Ranks Test

图 12－77 例 12－12 数据的秩和检验事后两两比较的结果－2

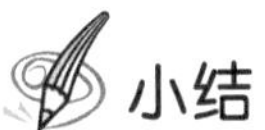

小结

卡方检验是常用的统计分析方法之一，主要用于结果变量为二分类或无序多分类变量的两组或多组数据的比较，也可用于两个二分类或无序多分类变量间的关联性分析。SPSS 的卡方检验功能主要采用“Analyze”菜单下“Descriptive Statistics”中的“Crosstabs”模块。完全随机设计两个(或多个)率(或构成比)的卡方检验，可根据样本量、期望频数大小及研究目的，选择 Pearsonχ^2、连续性校正、Fisher 确切概率法或 linear－by－linear 检验的结果。配对设计四格表资料的卡方检验在 SPSS 中通过 McNemar 检验选项进行。多个率或者构成比的卡方检验事后的多重比较可以采用“Bonferroni”法，即将 $R \times C$ 表拆分成四格表进行卡方检验，将所得的 P 值与校正的检验水准（$\alpha' = \frac{\alpha}{\text{重复比较的次数}}$）进行比较，得出两两比较的假设检验的结论。

秩和检验适用于结果变量为有序分类变量，或者结果变量虽然是计量资料但不满足正态性和方差齐性条件的单样本、两样本或多个样本之间的比较。SPSS 的秩和检验功能主要集中在"Analyze"菜单下的"Nonparametric Tests"模块中。可以根据研究设计和资料特点选择使用相应的秩和检验方法。多个样本秩和检验事后的多重比较，可以采用"Bonferroni"法进行。需要注意的是，完全随机设计多个独立样本资料秩和检验事后的多重比较采用"2 Independent Samples"的秩和检验，随机区组设计资料秩和检验事后的多重比较采用"2 Related Samples"的秩和检验，所得的 P 值和调整后的 α' 进行比较，得出假设检验的结论。

需要注意的是，在进行卡方检验或秩和检验前，需要采用"Weight"命令对整理表数据进行加权赋值，将其转换为适合 SPSS 分析的数据格式。对于按照"一个研究对象占一行、一个变量占一列"格式录入的原始数据，则无须进行此加权赋值过程。

练习题

某地在成年人慢性病调查中收集了调查对象的性别、年龄、文化程度、婚姻状况、身高（cm）、体重（kg）、腰围（cm）、收缩压（mmHg）、舒张压（mmHg）、空腹血糖（mg/dL）、总胆固醇（TC，mg/dL）、甘油三酯（TG，mg/dL）、高密度脂蛋白（HDL－C，mg/dL）、低密度脂蛋白（LDL－C，mg/dL）等指标，数据见表 12－13。请结合本章及前面章节介绍的统计分析方法，思考可以进行哪些数据分析练习，采用 SPSS 软件进行数据分析，并整理和规范展示研究结果。

（赵亚玲）

表 12－13 某地成年人慢性病调查的部分原始数据

编号	性别	年龄（岁）	文化程度	婚姻状况	身高（cm）	体重（kg）	腰围（cm）	收缩压（mmHg）	舒张压（mmHg）	空腹血糖（mg/dL）	TC（mg/dL）	TG（mg/dL）	HDL－C（mg/dL）	LDL－C（mg/dL）
001	2	45	3	1	156.5	58.8	86.0	109	71	86.4	130.7	176.3	41.4	55.3
002	1	29	3	0	175.5	56.7	80.0	118	78	77.6	100.5	77.1	40.2	56.5
003	1	68	2	1	164.8	70.1	97.3	163	81	87.3	141.5	324.2	33.6	57.6
004	2	60	3	1	161.5	64.5	97.0	143	100	100.8	189.1	378.2	48.7	58.8
005	2	55	2	1	147.8	53.0	78.0	108	71	83.5	117.9	87.7	47.2	59.6
006	2	45	2	1	167.3	77.6	95.0	136	93	81.9	158.2	407.4	43.3	59.9
007	2	32	3	1	151.3	64.5	87.1	106	75	77.4	129.9	70.0	45.6	60.7
008	2	29	3	1	157.5	61.9	80.0	133	72	90.4	124.1	75.3	52.6	61.1
009	1	57	4	1	171.9	41.8	66.0	140	77	75.6	175.9	57.6	50.7	65.0
010	2	31	3	1	156.4	62.9	81.5	107	69	91.4	125.7	48.7	49.5	66.9
011	2	58	4	1	156.3	60.6	91.0	141	95	73.8	151.2	107.2	70.8	50.7
012	2	45	3	1	152.5	52.3	71.0	104	69	69.8	120.3	113.4	51.4	66.9
013	2	46	2	1	152.4	59.7	91.4	144	80	81.0	163.6	183.3	53.4	68.4
014	2	45	3	1	159.0	54.0	81.0	118	73	77.0	115.6	83.3	39.1	69.2
015	1	58	3	1	168.7	50.0	78.0	140	91	111.6	146.9	91.2	44.1	69.6
016	2	30	3	1	158.5	56.1	74.0	117	79	81.0	146.9	37.2	63.8	70.0
017	1	65	2	1	167.2	75.6	99.5	136	95	84.6	144.6	41.6	60.3	70.4
018	2	44	2	1	155.1	55.9	70.0	121	71	73.8	127.2	38.1	52.2	70.8
019	1	60	4	1	172.3	73.2	85.7	144	91	203.4	168.6	280.8	41.4	71.2
020	1	62	3	1	169.7	65.7	85.2	125	77	75.6	158.5	47.8	54.1	76.6

续表

编号	性别	年龄（岁）	文化程度	婚姻状况	身高（cm）	体重（kg）	腰围（cm）	收缩压（mmHg）	舒张压（mmHg）	空腹血糖（mg/dL）	TC（mg/dL）	TG（mg/dL）	HDL－C（mg/dL）	LDL－C（mg/dL）
021	1	48	2	1	172.0	79.4	95.0	123	71	96.3	125.7	76.2	44.1	77.0
022	2	64	1	1	151.5	68.2	104.5	129	73	93.6	155.1	192.2	42.2	78.5
023	2	49	4	1	151.9	48.4	67.0	103	65	81.2	138.8	90.3	51.0	78.9
024	2	60	2	1	155.3	53.8	79.0	119	71	81.0	167.1	125.8	62.3	78.9
025	1	62	3	1	160.5	77.6	96.0	177	109	77.4	172.9	198.4	42.2	79.3
026	1	57	3	1	166.4	65.0	85.0	135	82	99.0	165.9	58.5	45.2	79.3
027	2	44	2	1	157.5	49.9	71.0	116	76	94.3	130.3	71.7	48.3	79.7
028	2	65	3	1	152.3	56.0	82.4	147	77	84.6	169.0	134.6	58.8	81.2
029	2	48	3	1	152.5	57.0	82.0	155	88	81.9	150.0	46.9	64.6	82.4
030	1	51	2	1	165.8	60.0	86.5	142	87	136.8	165.9	178.0	48.7	88.2
031	2	52	4	1	167.0	68.5	85.0	141	86	86.2	156.6	125.8	51.8	88.6
032	2	48	2	1	150.0	55.2	86.0	138	87	82.8	186.4	160.3	62.6	89.3
033	2	58	4	1	149.6	60.3	79.2	129	89	77.4	193.7	115.1	48.7	89.7
034	1	41	2	1	172.5	63.6	73.0	116	73	69.5	141.5	95.7	49.9	89.7
035	2	55	3	1	149.5	51.6	94.0	140	78	149.4	170.1	154.1	43.3	90.1
036	2	62	2	1	146.8	44.2	70.6	132	82	90.0	180.2	94.8	60.3	90.1
037	2	60	3	1	157.3	54.6	76.0	108	63	88.2	207.7	129.3	73.9	90.1
038	2	52	3	1	154.0	61.2	94.0	113	72	106.2	196.1	54.0	65.3	90.5
039	1	63	1	1	153.0	56.0	78.3	166	89	81.0	184.5	125.8	58.0	90.9
040	2	63	1	1	161.2	49.9	76.0	147	97	93.6	186.4	92.1	65.4	91.3

续表

编号	性别	年龄（岁）	文化程度	婚姻状况	身高（cm）	体重（kg）	腰围（cm）	收缩压（mmHg）	舒张压（mmHg）	空腹血糖（mg/dL）	TC（mg/dL）	TG（mg/dL）	HDL－C（mg/dL）	LDL－C（mg/dL）
041	2	55	3	1	146.5	53.5	95.0	136	81	77.4	193.7	80.6	44.5	92.4
042	2	43	3	1	155.6	56.8	72.9	125	82	74.7	171.3	103.6	56.1	92.4
043	2	50	3	1	157.5	59.7	84.0	146	90	83.0	175.9	238.3	56.1	93.2
044	2	52	3	1	156.3	59.6	81.0	160	77	71.5	181.0	145.3	75.4	93.6
045	1	58	4	1	168.2	82.6	104.5	134	90	86.4	219.6	238.3	36.0	94.4
046	2	61	3	1	158.0	61.5	80.0	141	90	70.2	200.7	161.2	50.3	94.7
047	2	57	2	1	149.7	54.1	82.0	197	115	99.5	152.4	144.4	44.1	97.1
048	1	55	3	1	165.5	52.1	73.0	157	88	73.3	176.7	129.3	61.5	97.1
049	1	58	3	1	168.8	70.4	83.0	117	66	84.1	160.5	172.7	46.4	97.8
050	1	33	4	1	161.7	67.5	75.8	119	74	75.8	182.1	126.7	53.4	97.8
051	1	54	2	1	169.4	47.3	68.0	99	66	81.4	169.0	77.1	57.2	97.8
052	1	58	2	1	178.2	67.5	80.7	107	65	95.0	175.6	84.1	48.0	102.5
053	2	60	2	1	155.0	58.2	83.0	149	80	79.2	198.8	69.1	67.3	102.5
054	2	65	1	3	161.5	76.0	98.0	182	112	101.5	162.0	90.3	49.5	104.4
055	2	52	4	1	162.1	61.9	77.0	105	71	97.2	223.5	86.8	80.4	104.4
056	2	70	1	1	145.0	48.9	70.0	125	69	104.9	197.2	55.8	85.5	105.6
057	1	60	4	1	166.8	64.6	92.0	127	83	73.8	167.4	92.1	49.9	106.3
058	1	44	3	1	170.3	90.9	104.8	123	85	73.6	171.7	131.1	37.5	106.7
059	2	38	4	1	155.0	56.8	76.0	108	75	85.5	187.5	111.6	68.4	107.5
060	2	57	2	1	146.7	39.7	63.0	105	73	89.3	164.0	61.1	50.3	108.7

续表

编号	性别	年龄（岁）	文化程度	婚姻状况	身高（cm）	体重（kg）	腰围（cm）	收缩压（mmHg）	舒张压（mmHg）	空腹血糖（mg/dL）	TC（mg/dL）	TG（mg/dL）	HDL－C（mg/dL）	LDL－C（mg/dL）
061	1	49	4	1	162.5	60.0	84.0	167	93	85.9	191.4	247.1	46.4	109.8
062	1	53	4	1	164.8	53.1	72.0	102	64	102.6	192.2	183.3	56.5	109.8
063	2	53	2	1	145.0	39.0	65.0	123	71	84.6	200.3	76.2	82.4	110.2
064	1	58	3	1	164.4	58.5	85.0	133	71	75.6	168.2	92.1	52.6	110.6
065	1	46	2	1	171.1	57.0	84.0	121	77	88.4	187.2	93.0	53.8	121.8
066	2	46	3	1	159.5	54.9	70.0	136	97	89.5	182.5	70.9	63.0	124.9
067	2	49	3	1	149.2	50.5	77.0	151	98	99.0	252.9	124.9	71.5	124.9
068	2	61	2	1	149.7	66.1	86.0	131	79	103.7	210.8	103.6	74.2	125.7
069	2	54	2	1	156.6	51.6	78.0	140	83	105.7	222.0	146.1	77.7	127.2
070	2	49	3	1	163.3	62.3	85.0	156	91	77.6	193.0	89.5	56.1	128.8
071	2	53	3	1	164.8	59.0	84.0	134	84	147.8	205.3	155.0	64.6	128.8
072	2	57	3	1	155.6	57.0	76.0	192	95	89.8	186.0	103.6	41.0	133.8
073	1	35	3	1	182.4	76.0	86.0	113	66	91.6	189.1	87.7	51.0	134.2
074	1	53	3	1	161.5	51.4	68.0	124	83	85.9	197.6	76.2	59.6	134.2
075	1	66	3	1	164.9	63.2	91.0	120	67	115.9	199.1	83.3	59.2	138.1
076	2	57	3	1	151.5	54.0	89.0	185	101	86.0	228.2	284.3	61.5	139.6
077	1	52	3	1	159.1	68.2	100.0	124	71	89.5	212.3	255.1	54.1	140.4
078	2	46	4	1	160.4	67.6	91.2	147	75	88.2	130.7	208.1	35.6	53.0
079	2	53	3	1	152.5	58.5	80.0	130	85	98.6	222.0	142.6	70.0	141.1
080	2	61	1	1	156.6	71.9	89.2	139	85	75.1	247.1	164.7	54.9	148.9

注：“性别”中，1＝男性，2＝女性；“文化程度”中，1＝未上过学，2＝小学，3＝初中，4＝高中及以上；“婚姻状况”中，0＝未婚，1＝已婚，2＝离婚，3＝丧偶。

TC—总胆固醇；TG—甘油三酯；HDL－C—高密度脂蛋白；LDL－C—低密度脂蛋白。

第十三章　SPSS 应用——线性相关和线性回归

医学研究中，有时候需要分析变量之间有无关联及关联的强弱，本章将介绍分析两个连续变量之间有无线性相关、相关程度强度的直线相关（linear correlation，又称简单相关），以及分析和刻画两个连续变量之间的数量依存关系的线性回归（linear regression，又称简单回归）的 SPSS 操作过程和结果解读。

第一节　SPSS 中线性相关的基本操作

相关分析是研究两个或多个变量之间是否有关联及关联程度强弱的统计分析方法。根据变量性质和研究目的，可以选择不同的相关分析方法及描述相关程度的指标。本节主要介绍用于两个连续性变量之间相关关系探讨的线性相关分析的 SPSS 操作过程和结果解读。

一、Pearson 相关

例 13－1　研究人员检测了 15 位脂肪肝患者的血清中脂联素（adiponectin，以“ADP”表示）和转化生长因子－β_1（TGF－β_1）水平，数据见表 13－1。试分析脂肪肝患者的血清中 ADP 和 TGF－β_1水平是否相关。

表 13－1　15 位脂肪肝患者血清 ADP 和 TGF－β_1含量的原始数据

患者序号	ADP（μg/mL）	TGF－β_1（ng/mL）
1	5.3	40.2
2	5.6	22.2
3	6.3	25.4
4	6.3	26.6
5	7.0	35.5
6	7.5	28.2
7	9.0	26.6
8	9.4	39.1
9	10.4	35.5
10	10.6	31.6
11	8.9	48.8

续表

患者序号	ADP(μg/mL)	TGF－β_1(ng/mL)
12	10.3	44.4
13	11.5	43.6
14	14.0	54.0
15	9.5	57.3

在进行线性相关和线性回归前，使用者应按照如图13－1～图13－3的步骤，绘制脂肪肝患者血清脂联素水平和血清转化生长因子－β_1水平的散点图，直观地考察两个变量间是否呈直线相关。图13－2中选择"Simple Scatter"，相关分析中的两个变量谁作X变量、谁作Y变量都可以，所以，图13－3中的"X Axis"和"Y Axis"可任意设定为ADP或TGF－β_1。从图13－4可知，15位患者的ADP和TGF－β_1对应的数据点基本呈直线分布，两个变量的测量值呈伴随增大或伴随减小的直线变化趋势，即ADP水平高，相应的TGF－β_1水平也高，呈线性正相关（简称正相关）。需要说明的是，图13－4及本章所展示的其他统计图均是SPSS软件操作显示的原始图，此处旨在通过散点图快速观察数据分布特征，故未对原始图进行修改完善。使用者如果需要在科研论文或报告中使用散点图及其他统计图，请按照统计图的制作规范，在SPSS结果窗口中双击相应的原始统计图，然后对其背景、边框、纵横坐标、图例等进行必要的调整，以制作出清晰、美观、规范的统计图。

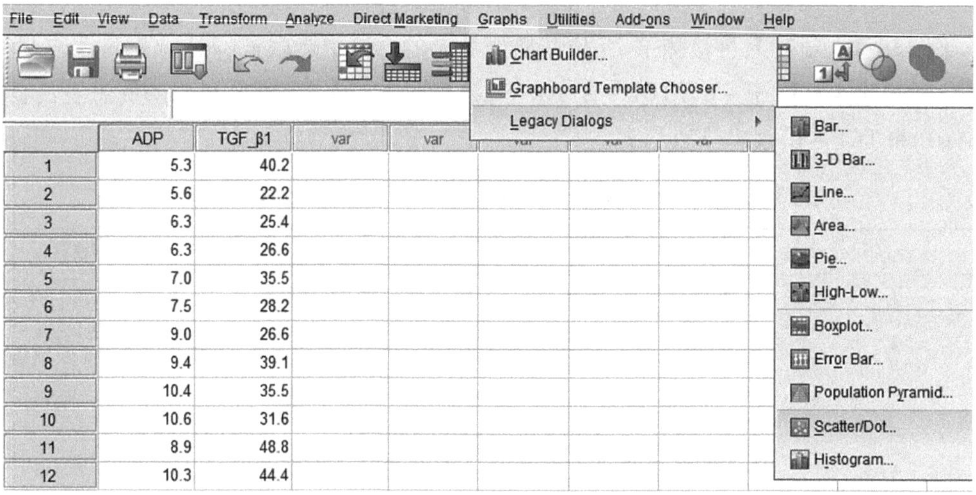

图13－1　例13－1数据的散点图的SPSS操作过程－1

按照图13－5和图13－6对患者的ADP和TGF－β_1水平进行线性相关分析，结果见图13－7。由图可知，脂肪肝患者血清脂联素水平和血清转化生长因子－β_1水平呈正相关（$r=0.611$，$P=0.016$）。从图13－6中可知，SPSS软件在双变量相关分析的"Correlation Coefficients"处默认选择"Pearson"相关，对于符合双变量正态分布的资料，直接采用此默认选项即可。"Kendall's tau－b"系数的作用和适用条件可参阅SPSS的

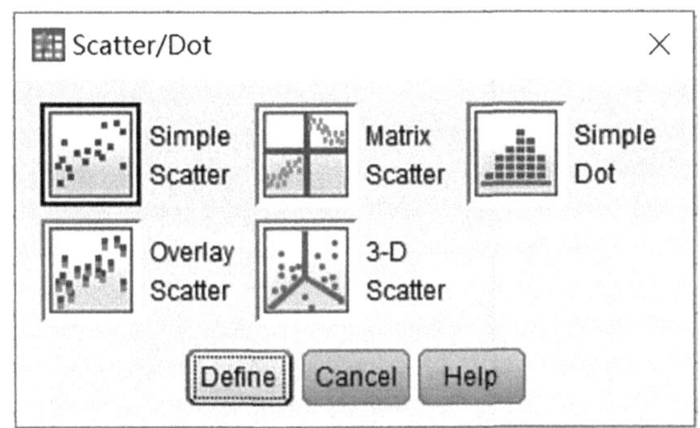

图 13-2 例 13-1 数据的散点图的 SPSS 操作过程-2

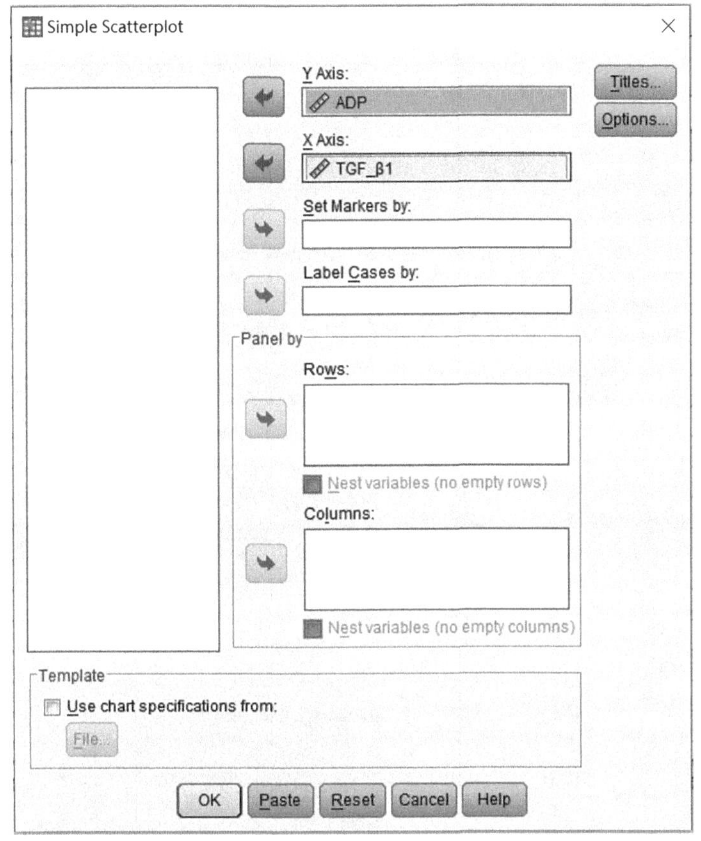

图 13-3 例 13-1 数据的散点图的 SPSS 操作过程-3

"Help"功能或其他统计学著作。"Flag significant correlation"这一默认选项的作用是如果选择该选项，相关分析的结果 $P<0.05$ 时，将会在相关系数后标注"＊"，$P<0.01$ 时，将会在相关系数后标注"＊＊"。使用者可以根据个人习惯，选择保留此默认选项，或者取消此默认选项。

直线相关分析要求 X 变量和 Y 变量服从双变量正态分布，即 X 变量服从正态分布，并且以 Y 变量为因变量、X 变量为自变量做直线回归，Y 变量的残差（e）服从正态分布。

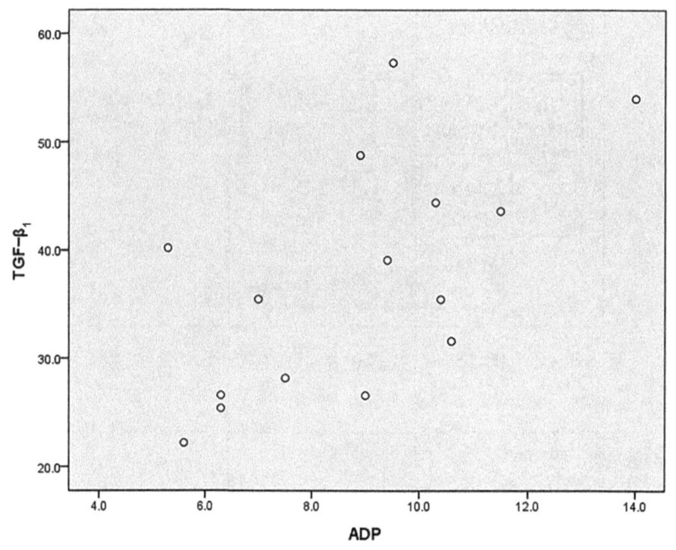

图 13－4　例 13－1 数据的散点图

File　Edit　View　Data　Transform　Analyze　Direct Marketing　Graphs　Utilities　Add-ons

	ADP	TGF_β1
1	5.3	40.2
2	5.6	22.2
3	6.3	25.4
4	6.3	26.6
5	7.0	35.5
6	7.5	28.2
7	9.0	26.6
8	9.4	39.1
9	10.4	35.5
10	10.6	31.6
11	8.9	48.8
12	10.3	44.4
13	11.5	43.6
14	14.0	54.0
15	9.5	57.3
16		

Reports
Descriptive Statistics
Tables
Compare Means
General Linear Model
Generalized Linear Models
Mixed Models
Correlate
Regression
Loglinear
Neural Networks
Classify
Dimension Reduction
Scale
Nonparametric Tests
Forecasting
Survival
Multiple Response

Bivariate...
Partial...
Distances...

图 13－5　例 13－1 数据的线性相关分析的 SPSS 操作过程－1

图 13－8～图 13－10 展示了例 13－1 的数据以 ADP 水平为 X 变量、以 TGF－β_1水平为 Y 变量进行双变量正态性检验的步骤。图 13－9 中，单击右上角的“Save...”，进入图 13－10 所示界面，选择右上角“Residual”中的任何一种，比如本例选择“Unstandardized”，然后单击“Continue”，返回图 13－9 的界面，单击“OK”，完成回归分析，再返回 SPSS 数据界

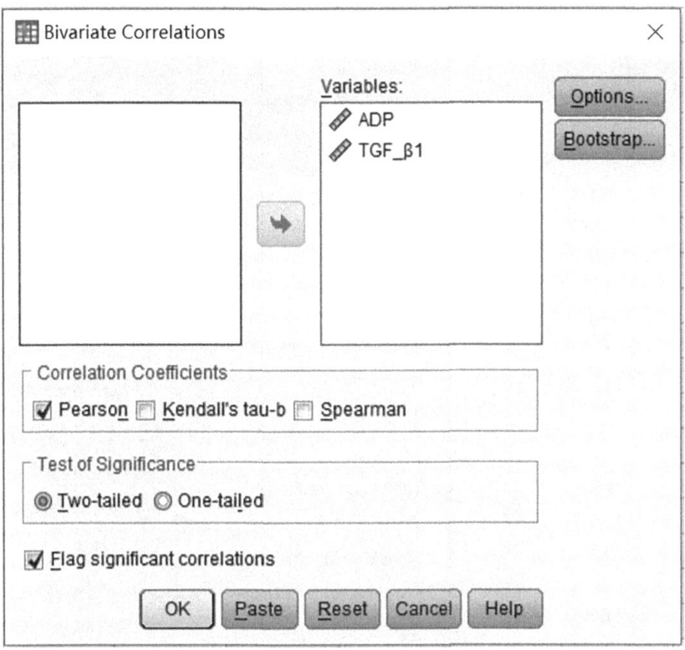

图 13-6 例 13-1 数据的线性相关分析的 SPSS 操作过程-2

Correlations

		ADP	TGF_β1
ADP	Pearson Correlation	1	.611*
	Sig. (2-tailed)		.016
	N	15	15
TGF_β1	Pearson Correlation	.611*	1
	Sig. (2-tailed)	.016	
	N	15	15

*. Correlation is significant at the 0.05 level (2-tailed).

图 13-7 例 13-1 数据线性相关分析的 SPSS 输出报告

面，会发现生成了一个新变量"RES_1"，变量标签（Label）为"Unstandardized Residual"，即以 Y 为因变量、X 为自变量做直线回归时 Y 变量的残差（e）。X 变量和 Y 变量的残差（e）的正态性检验结果（过程从略）见图 13-11，由图可知，X 变量的正态性检验结果 $P_{ADP}=0.626$，残差（e）的正态性检验结果 $P_{RES\_1}=0.278$，均大于正态性检验常用的检验水准 0.10，认为例 13-1 的数据服从双变量正态分布，可以进行直线相关，计算线性相关系数（pearson 相关系数）。如果变量 X 和变量 Y 不服从双变量正态分布，或者变量 X 和变量 Y 均为有序多分类变量，则需要采用 Spearman 相关进行相关分析。

File Edit View Data Transform Analyze Direct Marketing Graphs Utilities Add-ons Window

	ADP	TGF_β1
1	5.3	40.2
2	5.6	22.2
3	6.3	25.4
4	6.3	26.6
5	7.0	35.5
6	7.5	28.2
7	9.0	26.6
8	9.4	39.1
9	10.4	35.5
10	10.6	31.6
11	8.9	48.8
12	10.3	44.4
13	11.5	43.6
14	14.0	54.0
15	9.5	57.3
16		
17		
18		

Reports
Descriptive Statistics
Tables
Compare Means
General Linear Model
Generalized Linear Models
Mixed Models
Correlate
Regression
Loglinear
Neural Networks
Classify
Dimension Reduction
Scale
Nonparametric Tests
Forecasting
Survival
Multiple Response
Missing Value Analysis...
Multiple Imputation

Linear...
Curve Estimation...
Partial Least Squares...
Binary Logistic...
Multinomial Logistic...
Ordinal...
Probit...
Nonlinear...
Weight Estimation...
2-Stage Least Squares...
Optimal Scaling (CATREG)...

图 13 –8　例 13 –1 数据的线性相关分析条件(双变量正态性)判断过程 –1

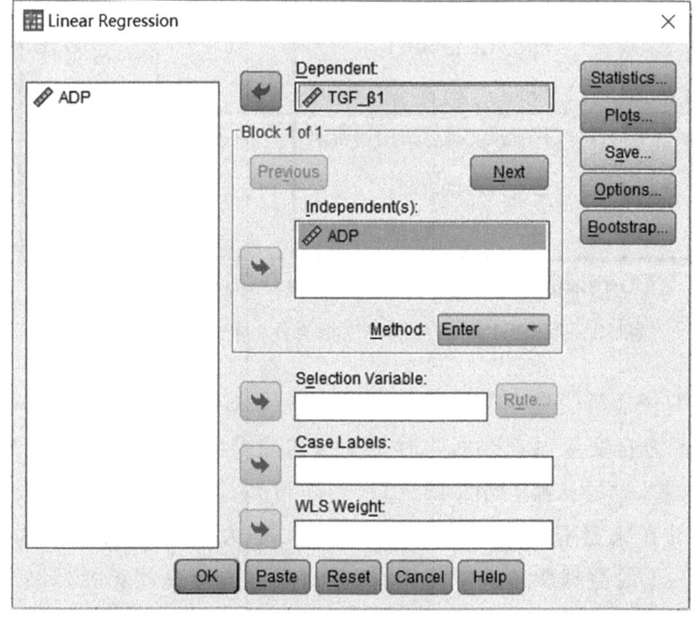

图 13 –9　例 13 –1 数据的线性相关分析条件(双变量正态性)判断过程 –2

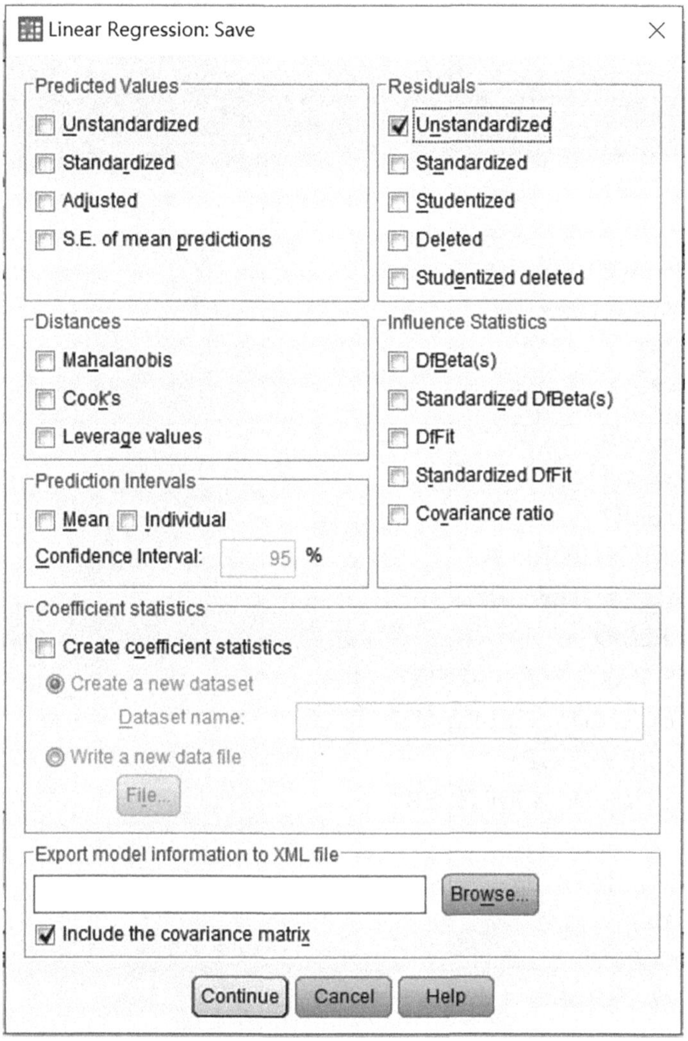

图 13－10　例 13－1 数据的线性相关分析条件(双变量正态性)判断过程－3

Tests of Normality

	Kolmogorov-Smirnov[a]			Shapiro-Wilk		
	Statistic	df	Sig.	Statistic	df	Sig.
ADP	.121	15	.200*	.956	15	.626
Unstandardized Residual	.161	15	.200*	.930	15	.278

a. Lilliefors Significance Correction

*. This is a lower bound of the true significance.

图 13－11　例 13－1 数据双变量正态性检验的 SPSS 输出报告

例 13－1 的代码如下：

```
GRAPH
  /SCATTERPLOT(BIVAR)=ADP WITH TGF_β1
  /MISSING=LISTWISE.
CORRELATIONS
  /VARIABLES=ADP TGF_β1
  /PRINT=TWOTAIL NOSIG
  /MISSING=PAIRWISE.
REGRESSION
  /MISSING LISTWISE
  /STATISTICS COEFF OUTS R ANOVA
  /CRITERIA=PIN(.05) POUT(.10)
  /NOORIGIN
  /DEPENDENT TGF_β1
  /METHOD=ENTER ADP
  /SAVE RESID.
EXAMINE VARIABLES=ADP RES_1
  /PLOT BOXPLOT STEMLEAF NPPLOT
  /COMPARE GROUPS
  /STATISTICS DESCRIPTIVES
  /CINTERVAL 95
  /MISSING LISTWISE
  /NOTOTAL.
```

二、Spearman 相关

例 13－2 研究者收集了 16 名高血压患者的睡眠时间和焦虑自评量表（self－rating anxiety scale，SAS）评分，数据见表 13－2。请分析高血压患者的睡眠时间和焦虑评分是否相关。

表 13－2 16 名高血压患者焦虑评分和睡眠时间的原始数据

患者序号	焦虑评分	睡眠时间（小时）
1	22	7.6
2	23	8.2
3	24	7.0
4	25	6.8
5	26	6.4
6	28	7.5
7	29	6.5
8	38	6.5

续表

患者序号	焦虑评分	睡眠时间(小时)
9	44	6.3
10	45	10.0
11	58	5.6
12	64	5.9
13	66	6.9
14	66	5.5
15	46	9.2
16	78	4.5

焦虑评分的取值范围为20~80分,可作为计量资料来分析。图13-12是以焦虑评分为X变量、睡眠时间为Y变量绘制的散点图,由图可见,虽然有几个离群点,但16名患者的焦虑评分和睡眠时间总体呈从左上到右下的线性趋势。进一步进行焦虑评分和睡眠时间是否服从双变量正态性的检验,如果服从双变量正态性,可采用线性相关分析两个变量间的相关性,并采用Pearson相关系数描述相关性大小。图13-13是以焦虑评分为X变量、睡眠时间为Y变量进行的双变量正态性检验的结果(双变量正态性检验过程从略,可以参考例13-1中图13-8~图13-10介绍的步骤自行操作),由图可知,焦虑评分及睡眠时间的残差(e)均不服从正态分布($P_{焦虑评分}=0.053$,$P_{Residual}=0.002$),因此不宜采用Pearson相关分析,而应采用Spearman相关分析,并计算Spearman相关系数r_s。

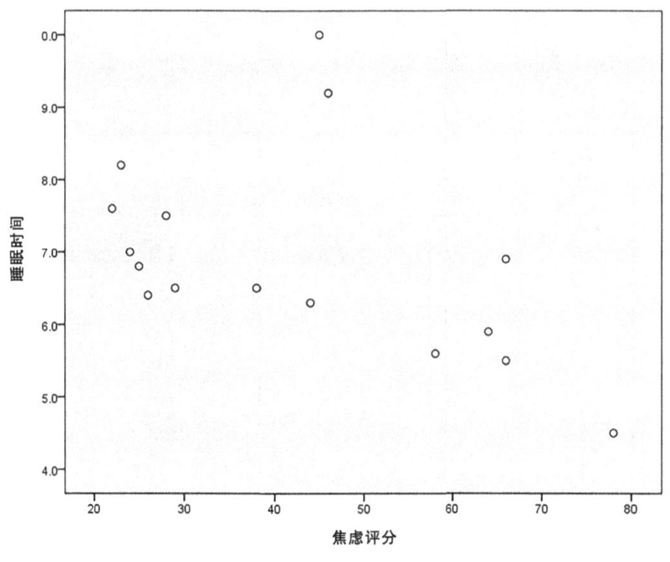

图13-12 例13-2数据的散点图

图13-14和图13-15为Spearman相关的SPSS操作过程。从图13-14可以看出,Spearman相关与Pearson相关操作过程的差别就在于把SPSS软件计算“Correlation

Tests of Normality

	Kolmogorov-Smirnov[a]			Shapiro-Wilk		
	Statistic	df	Sig.	Statistic	df	Sig.
焦虑评分	.205	16	.071	.889	16	.053
Unstandardized Residual	.230	16	.023	.792	16	.002

a. Lilliefors Significance Correction

图 13－13　例 13－2 数据双变量正态性检验的 SPSS 输出报告

Coefficients”的默认选项从“Pearson”改为了“Spearman”。图 13－16 为 Spearman 相关的分析结果。由图可知，高血压患者的焦虑评分和睡眠时间呈负相关（$r_s = -0.541, P = 0.031$）。

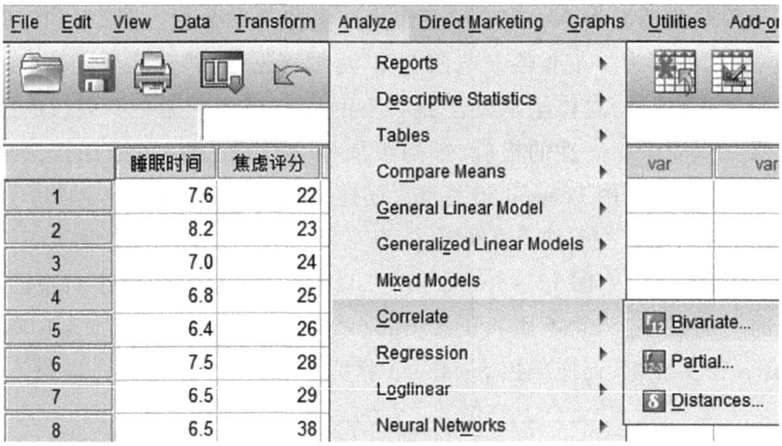

图 13－14　例 13－2 数据的 Spearman 相关分析 SPSS 操作过程－1

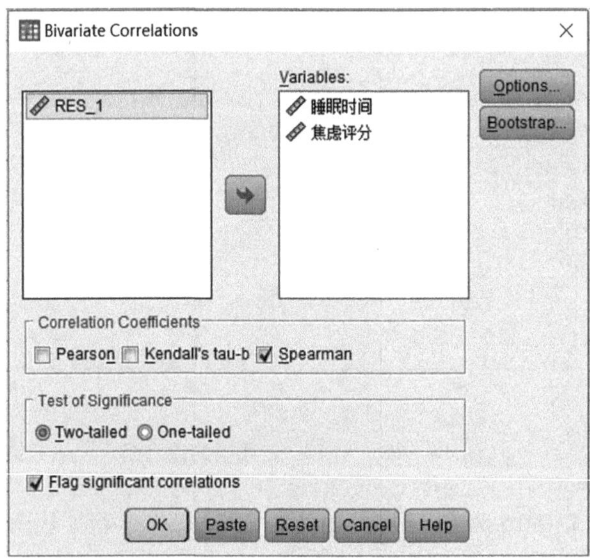

图13－15　例 13－2 数据的 Spearman 相关分析 SPSS 操作过程－2

Correlations

			睡眠时间	焦虑评分
Spearman's rho	睡眠时间	Correlation Coefficient	1.000	-.541*
		Sig. (2-tailed)	.	.031
		N	16	16
	焦虑评分	Correlation Coefficient	-.541*	1.000
		Sig. (2-tailed)	.031	.
		N	16	16

*. Correlation is significant at the 0.05 level (2-tailed).

图 13－16 例 13－2 数据 Spearman 相关分析的 SPSS 输出报告

例 13－2 数据的代码如下：

```
GRAPH
  /SCATTERPLOT(BIVAR)=焦虑评分 WITH 睡眠时间
  /MISSING=LISTWISE.
REGRESSION
  /MISSING LISTWISE
  /STATISTICS COEFF OUTS R ANOVA
  /CRITERIA=PIN(.05) POUT(.10)
  /NOORIGIN
  /DEPENDENT 睡眠时间
  /METHOD=ENTER 焦虑评分
  /SAVE RESID.
EXAMINE VARIABLES=焦虑评分 RES_1
  /PLOT BOXPLOT STEMLEAF NPPLOT
  /COMPARE GROUPS
  /STATISTICS DESCRIPTIVES
  /CINTERVAL 95
  /MISSING LISTWISE
  /NOTOTAL.
NONPAR CORR
  /VARIABLES=睡眠时间 焦虑评分
  /PRINT=SPEARMAN TWOTAIL NOSIG
  /MISSING=PAIRWISE.
```

需要说明的是，如果拟分析的两个变量中一个为连续变量，一个为有序分类变量，则无须进行双变量正态性检验，直接采用 Spearman 相关分析即可；如果两个变量都是有序分类变量且分类不同，也可以采用 Spearman 相关分析。

第二节　SPSS 中线性回归的基本操作

虽然关联分析和线性相关分析可以探索两个变量之间是否相关及相关的程度，但有时候研究者不仅关心变量之间是否相关，更关心变量之间的数量依存关系，即 X 变量变化一个单位会对 Y 变量带来多大的影响。此时，可采用回归分析，通过建立回归模型，分析一个或多个自变量与因变量之间的数量依存关系。本节主要介绍 X 变量和 Y 变量均为连续变量的简单线性回归分析的 SPSS 操作及其结果解读，对于多个自变量和一个因变量之间的多因素回归及多个因变量的多元回归分析，使用者可以在本节学习的基础上，参阅 SPSS 的“Help”功能或其他统计学著作进一步学习。

一、简单线性回归和残差分析

下面通过例 13－3，介绍如何采用 SPSS 进行两个连续变量间的线性回归分析。

例 13－3　20 名成年男性的年龄和相对端粒长度数据见表 13－3。请分析年龄和相对端粒长度之间是否存在线性回归关系。

表 13－3　20 名成年男性年龄和相对端粒长度的原始数据

调查对象编号	年龄（岁）	相对端粒长度
1	60.5	0.676
2	74.3	0.928
3	41.3	1.996
4	32.5	1.899
5	33.0	2.031
6	38.0	2.070
7	34.7	2.191
8	41.8	2.312
9	35.2	2.431
10	37.4	2.550
11	30.8	2.758
12	35.8	2.954
13	30.3	3.312
14	24.8	3.055
15	38.5	2.477
16	66.0	1.037
17	55.0	1.137
18	45.1	1.695
19	35.8	1.863
20	50.6	1.876

线性回归分析和其他统计分析方法一样，也有其适用条件。线性回归模型的适用条件为线性(linear)、独立(independence)、正态(normal)、等方差(equal variance)。这4个条件的英文单词首字母刚好组成英文单词“line”。线性是指因变量 Y 的总体平均值与自变量 X 呈线性关系，通常通过绘制 X 与 Y 的散点图或残差图来判断是否满足这一条件。独立是指任意两个观察值互相独立，通常从专业上来判断是否满足这一条件。例如，本例是20名成年男性的数据，而不是1名成年男性重复测量了20次或10名成年男性每人测量2次获得的数据，且20名成年男性之中没有研究对象是双胞胎或者来自同一个家庭等情况，因而认为这20组数据是独立的。正态性是指对于每个给定的 X 值，其所对应的 Y 值是不确定的，但 Y 值的总体服从正态分布。通常采用残差的直方图、正态概率($P-P$)图来考察正态性条件是否满足。如果不满足正态性条件，可考虑对原始数据进行变量变换，使其正态化后，再进行线性回归分析。等方差性是指在自变量 X 的取值范围内，不论 X 取什么值，Y 都具有相同的方差，常通过绘制 X 与 Y 的散点图或残差图来判断等方差性。因此，进行线性回归分析前，首先绘制散点图，直观地观察两个变量之间是否有线性关系(散点图的具体绘制方法可参见例13－1相关内容，图13－17是例13－3数据以年龄为自变量、相对端粒长度为因变量绘制的散点图)，由图可知，年龄和相对端粒长度之间有线性趋势。其次，按照图13－18～图13－20所示的步骤，进行线性回归分析，并检验资料的正态性和方差齐性。图13－18和图13－19为线性回归分析的操作步骤，在图13－19中，需要分别定义“Independent”变量和“Dependent”变量，即因变量 Y 和自变量 X，通常以原因变量或容易测量的变量为自变量 X，以结果变量或不容易测量的、需要通过自变量预测的变量为因变量 Y。比如，本例以年龄为自变量 X、相对端粒长度为因变量 Y。设定好“Independent”变量和“Dependent”变量后，单击右侧的“Plots”，进入如图13－20所示的对话框，设定进行正态性和方差齐性检验的残差的直方图、正态概率($P-P$)图和标准化残差图，选中此对话框左下角的“Histogram”和“Normal probability plot”，软件将会分别绘制直方图(图13－21)和正态概率($P-P$)图(图13－22)。此界面的右半部分是设置标准化残差图的对话框，将左上角对话框中的“DEPENDNT”(回归方程的 Y 变量)和“＊ZRESID”(回归方程 Y 变量的标准化残差)分别拖入右侧中部的“X”和“Y”对话框，分别作为标准化残差图的 X 变量和 Y 变量，软件将会绘制如图13－23所示的标准化残差图。图13－21所示的残差的直方图中，直方图的分布贴近图中的正态曲线，说明资料服从正态分布。图13－22所示正态概率($P-P$)图中的样本点贴近图中的直线，说明资料服从正态分布。如图13－23所示的标准化残差图中，样本点分布分散、无规律，说明资料服从方差齐性。可见，线性回归的线性、独立、正态、等方差这4个条件，例13－3的数据均满足，适合进行线性回归分析。

图13－24～图13－26为线性回归分析的结果。从图13－24可以看出，年龄和相对端粒长度的线性回归模型的决定系数(coefficient of determination)，即图13－24中的“R Square”(R^2，为 X 变量和 Y 变量间相关系数 r 的平方)。R^2 无单位，取值范围为0～1，其数值大小说明在 Y 的总变异中回归关系所能解释的百分比。本例的 R^2 为0.731，表示年龄可解释相对端粒长度变异性的73.1%，而相对端粒长度变异的26.9%不能用年龄解

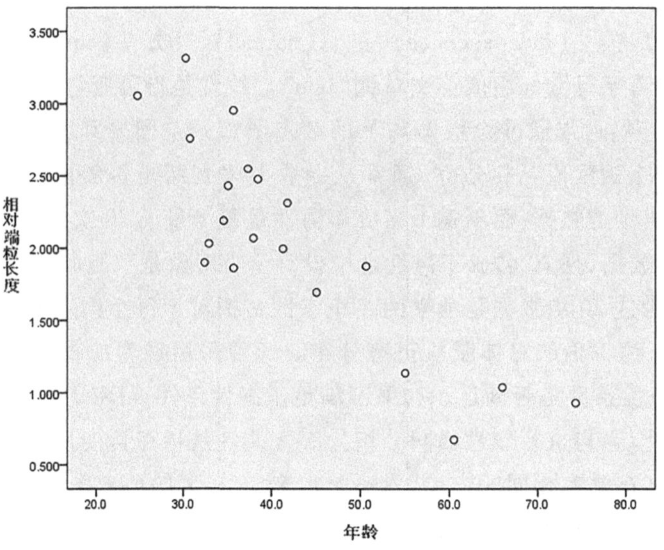

图 13－17　例 13－3 数据的散点图

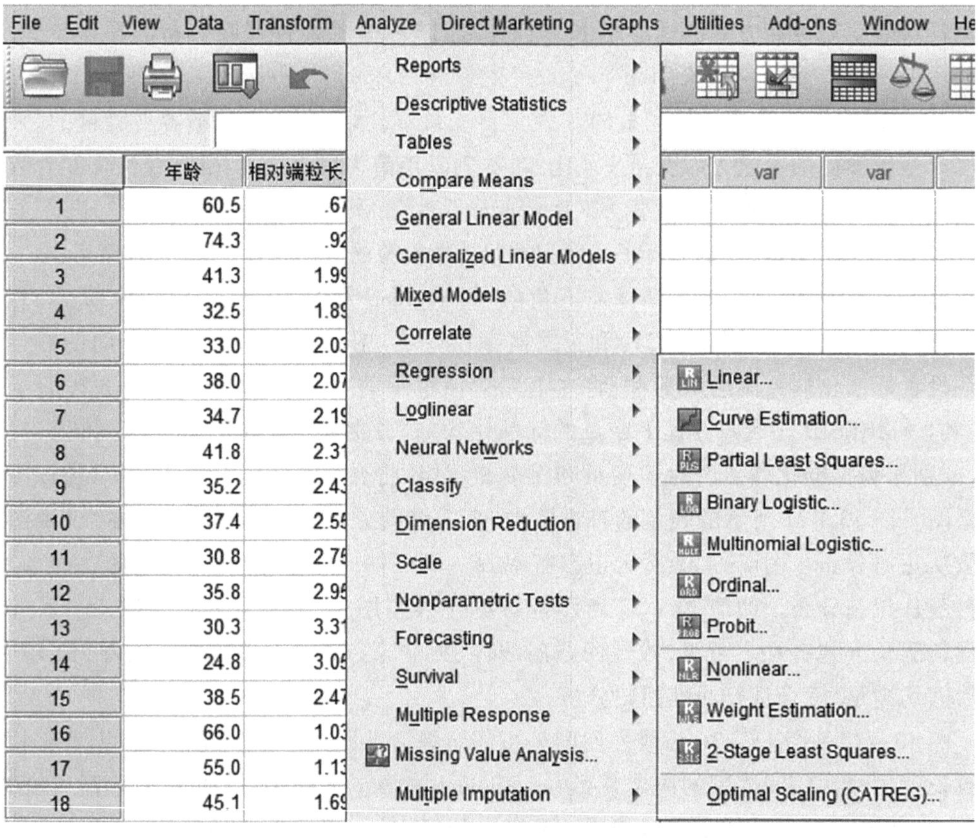

图 13－18　例 13－3 数据线性回归分析的 SPSS 操作过程－1

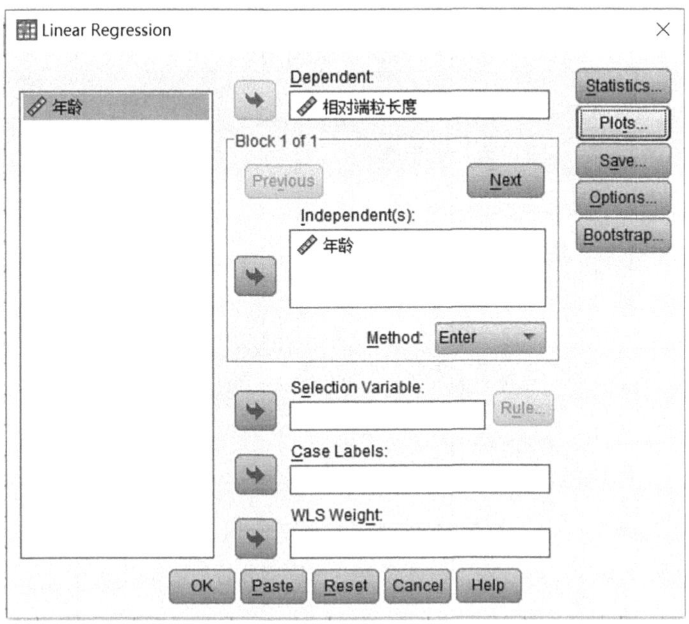

图 13－19 例 13－3 数据线性回归分析的 SPSS 操作过程－2

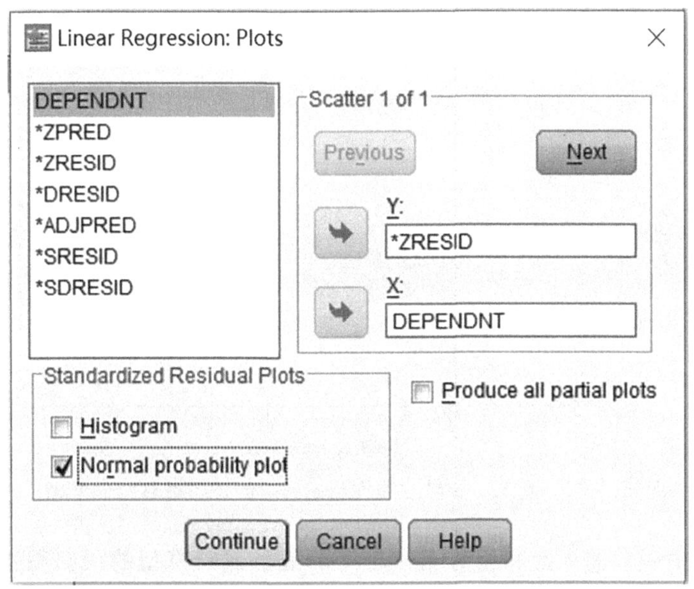

图 13－20 例 13－3 数据线性回归分析的 SPSS 操作过程－3

释。决定系数 R^2 越接近 1，说明 X 变量和 Y 变量的关系越密切。图 13－25 展示了线性回归方程的假设检验结果，可见该回归模型有统计学意义（$F=48.987, P<0.001$）。此结果等价于图 13－26 所示的回归系数的假设检验结果（$t=-6.999, P<0.001$）。从图 13－26可知，年龄和相对端粒长度的线性回归模型的回归系数为－0.048，回归模型的截距（常数项）为 4.064，因此，年龄和相对端粒长度的线性回归为 $\hat{Y}=4.064-0.048X$。

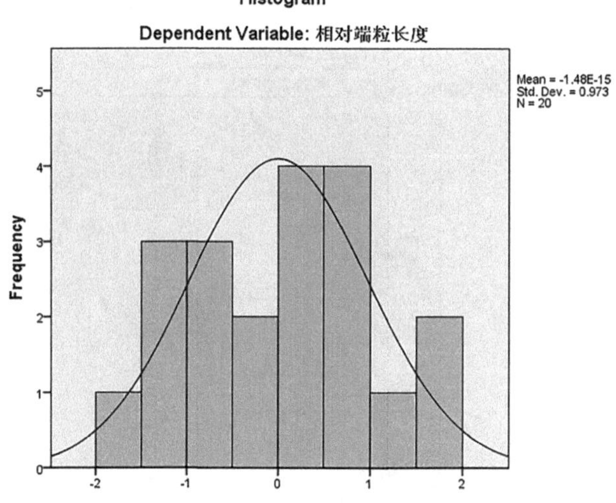

图 13－21　例 13－3 数据线性回归分析的残差直方图

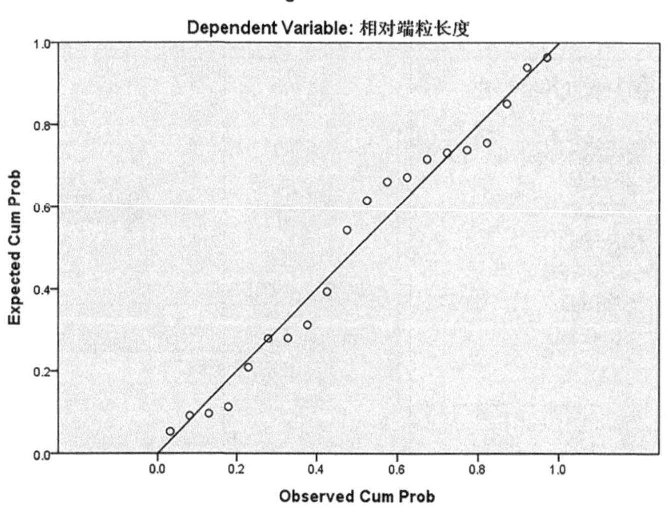

图 13－22　例 13－3 数据线性回归分析的正态概率（$P-P$）图

图 13－26 中展示的年龄和相对端粒长度的线性回归模型的回归系数－0.048 为样本估计值（点估计），会受到抽样误差的影响。如果想得到回归系数的总体均数的 95% 可信区间（95% CI），可在图 13－19 所示的界面中单击右上角的"Statistics..."，进入如图 13－27 所示的界面，选择"Confidence intervals"，SPSS 将在图 13－26 所示回归分析的结果表中展示回归系数总体均数的 95% 可信区间（95.0% Confidence Interval for B），如果不选择"Confidence intervals"，SPSS 默认不提供回归系数的 95% 可信区间。

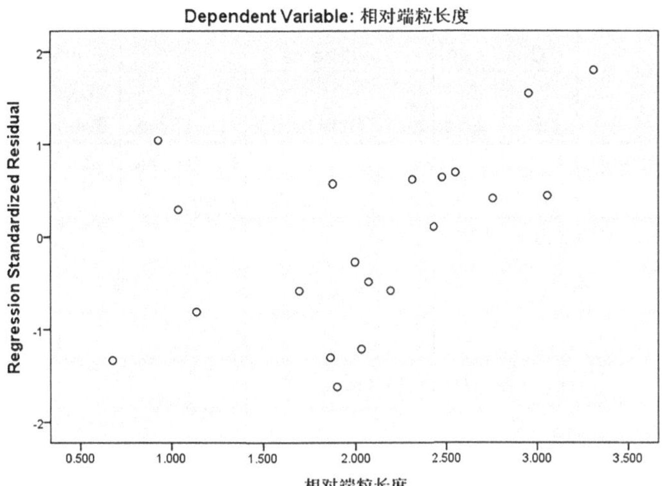

图 13－23　例 13－3 数据线性回归分析的标准化残差图

Model Summary[b]

Model	R	R Square	Adjusted R Square	Std. Error of the Estimate
1	.855[a]	.731	.716	.382649

a. Predictors: (Constant), 年龄

b. Dependent Variable: 相对端粒长度

图 13－24　例 13－3 数据线性回归分析的结果－1

ANOVA[b]

Model		Sum of Squares	df	Mean Square	F	Sig.
1	Regression	7.173	1	7.173	48.987	.000[a]
	Residual	2.636	18	.146		
	Total	9.808	19			

a. Predictors: (Constant), 年龄

b. Dependent Variable: 相对端粒长度

图 13－25　例 13－3 数据线性回归分析的结果－2

Coefficients[a]

Model		Unstandardized Coefficients		Standardized Coefficients	t	Sig.	95.0% Confidence Interval for B	
		B	Std. Error	Beta			Lower Bound	Upper Bound
1	(Constant)	4.064	.298		13.616	.000	3.437	4.691
	年龄	-.048	.007	-.855	-6.999	.000	-.062	-.033

a. Dependent Variable: 相对端粒长度

图 13 -26　例 13 -3 数据线性回归分析的结果 -3

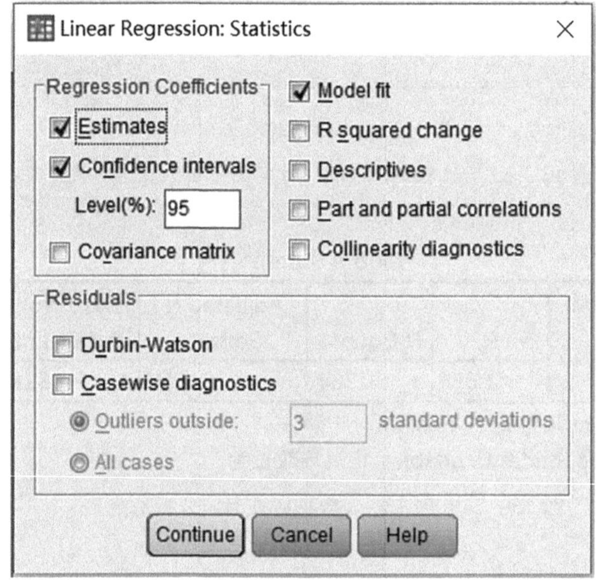

图 13 -27　例 13 -3 数据线性回归分析中回归系数 95% 可信区间的求取过程

二、总体均数 $\mu_{\hat{Y}}$ 的 95% 可信区间和个体 $\hat{Y}$ 值的容许区间

如果使用者想得到每一个 X 变量的取值对应的 Y 预测值($\hat{Y}$)的均数($\mu_{\hat{Y}}$)的 95% 可信区间,可以在如图 13 - 19 所示的界面中单击右侧的“Save... ”,进入如图 13 - 28 所示的界面,选中“Prediction Intervals”下面的“Mean”,SPSS 软件会在进行回归分析的同时,将计算 X 变量的每一个取值所对应的 $\hat{Y}$ 的均数($\mu_{\hat{Y}}$)的 95% 可信区间的上下限取值,并保存到数据集中(如图 13 - 29 中的第 3、4 列数据)。如果使用者想得到每一个 X 变量的取值对应的 $\hat{Y}$ 的个体值的容许区间(即 $\hat{Y}$ 的波动范围,亦即 95% 正常值范围),则可在如图 13 - 19 所示的界面中,单击右侧的“Save... ”,进入如图 13 - 28 所示的界面,选中“Prediction Intervals”下面的“Individual”,SPSS 软件会在进行回归分析的同时,将计算 X 变量的每一个取值所对应的 $\hat{Y}$ 的 95% 容许区间的上下限取值,并保存到数据集中(如图 13 - 29 中的第 5、6 列数据)。

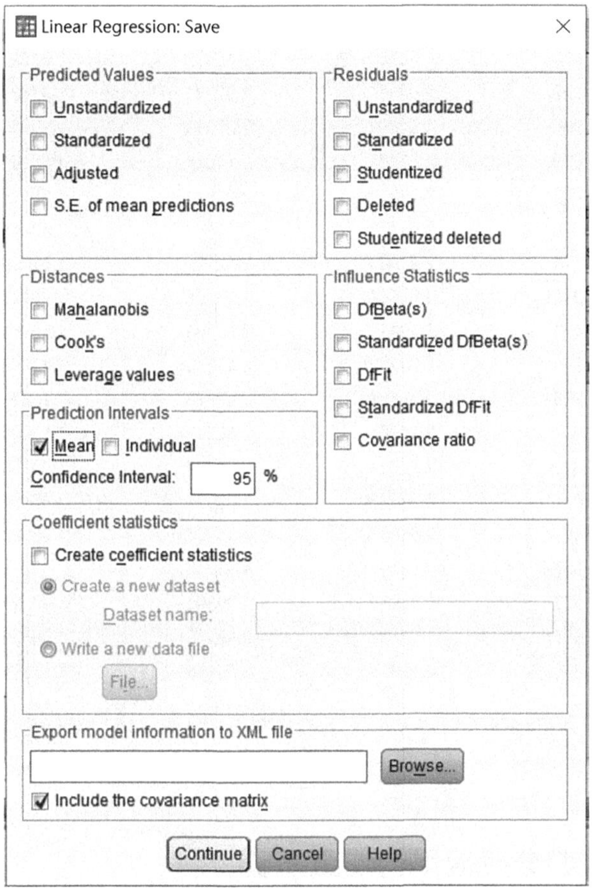

图 13－28　例 13－3 数据线性回归分析中 $\mu_{\hat{Y}}$ 的 95% 可信区间的求取过程

例 13－3 的代码如下：

```
GRAPH
  /SCATTERPLOT(BIVAR)=年龄  WITH  相对端粒长度
  /MISSING=LISTWIS
REGRESSION
  /MISSING LISTWISE
  /STATISTICS COEFF OUTS CI(95) R ANOVA
  /CRITERIA=PIN(.05) POUT(.10) CIN(95)
  /NOORIGIN
  /DEPENDENT  相对端粒长度
  /METHOD=ENTER  年龄
  /SCATTERPLOT=(*ZRESID ,相对端粒长度)
  /RESIDUALS HISTOGRAM(ZRESID) NORMPROB(ZRESID)
  /SAVE MCIN ICIN.
```

年龄	相对端粒长度	LMCI_1	UMCI_1	LICI_1	UICI_1
60.5	.676	.86700	1.50439	.32091	2.05048
74.3	.928	.03516	1.02331	-.41437	1.47284
41.3	1.996	1.91893	2.27913	1.27519	2.92287
32.5	1.899	2.29184	2.74344	1.68261	3.35267
33.0	2.031	2.27230	2.71541	1.65997	3.32774
38.0	2.070	2.06709	2.44493	1.43019	3.08182
34.7	2.191	2.20469	2.62129	1.58252	3.24345
41.8	2.312	1.89544	2.25505	1.25147	2.89902
35.2	2.431	2.18442	2.59399	1.55961	3.21879
37.4	2.550	2.09282	2.47628	1.45809	3.11101
30.8	2.758	2.35724	2.83978	1.75917	3.43785
35.8	2.954	2.15984	2.56148	1.53204	3.18928
30.3	3.312	2.37621	2.86838	1.78155	3.46303
24.8	3.055	2.57876	3.18909	2.02404	3.74381
38.5	2.477	2.04537	2.41907	1.40688	3.05757
66.0	1.037	.53797	1.31016	.03224	1.81589
55.0	1.137	1.18964	1.70501	.60312	2.29153
45.1	1.695	1.73337	2.10316	1.09336	2.74317
35.8	1.863	2.15984	2.56148	1.53204	3.18928

图 13－29　例 13－3 数据线性回归分析中 Y 的预测值($\hat{Y}$)的总体均数($\mu_{\hat{Y}}$)的 95% 可信区间和个体 $\hat{Y}$ 值的容许区间

三、相关和回归分析应用的注意事项

1. 统计分析要有实际意义

无论是进行线性相关分析，还是进行线性回归分析，都应注意统计分析要有实际意义，不能没有专业依据地将两个毫无关联的变量随意进行相关或回归分析。如果不考虑专业背景和变量之间的实际意义，即便得到两个变量之间有相关或者回归关系，也没有任何实际意义。

2. 各观察单位之间要独立

线性相关和线性回归分析要求各观察单位之间是独立的，不能将一个研究对象的 k 次重复测量得到的 k 组数据当作 k 个独立样本的测量数据来进行相关和回归分析，研究对象之间也不应该存在可能影响研究结果的关系。例如，在研究生活习惯和健康的关系时，一般只从多胞胎或同一家庭中选择一人作为研究对象，避免多胞胎和同一家庭的成员间遗传和生活习惯的相似性对研究结果的影响。

3. 进行相关和回归分析应先绘制散点图

在进行相关和回归分析时，均应先绘制散点图。如果各散点的分布呈线性趋势，可进一步进行线性相关或线性回归分析；若各散点无线性趋势，或呈现 S 型、L 型、抛物线形、U 型等分布特点，则需要根据散点的分布类型，选择合适的曲线模型，或经数据变换后，再进行线性相关或回归分析。此外，通过散点图也可以发现离群值，对发现的离群值应及时复核,检查原始数据有无录入错误等,如经判断数据录入准确无误,则可根据离群值判断准则决定离群值的取舍,以免离群值对相关和回归分析结果产生较大影响,甚至得到与客观事实相反的结论。

4. 线性相关和线性回归分析对变量分布特征的要求不完全相同

线性回归分析一般要求因变量 Y 是来自正态分布总体的随机变量,自变量 X 是可以精确测量和严格控制的变量,这类回归称为Ⅰ型回归;如果 X 也服从正态分布时,根据研究目的,可求由 X 估计 Y 的回归方程或由 Y 估计 X 的回归方程,这类回归称为Ⅱ型回归。一般情况下,两个回归方程并不相同,但对其总体回归系数的假设检验是等价的。线性相关分析要求变量 X 和变量 Y 服从双变量正态分布,如果不服从双变量正态分布,或变量 X、变量 Y 为有序分类变量(等级资料),可以用 Spearman 相关进行相关分析。

5. 需对相关系数和回归系数进行假设检验

相关系数和回归系数可反映 X 变量和 Y 变量之间的关联程度和数量依存关系,但这种关联和数量依存关系有无统计学意义需要通过假设检验(P 值)来判断。因此,展示相关分析和回归分析的结果时,要同时展示假设检验的 P 值(定性判断相关分析和回归分析是否具有统计学意义)以及相关系数或回归系数(定量说明相关程度的大小和方向,或数量依存关系的大小和方向)。

6. 线性回归的适用范围以自变量取值范围为限

线性回归的适用范围以自变量取值范围为限,若无充足理由证明超出自变量取值范围时,线性回归关系仍然成立,则应避免随意外延。

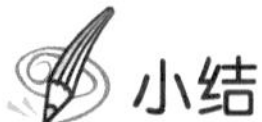

小结

线性相关分析是用于分析和度量两个连续变量间的相关关系及其强度的方法。SPSS 软件通过"Analyze"菜单下"Correlate"中的"Bivariate"模块进行线性相关分析。进行线性相关分析前,需先通过绘制散点图来观察两个变量之间是否呈线性关系。此外,需要判断资料是否满足双变量正态分布。如果研究数据服从双变量正态分布,则选用软件默认的"Pearson"相关,计算 Pearson 相关系数(r);如果研究数据不服从双变量正态分布,则选用"Spearman"相关,计算 Spearman 相关系数(r_s)。展示线性相关分析的结果时,须同时提供相关分析的 P 值和相关系数,以分别说明变量间是否有相关关系以及相关的方向和程度。

线性回归分析可用于探讨两个连续变量间的数量依存关系。SPSS 软件通过"Analyze"菜单下"Regression"中的"Linear"模块进行线性回归分析。线性回归分析的适用条件为线性、独立、正态和等方差,通常通过绘制 X 变量和 Y 变量的散点图及残差的直方图、正态概率图及残差图来判断资料是否满足上述适用条件。展示线性回归方程或回归系数时,须同时提供回归方程(或回归系数)的假设检验的 P 值,以便说明线性回归方程是否具有统计学意义。

练习题

某地在成年人慢性病调查中收集了调查对象的性别、年龄、文化程度、婚姻状况、身高(cm)、体重(kg)、腰围(cm)、收缩压(mmHg)、舒张压(mmHg)、空腹血糖(mg/dL)、总胆固醇(TC,mg/dL)、甘油三酯(TG,mg/dL)、低密度脂蛋白(LDL - C,mg/dL)、高密度脂蛋白(HDL - C,mg/dL)等指标,数据见表12 - 13。请结合本章及前面章节介绍的统计分析方法,采用SPSS软件分析身体测量指标(BMI、腰围)和血压、空腹血糖、血脂之间的关系,并整理和规范展示研究结果。

(赵亚玲)

第十四章　常用研究设计的数据处理

临床医学研究主要以人体为研究对象，揭示生命运动规律和疾病发生、发展的机制，探索有效促进人群健康，预防、控制疾病的实践活动。在研究中，除了要有专业方面的设计，还要考虑研究目标人群的总体及样本、需要多大样本、打算采用的研究指标及测量方法、资料的可靠性及质量控制、数据管理及分析的方案等科学设计。医学研究的设计分类标准多样，可以按照研究目的、研究指标、研究对象、研究时限、是否对研究对象施加干预等进行分类，也可按照原创研究、二次研究分类。按照是否对研究对象进行干预，医学研究可以分为观察性研究、实（试）验性研究。观察性研究包括描述性研究和分析性研究，实（试）验性研究则有动物实验、人群试验；人群试验又可分为临床试验、现场试验和社区干预试验。本章将介绍常用研究设计的数据收集、统计分析方法。

第一节　观察性研究

观察性研究是指在医学研究中有目的地观察暴露于不同因素人群的某疾病发生状况，通过对比分析发现疾病的分布特点，从而获得有关疾病发生、发展的规律，为进一步研究提供线索。在人群中开展的医学研究由于伦理、资金和人力等资源限制，有时只能开展观察性研究。观察性研究主要有现况调查、纵向研究、生态学研究、队列研究和病例对照研究。

一、现况调查

（一）基本思想

现况调查是研究特定时点或时期与特定范围内人群中的有关变量（因素）与疾病或健康状况的关系，从而探索具有不同特征的暴露与非暴露组的患病情况或是否患病组的暴露情况。其目的是掌握目标群体中疾病的患病率及其分布状态，提供疾病致病因素的线索，确定高危人群，对疾病监测、预防接种效果及其他资料质量的评价。现况调查在医学研究初期应用较为普遍，主要用于描述人群疾病或健康状态，建立研究假设，常用方法有普查和抽样调查。

（二）统计分析思路

现况调查数据分析首先是描述统计指标，计量资料如果符合正态分布，则用“均数 ± 标准差”表示，计数资料则用构成比、率表示；对疾病或健康状态按已明确规定好的标准，将全部调查对象分组归类。其次是进行参数估计，危险因素与疾病关系的假设检验等。

现况研究的数据管理与分析工作常分为5步。①根据目的确定抽样方法、样本量,收集数据;②录入数据,建立数据库,数据核对、管理;③描述性分析数据,简述样本人群构成、研究疾病患病率等指标;④推断性分析,对因素与疾病的关系做关联分析,常采用卡方检验,说明患病组与非患病组的人群研究因素暴露的差别;⑤结果解释,说明样本的代表性、应答率、患病率、死亡率,以及基于生物学、逻辑学知识提出合理的研究结论。

(三)实例解析

例14-1 某研究对山东省的3011名常住居民的糖代谢状态进行调查,欲了解该地区人群糖尿病及糖调节异常的患病特点,并分析糖代谢异常患病的相关危险因素。该研究是抽样调查,其目的包括两点:首先是了解总体情况,说明该地区人群糖尿病及糖代谢异常的患病特点;其次是研究疾病与因素之间的关系,即糖代谢异常与年龄、家族史、肥胖的联系。调查目的要通过调查指标体现,要求尽量采用客观性强、灵敏度高、精确性好的定量指标,根据目的确定设计方案。本研究设计中采取多级分层整群抽样方法,调查济南、泰安、济宁、淄博4个地区的20岁以上常住居民。

对于现况调查,质量控制是保证研究成功的关键。该研究中,通过现场调查和实验室检查获取数据,同时采取4项措施控制数据收集过程,保证数据完整、准确可靠。具体包括:成立质量控制小组;统一质量控制方法;对调查人员进行培训,由经过培训的调查员采取统一的调查表对调查对象进行询问调查、体格检查;对承担实验测量的实验室进行质控监测。

现况调查的数据管理与分析工作包括调查表搜集、核对、数据编码、录入、汇总等。该研究的问卷核查后,采用Epi Data 3.0数据库录入、整理、检查与核对原始资料的准确性与完整性,填补缺漏,删去重复,纠正错误,然后转换成SPSS 18.0软件进行统计分析。分析计划首先是描述统计指标,计量资料如果符合正态分布,则用“均数±标准差”表示,计数资料则用构成比、率表示。对疾病或健康状态,按已明确规定好的标准,将全部调查对象分组归类。其次,进行参数估计、危险因素与疾病关系的假设检验等。研究结果首先描述样本的基本特征,如性别、年龄分布,以及患者人数、分组等;其次,描述糖尿病、糖调节异常的患病率,并比较按照糖尿病家族史、教育程度、BMI等不同特征分组后组间的差异,如有糖尿病家族史的人群,糖尿病的患病率高于无家族史人群,比较采取卡方检验。最后,进行危险因素分析,采用多因素Logistic回归分析,发现糖尿病的危险因素可能有年龄升高、家族史、腹型肥胖、收缩压升高、心率增快等。

二、纵向研究

(一)基本思想

纵向研究,也称纵向调查,是通过对一批固定观察对象较长时期(如几年、几十年)的追踪观察,研究疾病、健康状况在该人群中随时间推移的动态变化。研究通常是在某疾病发生后,再次对其进行观察和调查,通过分析,找出疾病在人群中的发展规律。纵向研究的主题较多,可以研究病原携带者情况及其转归(如乙型肝炎病毒携带者)和疾病的变化(如糖尿病),也用于研究疾病发生的趋势变化,如出生缺陷随年龄增长的发生趋势等。常见的纵向观察有疾病监测,以及对人群中某种疾病的动态分布及其影响因素进行有计划的、长期连续的观察,描述其发生、发展、死亡等情况的发展趋势与变化情况。

(二)统计分析思路

纵向观察统计分析主要有3种方法:①病例随访资料,通过比较不同样本生存期的长短来判断治疗方法的效果,常用生存曲线、时序检验等;②探索危险因素,采用关联强度的指标,进行分层分析、剂量反应关系的分析;③研究儿童生长发育,探讨年龄、时代背景、遗传等因素对疾病的影响,可采用出生队列分析,用曲线拟合建立预测模型。

纵向观察统计分析需要注意:①样本量足够大;②观察对象容易失访,应采取措施,减少失访,另外还要分析失访偏倚对结果的影响。

三、病例对照研究

(一)基本思想

病例对照研究以现在确诊的患有某特定疾病的患者作为病例,以不患有该病但具有可比性的个体作为对照,搜集既往各种可能的危险因素的暴露史,测量并比较病例组与对照组中各因素的暴露比例,经统计学检验,若两组差别有意义,则可认为因素与疾病之间存在着统计学上的关联。在评估了各种偏倚对研究结果的影响之后,再借助病因推断技术,推断出某个或某些暴露因素是疾病的危险因素,从而达到探索和检验疾病病因假说的目的。

(二)统计分析思路

病例对照研究收集资料后,首先是对原始资料进行核查、整理;其次是描述研究对象的一般特征,即描述研究对象人数及各种特征的构成,如性别、年龄、职业分布等,对非研究因素进行均衡性检验,保证病例组与对照组的可比性;最后是进行推断性分析,根据匹配或分层的情况,计算OR(比值比),以评价研究因素与疾病的关联强度。

(三)实例解析

例14-2　某研究欲探讨影响急性肺栓塞溶栓治疗患者短期预后的相关因素,收集了北京某医院2014年至2017年进行溶栓治疗患者的临床资料,所有患者按照是否存活分成两组,调查他们低血压、心肺复苏、基础疾病、病程、临床特征、实验室及影像学检查结果、治疗等与疾病死亡的关联。

该研究首先报告了病例的一般资料,共23例患者入选,生存(对照)组16例,死亡(病例)组7例,其中男性5例,女性18例;平均年龄为(57.3 ± 14.0)岁;均为中高危急性肺栓塞患者;进行了均衡型检验,比较两组间研究因素以外的某些特征是否可比。该研究采用了卡方检验,发现两组性别构成可比,采用t检验表明年龄无明显差异,通过秩和检验可知两组间病程无明显差异。其次,进行推断性分析,比较生存组和死亡组的肺栓塞严重指数、收缩压、血小板计数、血钙浓度、N端脑钠肽前体水平,考虑死亡是否与这些因素有关联。

除了以上研究分析方法外，还可计算低血压与急性肺栓塞患者死亡之间的关联强度（OR）及其95%可信区间；亦可按照分层分析，根据某些混杂因素分层，然后计算排除混杂因素后的低血压与急性肺栓塞患者死亡之间的优势比（OR）。随着 Epi Info、SPSS 等软件的应用，临床研究者可以采用 Logistic 回归模型研究结局与多因素的关联。

四、队列研究

（一）基本思想

队列研究是将某人群按是否暴露于某可疑因素及其暴露程度分为不同的组或亚组，追踪其各自的结局，比较不同组之间结局的差异，从而判定暴露因素与结局之间有无因果关联及关联大小的一种观察性研究方法。队列研究的研究方向是由因及果，能确证暴露因素与疾病的因果关系，常用来检验病因假设。一次队列研究可以只检验一种暴露与一种疾病之间的因果关联，也可同时检验一种暴露与多种结果之间的关联，还可评价预防效果。有些暴露有预防某结局发生的效应。需要注意的是，这里的预防措施不是人为给予的，而是研究对象的自发行为。

（二）统计分析思路

队列研究的资料在收集后也需核查整理，建立相应数据库。其分析思路是首先分析基本的率比，如累积发病率、标化发病比，并进行结局在两组分布的显著性检验；其次，进行效应估计，如计算 RR（相对危险度），AR（归因危险度），PAR（人群归因危险度）等指标；在此基础上，还可评价暴露因素与疾病间的剂量反应关系。

（三）实例解析

例 14－3 某研究拟通过 10 年队列随访探讨血尿酸（SUA）水平对高血压发生的风险。该研究采用队列研究，于 2008 年选取≥40 岁且无高血压、体重正常的 2950 名健康体检者为研究对象，通过问卷调查、体格检查及采血，收集对象的血尿酸、血脂、肝功能、肾功能等数据，共随访 10 年。按照血尿酸基线水平四分位，将对象分为 4 组（Q1～Q4），高于正常参考值范围者为 Q5。Q5 为暴露组，Q1～Q4 为对照组。比较各组高血压的累积发病率，并用 Logistic 回归分析血尿酸水平对新发高血压的关联强度，用受试者工作特征（ROC）曲线分析血尿酸浓度对高血压的诊断价值。

该研究首先描述每组对象的年龄、吸烟、糖尿病患病率等因素无差别，然后计算了不同组高血压的累积发病率，进行了卡方分析，发病率随着基线血尿酸的升高而升高。在此基础上，进行多因素 Logistic 回归，分析不同组人群发生高血压的风险，计算相对危险度。为了分析血尿酸水平对高血压的诊断价值，采用了 ROC 曲线。队列研究资料处理除了这个例子中的研究方法，还可计算发病密度、标准化死亡比、剂量反应关系等。

第二节　实（试）验性研究

医学研究时，为了更好地控制非处理因素对结果的影响，常采用实（试）验性研究。

实(试)验性研究是通过随机分组,对不同处理组对象人为施加干预措施,并随访一段时间,比较干预措施的效果。按照研究对象不同,实验性研究可分为动物实验、人群试验;按照干预目的不同,实(试)验性研究可分为治疗性试验、预防性试验;根据处理因素多少、随机方法不同,实(试)验性研究可分为完全随机设计、随机区组设计、交叉设计、重复测量设计等。本节将介绍几种常用的医学实(试)验设计及统计方法。

一、完全随机设计

完全随机设计只涉及一个处理因素,也叫单因素设计,是选定患有某种疾病的患者,将他们随机分为试验组和对照组,对试验组患者施加某种预防或治疗的干预措施后,随访并观察一段时间,比较两组患者的发病结局,从而判断干预措施的预防或治疗效果。这种方法的优点是设计简单易行、统计分析简单,缺点是要求试验单位有较好的同质性。

该设计试验结果为计量资料时,统计分析方法可分为两种情况:①当处理因素只有两个水平(两组)时,可用两样本均值比较分析,方法则用 t 检验、u 检验、方差分析或秩和检验。②当处理组有多个水平时,则考虑方差分析或秩和检验。

二、随机区组设计

随机区组设计也称配伍组设计,是指把条件相近的受试对象配成一区组,然后在各区组内按照随机原则分组,每组分别予以不同的处理。该设计的优点是能改善组间均衡性、效率较高,缺点要求区组内受试对象数与处理数相等,对研究对象要求较高,如果有缺失值,则影响该区组数据的使用。

随机区组设计的资料统计方法需要根据资料类型进行选择。当资料为计量资料、服从正态分布且方差齐时,可采用随机区组设计的方差分析;当资料不服从正态分布时,应用数据变换方法将其转换成正态分布或使用秩和检验;当数据为计数资料时,可对变量变换后再做方差分析。

三、交叉设计

交叉设计是对同一批患者观察两种(A、B)或多种处理的效应,随机的一半对象先接受 A 处理,后接受 B 处理;另一半对象先接受 B 处理,后接受 A 处理。两种处理在全部试验过程中交叉进行。该设计可以消除患者之间的变异,减少误差,提高检验效能。

交叉设计的实质是病例自身对照设计,减少了样本量,提高了检验效率。此外,设计通过"交叉",把时间因素的影响分解出来,除了能分析处理因素之间的差别外,还能分析时间的影响,避免时间对结果的干扰。该设计的缺点是整个试验周期较长。

交叉设计的步骤:研究者提出了两种处理措施。

例 14－4　为研究高血压患者用 A、B 两种药物治疗的差别,将 16 名患者随机地分为两组,每组 8 人。一组先用 A 药物治疗,后用 B 药物治疗;另外一组先用 B 药物治疗,后用 A 药物治疗。治疗后血压的下降值(kPa)见表 14－1。

表 14－1 A、B 两种药物治疗后血压差值的原始数据

阶段	患者编号															
	1	2	3	4	5	6	7	8	9	10	11	12	13	14	15	16
1	B	B	A	B	A	A	A	A	B	B	B	A	A	A	B	B
	3.07	1.33	4.40	1.87	3.20	3.73	4.13	1.07	1.07	2.27	3.47	2.40	4.41	3.32	2.11	3.01
2	A	A	B	A	B	B	B	B	A	A	A	B	B	B	A	A
	2.80	1.47	3.73	3.60	2.67	1.60	2.67	1.73	1.47	1.87	3.47	1.73	2.50	2.89	3.10	1.51

录入该数据，建立文件，变量分别为“treat”“stage”“patient”“BP”，分析时不引入交互作用，操作选择“分析”—“一般线性模型”—“单变量”选项。打开单变量对话框，在因变量中选择“BP”，在固定因子中选入“treat”“stage”，在随机因子变量中选择“patient”（图14－1）。

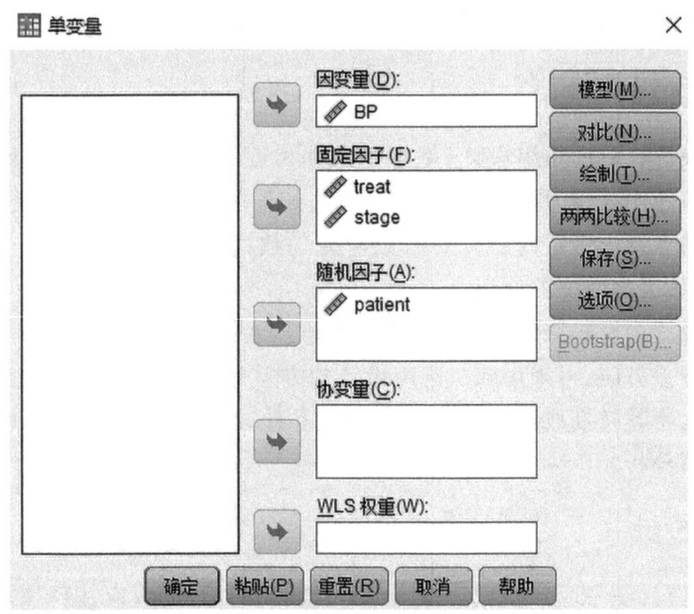

图 14－1 单变量分析设置 SPSS 界面

点击“模型（M）...”按钮，打开“单变量”模型对话框，指定模型选择“设定”，在模型框中依次移入“treat”“stage”“patient”主效应，单击“继续”，回到“单变量”对话框，单击“确定”，输出结果，如图 14－1 所示。由图 14－2 可知，变量“treat”的 F 值为 10.342，P = 0.006，可认为 A、B 两种治疗方案的疗效有差别。变量“patient”被选入“随机因子”文本框，可看作一个总体中随机抽样得来的样本。

主体间效应的检验

因变量:BP

源		Ⅲ型平方和	df	均方	F	Sig.
截距	假设	258.031	1	258.031	356.978	.000
	误差	10.730	14.845	.723[a]		
treat	假设	5.092	1	5.092	10.342	.006
	误差	6.894	14	.492[b]		
stage	假设	.332	1	.332	.674	.425
	误差	6.894	14	.492[b]		
patient	假设	10.816	15	.721	1.464	.241
	误差	6.894	14	.492[b]		

a. 1.008 MS(patient) - .008 MS(错误)

b. MS(错误)

图 14-2 主体间效应检验的 SPSS 输出报告

四、重复测量设计

临床试验性研究中经常用两种不同药物干预对象后进行多次重复观测,然后比较疗效,评价药物效果,此时需要采用重复测量设计,即在不同时点对同一批受试对象的某指标进行重复测量。例如,评价某降压药的疗效,需获取随访对象在一段时间内血压的变化数据。

当同一个体的不同时点重复测量的数据间存在相关关系时,如用方差分析,则无法满足模型要求的数据独立性,导致其不能直接使用普通的方差分析,为此,统计学家提出了重复测量方差分析。重复测量方差分析的基本思想是将因变量的变异分解成 4 个部分,即研究对象内的变异(不同测量时点的差别)、对象间的变异(处理因素间的差别)、两者间的交互作用、随机误差变异,其中的第 2、第 3 两种变异是重复测量与其他方差分析的区别。

例 14-5 某研究希望对比电动马辅助下马术治疗和传统的 bobath 花生球辅助下平衡运动控制训练对痉挛型脑瘫患儿的运动功能康复疗效的区别,评价电动马辅助下马术的临床治疗效果。选择 2017 年 1 月至 2018 年 8 月在西安某医院住院进行康复治疗的痉挛型(双瘫)脑瘫患儿 60 例,通过随机数字表法,随机分为治疗组和对照组各 30 例,住院期间患儿正常进行临床药物和对症支持治疗,医护人员进行疾病相关宣教,患儿接受综合康复治疗。治疗组患儿使用电动马辅助下马术治疗,每天 30 分钟;而对照组患儿进行 bobath 花生球辅助下平衡运动控制训练,每天 30 分钟。两组的治疗周期都是每周 5 天,分别在治疗前和治疗 4 周、8 周、12 周时评估患儿的下肢肌力、粗大运动功能等。

(一)操作说明

建立数据库,变量包括患者编号、性别、组别、年龄,4 个不同时点髋外展、髋后伸、屈膝、伸膝,以及粗大运动功能测试量表等数据。

选择“分析”—“一般线性模型”—“重复度量”菜单项。

在“重复度量定义因子”对话框中录入“髋后伸”，级别数录入4，单击“添加”按钮，然后单击“定义”，进入“重复度量”对话框。

将4个时点的“髋后伸”变量选入“群体内部变量”文本框内，并在因子列表文本框内选入“分组”，单击“确定”按钮，结果则展现在输出文档中。

（二）结果解释

输出标题为“一般线性模型”，其次可看到主体内因子（4个重复测量变量名）和主体间因子（分组）、观察例数等。表14－2显示了患儿髋后伸力的测量值多变量检验的结果，有4个统计量，其中以“Pillai的跟踪”最为稳健，如果4个统计量不一致，则以“Pillai的跟踪”为最终结论。本例中4个时点患儿髋后伸力明显不同，两种治疗方法的疗效也明显不同。

表14－3显示了球形假设检验的结果，本例中Mauchly检验的结果 $P<0.05$，说明资料不服从球形假设。如果资料服从球形假设，则说明各次重复测量结果间无关联，可根据主体内效应做出判断；而不服从球形假设，则必须以多变量检验结果为准，可以用一元分析结果中校正部分作为补充。

一元分析结果如表14－4所示，用一元方差分析对受试者内因素（4个时点）、受试者间变量（分组）及其交互作用进行统计学检验，并输出校正的检验结果。各种检验方法的结果的方差相同，一般推荐采用“Greenhouse－Geisser”的矫正结果。

各次重复测量值之间随测量次数变化趋势的结果如表14－5所示，一般通过线性、二次方和三次方曲线进行拟合。结合数据可知，电动马辅助下马术治疗有效，髋后伸力明显增强。

表14－2　多变量检验[b]

效应		值	*F*	假设 df	误差 df	Sig.
髋后伸	Pillai 的跟踪	0.811	80.125[a]	3.000	56.000	0.000
	Wilks 的 Lambda	0.189	80.125[a]	3.000	56.000	0.000
	Hotelling 的跟踪	4.292	80.125[a]	3.000	56.000	0.000
	Roy 的最大根	4.292	80.125[a]	3.000	56.000	0.000
髋后伸 * 分组	Pillai 的跟踪	0.236	5.751[a]	3.000	56.000	0.002
	Wilks 的 Lambda	0.764	5.751[a]	3.000	56.000	0.002
	Hotelling 的跟踪	0.308	5.751[a]	3.000	56.000	0.002
	Roy 的最大根	0.308	5.751[a]	3.000	56.000	0.002

a. 精确统计量。

b. 设计：截距＋分组；主体内设计：髋后伸。

表 14－3　Mauchly 的球形度检验[b]

度量：MEASURE_1

体内效应	Mauchly 的 W	近似卡方	df	Sig.	Epsilon[a]		
					Greenhouse－Geisser	Huynh－Feldt	下限
髋后伸	0.584	30.503	5	0.000	0.746	0.791	0.333

检验零假设，即标准正交转换因变量的误差协方差矩阵与一个单位矩阵成比例。

a. 可用于调整显著性平均检验的自由度。在“主体内效应检验”表格中显示修正后的检验。

b. 设计：截距 ＋ 分组；主体内设计：髋后伸。

表 14－4　主体内效应的检验

度量：MEASURE_1

	源	Ⅲ型平方和	df	均方	*F*	Sig.
髋后伸	采用的球形度	70.750	3	23.583	55.931	0.000
	Greenhouse－Geisser	70.750	2.238	31.618	55.931	0.000
	Huynh－Feldt	70.750	2.372	29.830	55.931	0.000
	下限	70.750	1.000	70.750	55.931	0.000
髋后伸 * 分组	采用的球形度	4.883	3	1.628	3.861	0.010
	Greenhouse－Geisser	4.883	2.238	2.182	3.861	0.020
	Huynh－Feldt	4.883	2.372	2.059	3.861	0.018
	下限	4.883	1.000	4.883	3.861	0.054
误差（髋后伸）	采用的球形度	73.367	174	0.422	—	—
	Greenhouse－Geisser	73.367	129.783	0.565	—	—
	Huynh－Feldt	73.367	137.565	0.533	—	—
	下限	73.367	58.000	1.265	—	—

表 14－5　主体内对比的检验

度量：MEASURE_1

源	髋后伸	Ⅲ型平方和	df	均方	*F*	Sig.
髋后伸	线性	18.253	1	18.253	29.963	0.000
	二次方	41.667	1	41.667	95.646	0.000
	三次方	10.830	1	10.830	49.202	0.000
髋后伸 * 分组	线性	2.613	1	2.613	4.290	0.043
	二次方	1.067	1	1.067	2.449	0.123
	三次方	1.203	1	1.203	5.467	0.023
误差（髋后伸）	线性	35.333	58	0.609	—	—
	二次方	25.267	58	0.436	—	—
	三次方	12.767	58	0.220	—	—

第三节 诊断试验评价

诊断试验在临床工作中十分重要,临床医生往往需要花大量时间和精力运用各种体液试验、影像方法对患者或疑似患者进行检查,目的是对患者的疾病做出正确诊断,并进一步处理和治疗。随着科技发展,新的诊断方法不断涌现,用于诊断的费用不断增加,有人提出了诸如“这些诊断方法准确性如何?诊断结果能否有效地帮助患者治疗?”等问题,为回答这些问题,提高临床诊断水平,需要对诊断试验进行科学、客观的评价。

诊断试验研究内容有诊断方法的建立、评价和推广应用,即诊断试验的准确性评价以及对疾病预后的研究。诊断试验评价的设计方法有横断面研究、随机对照试验等,也可使用与系统评价综合分析同主题的多项诊断试验结果,开展二次研究。

一、诊断试验评价指标

诊断试验评价主要是指对诊断试验的真实性、可靠性和效果进行评价。诊断试验评价应先需要确定适宜的“金标准”,接着用“金标准”判定适量的目标疾病患者(病例组)和非患者(对照组),然后用待评价的诊断试验再对他们检测(表 14－6),最后将所获结果与“金标准”诊断结果进行比较,并用一系列指标来评价诊断试验对某病的诊断价值。

表 14－6 筛检试验结果

诊断试验	金标准		合计
	患者	非患者	
阳性	真阳性(A)	假阳性(B)	R1
阴性	假阴性(C)	真阴性(D)	R2
合计	C1	C2	N

(一)真实性

诊断试验真实性亦称效度,指测量值与实际值相符合的程度,又称准确性(accuracy)。评价诊断试验真实性的指标有灵敏度、特异度、正确诊断指数、似然比等。

1. 患者评价指标

灵敏度与假阴性率:灵敏度(sensitivity,SEN)又称真阳性率(true positive rate,TPR),即实际有病的人按照该诊断试验的标准被正确地判为阳性者的百分比。假阴性率(false negative rate,FNR)又称漏诊率或第Ⅱ类错误,指实际有病,但根据诊断试验被定为阴性者的百分比。灵敏度和漏诊率反映了诊断试验对患者的正确诊断和漏诊情况。

2. 对照评价指标

特异度与假阳性率:特异度(specificity,SPE)又称真阴性率(true negative rate,TNR),即实际无病,按该诊断标准被正确地判为阴性者的百分比。它反映诊断试验正确判定非患者的能力。假阳性率(false positive rate,FPR)又称误诊率,是指实际无病,但根据诊断标准被判为阳性者的百分比。这两个指标都反映诊断试验检测非患者的结果。

3. 正确指数

正确指数也称约登指数(Youden's index),是灵敏度和特异度之和减去1,范围介于0与1之间,表示诊断试验发现真正患者与非患者的总能力。指数越大,其真实性越高。

4. 似然比

似然比(likelihood ratio,LR)是同时反映灵敏度和特异度的复合指标,即有病者中得出某一诊断试验结果的概率与无病者中得出这一概率的比值。该指标全面反映诊断试验的诊断价值,且非常稳定,不受患病率的影响。因诊断试验结果有阳性与阴性之分,似然比可相应地分为阳性似然比(positive likelihood ratio,+LR)和阴性似然比(negative likelihood ratio,-LR)。阳性似然比是诊断试验结果的真阳性率与假阳性率之比,说明诊断试验正确判断阳性的可能性是错误判断阳性可能性的倍数,比值越大,试验结果阳性时为真阳性的概率越大。阴性似然比是诊断试验结果的假阴性率与真阴性率之比,表示错误判断阴性的可能性是正确判断阴性可能性的倍数。

(二)可靠性

可靠性又称信度、精确度(precision)或可重复性(repeatability),是指在相同条件下用某测量工具(如诊断试验)重复测量同一受试者时获得相同结果的稳定程度。

1. 一致率

一致率(agreement,consistency rate)又称符合率,是诊断试验判定的结果与金标准诊断的结果相同的人数占总受检人数的比例,可分为粗一致率和调整一致率。

2. Kappa 分析

Kappa 分析可评价两种检验方法或同一种方法两次检测结果的一致性。该分析考虑了机遇因素对一致性的影响。Kappa 系数的取值范围在 -1 和 +1 之间,如 Kappa<0,说明由机遇所致一致率大于观察一致性;如 Kappa=0,表示观察一致率完全由机遇所致;如 Kappa=-1,说明两个结果完全不一致;如 Kappa>0,说明观察一致性大于因机遇所致一致的程度;如 Kappa=1,说明两个结果完全一致。

例 14-6 甲、乙两名医生对同一批98张肺癌可疑患者的CT片采用盲法分别进行诊断,结果如表14-7所示。试比较甲、乙两名医生诊断的一致性。

表 14-7 甲、乙两名医生读取同一批 98 张肺癌可疑患者 CT 片的一致性

甲医生	乙医生		合计
	+	-	
+	38	8	46
-	6	46	52
合计	44	54	98

一致性可通过两个指标完成:粗一致率和 Kappa 系数。

粗一致率 $=(38+46)/98\times100\%=85.7\%$

Kappa 系数的计算较为复杂,可采用 SPSS 软件完成。首先,把列联表录入 SPSS 软件,第一个变量是甲医生的诊断结果,第二个变量是乙医生的诊断结果,输入时用“1”表示“+”,用“0”表示“-”;第三个变量则是列联表中的频数;SPSS 分析先做加权处理,把频数赋值给两名医生;在 SPSS 菜单栏依次选择“数据”—“个案加权”,频数变量作为加权变量即可。接下来,就是进行 Kappa 分析了,在菜单栏依次选择“分析”—“描述统计”—“交叉表”,将医生 A 移入行,将医生 B 移入列,然后单击右侧的“统计”按钮,在对话框中选择“Kappa”即可,单击“继续”,返回主界面,单击“确定”按钮,开始执行,如图 14-3 所示。

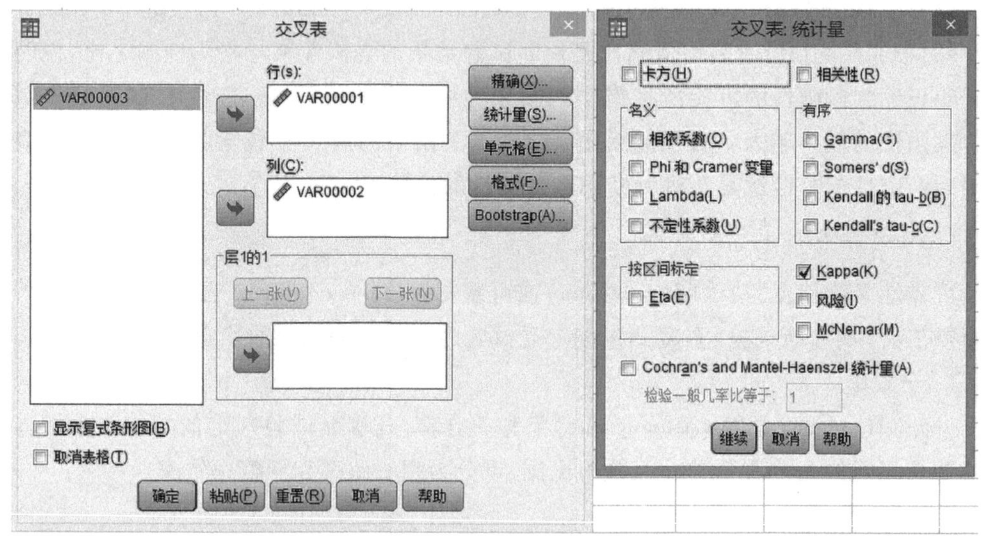

图 14-3 Kappa 系数操作过程

软件给出的 Kappa 系数 =0.712,P 值小于 0.001,如表 14-8 所示。一般认为,0.4 < Kappa < 0.6 时,表明一致性一般;0.6 < Kappa < 0.8 时,表明有较高的一致性;Kappa > 0.8 时,表明有很好的一致性;Kappa < 0.4 时,则一致性较差。本例中两名医生诊断结果的 Kappa 为 0.712,有比较高的一致性。

表 14-8 对称度量

项目	值	渐进标准误差[a]	近似值 T[b]	近似值 Sig
一致性度量(Kappa)	0.712	0.071	7.059	<0.001
有效案例 N	98	—	—	—

(三)效果

诊断试验评价常用预测值说明诊断试验的效果,以估计受检者患病和不患病可能性的大小。诊断试验的阳性结果和阴性结果分别被称为阳性预测值和阴性预测值。阳性预测值(positive predictive value,PPV)是指诊断试验阳性者患目标疾病的可能性;阴性预测值(negative predictive value,NPV)是指筛检试验阴性者不患目标疾病的可能性。

二、诊断试验 ROC 分析

受试者工作特征曲线(receiver operating characteristic curve,ROC 曲线)主要用来评价诊断试验对患者和健康人分类/诊断的真实性,以及寻找最佳的指标临界值,使得分类效果最好。ROC 曲线也是一种广泛应用的数据统计方法,1950 年曾被应用于雷达信号监测分析,后来被用于心理学研究,1960 年 Lee Lusted 将 ROC 分析用于医学判别疾病。目前,ROC 曲线及 ROC 曲线下的面积被用于诊断方法准确性评价指标。

ROC 曲线的主要用途有两个:①评价某个或多个指标对两类被试人群(如患者和健康人)分类/诊断的效果,通过画出某个指标的 ROC 曲线,就可以很明确地看出其分类/诊断效果的好坏;另外,可以同时画出多个指标的 ROC 曲线,并计算各自的 AUC(area under curve,ROC 曲线下的面积),就可以知道哪个指标的分类/诊断效果更好。②寻找最佳的指标阈值,使得分类效果最佳。

ROC 曲线其实就是以假阳性率为横坐标,以灵敏度为纵坐标绘制出来的曲线,下面以一个具体的示例来详细了解 ROC 曲线是如何绘制的。

例 14－7　某医师对 20 名患者和 20 名正常人进行诊断试验,“Group＝1”表示患者样本,“Group＝2”表示正常人样本,“Value”表示测量的某个指标值,如表 14－9 所示。

表 14－9　40 名研究对象某指标检测结果的原始数据

Group	Value	Group	Value
1	21.00	2	36.00
1	45.00	2	12.00
1	34.00	2	16.00
1	45.00	2	18.00
1	64.00	2	19.00
1	90.00	2	28.00
1	57.00	2	25.00
1	93.00	2	23.00
1	45.00	2	34.00
1	58.00	2	21.00
1	56.00	2	24.00
1	18.00	2	56.00
1	89.00	2	21.00
1	45.00	2	15.00
1	78.00	2	35.00
1	92.00	2	15.00
1	23.00	2	31.00
1	81.00	2	41.00
1	51.00	2	31.00
1	45.00	2	15.00

操作步骤:先将 40 人的分组情况和 Value 值录入 SPSS 软件,部分数据如图 14-4 所示;点击 SPSS 菜单栏中的“分析—ROC 曲线”图,在检验变量中输入“Value”,在状态变量中输入“Group”,将状态变量值确定为 1,勾选 ROC 曲线,带对角参考线、ROC 坐标点,点击“确定”,则输出 ROC 曲线。

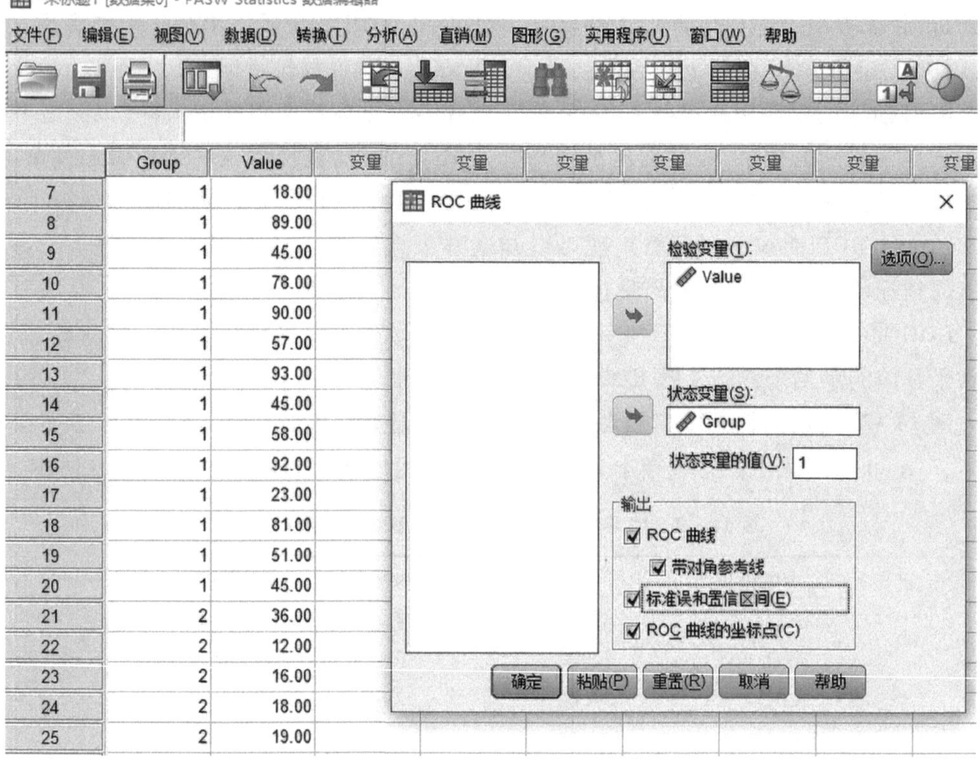

图 14-4 部分录入数据

ROC 曲线如图 14-5 所示,这些坐标点表示不同阈值下得到的灵敏度(SEN)和假阳性率(FPR),其中 ROC 曲线下的面积(AUC)为 0.880。

如何寻找最佳的指标阈值,使得分类效果最好呢?最佳的指标阈值一般处于 ROC 曲线的最左上角,即 SEN 最大,同时 FPR 最小;一般用 Youden's index 来确定最佳指标阈值。Youden's index = SEN + Specifity - 1,可以利用图 14-5 的坐标数据,计算每个坐标处的 Youden's index。本例中,当诊断标准为 43.0 时,SEN 为 0.80,FTR 为 0.05,Youden's index 最大为 0.75,故认为指标值为 43.0 时即最佳的指标阈值。

使用 ROC 曲线对诊断试验进行评价,优点是评价结果比较客观,适合定量和等级资料分析。

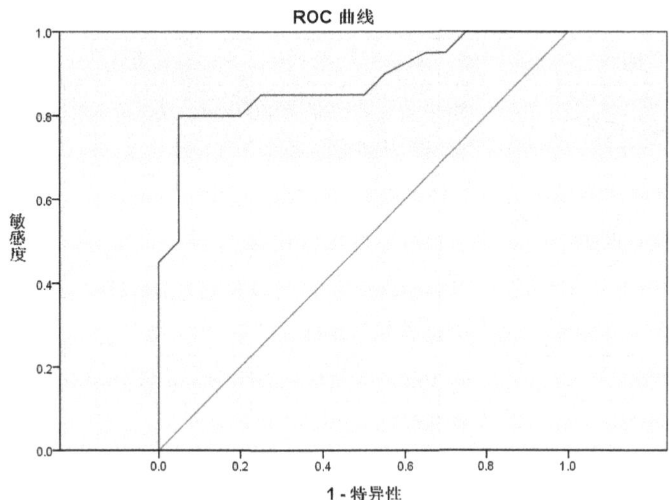

图 14－5　某医师诊断某病的 ROC 曲线

第四节　系统综述

前面几节内容都是关于原创研究的，即直接调查或检查研究对象，收集第一手资料并分析完成研究目的。本节将介绍系统综述（systematic review），这是一种综合同一主题的文献进行二次研究的方法，它广泛用于循证医学，常采用 Meta 分析完成。

一、统计分析思路

系统综述是针对某医学问题（如诊断、治疗等）系统地、定量地总结和整合现有文献，进行科学推论的研究方法。其本质是综述，目的是总结、提炼和整合文献，“系统”特指收集原始文献的全面性、操作方法的可靠性和统一性，并采用临床流行病学的原则和方法严格评价文献，筛选出符合标准的文献，然后定性或定量合成，得出可靠结论。当系统综述进行定量合成时，则可利用 Meta 分析定量地整合结果。

（一）明确研究问题

系统综述首先要有明确的研究问题，然后根据研究问题提出明确的分析目的。正如爱因斯坦所说的“提出问题比解决问题更为重要”。系统综述的研究问题越重要，分析的结果就越重要；提出的问题越明确，分析的思路和方法就越清晰。通常，研究问题可由患者（patients）、干预（intervention）、对照（control）、结局（outcome）构成。

明确问题后，拟定研究计划。计划包括系统综述研究的目的，文献检索策略，文献纳入、排除标准，评价文献，根据纳入的文献选择合适的文献综合的方法，确定是否用 Meta 分析，进行资料分析和结果表述，撰写系统评价报告，具体如表 14－10 所示。

表 14－10 系统综述中常见的研究目的和相应的统计分析方法

研究目的	统计方法
估计总效应及其可信区间	Meta 分析包括倒方差法、Peto 法、M－H 法等，又分为固定效应模型和随机效应模型
分析研究间的异质性	Q 检验和 I^2 统计量
探讨研究间异质性的来源	亚组分析和 Meta 回归
检测发表偏倚	漏斗图（funnel plot）及其有关的统计检验，如 Egger 回归分析和 Begg 秩相关分析
矫正发表偏倚的方法	基于漏斗图的剪补法（trim and fill method）
展示 Meta 分析的结果	森林图（forest plot）

（二）Meta 分析

当系统综述的数据资料适合使用 Meta 分析时，则需要将多个同类研究的结果合并成某个效应量。Meta 分析就是定量合并原始研究结果的方法，它需要原始研究的效应估计值和计算权重所需要的信息。Meta 分析可分解为两个步骤，第一步就是估计原始研究的效应和权重；第二步则是利用第一步的信息计算效应的加权平均值。

进行 Meta 分析时，必须确定合并统计量。目前，Meta 分析常用来处理分类变量两组设计的比较、两组均数的比较，以及诊断试验结果的比较。如果分析指标为二分类变量，其合并统计量可选择比值比（OR）、相对危险度（RR）或危险差（RD）；如果分析指标为数值变量，则可选择均数差（MD）或加权均数差（WMD）、标准化均数差（SMD）为合并统计量。

Meta 分析在对资料进行合并前，需要对多个研究结果进行异质性检验，以判断待合并的研究是否具有同质性。根据统计学原理，只有同质资料才能进行统计量的合并，目前多用卡方检验判断是否具有异质性，如果异质性检验结果 $P>0.10$ 时，则认为多个同类研究具有同质性，可选用固定效应模型（fixed effect model）合并统计量。如果异质性检验结果 $P<0.10$，则需分析异质性产生的原因，进行 Meta 回归处理，必要时选择随机效应模型（random effect model）。随机效应模型是针对异质性资料的统计处理方法，不能代替异质性的原因分析。

得到 Meta 分析的合并统计量后，仍需进行假设检验，以明确效应指标是否具有统计学意义，常采用 $z(u)$ 检验，根据得到统计量的概率值判定合并统计量是否有统计学意义。例如，效应指标为 OR，当 OR 等于 1 时，为无效，此时 OR 的 95% 可信区间包含 1，即 $P>0.05$，说明合并效应量是无效的，研究因素可能与疾病无关。

Meta 分析结果是否可靠或稳定一般用敏感性分析进行评价。如果敏感性分析对 Meta 分析结果没有本质改变，其分析结果的可靠性则增加，否则对 Meta 分析的结果解释必须谨慎。敏感性分析主要包括 4 种：改变研究文献纳入标准、研究对象；对缺失数据进行合理估计后重新分析数据；使用随机效应模型代替固定效应模型重新分析数据；从纳入研究中剔除质量相对较差的文献后重新进行 Meta 分析，比较前后合并效应间有无显著差异。

Meta 分析结果是否存在偏倚，常用漏斗图进行评价。漏斗图是以每个研究的处理效应估计值为 x 轴、样本含量大小为 y 轴，把纳入研究的结果展现出来的散点图。多数情况下，研究结果的精确性与样本含量相关，大样本研究的结果相对精确，效应估计值分布范围较窄；小样本研究的结果估计值分布较宽，当纳入研究偏倚较小时，散点图极可能呈现对称的倒漏斗状，故称为“漏斗图”。通常情况下，当 Meta 分析纳入的研究个数大于等于 10 个时，才需做漏斗图。

二、系统综述常用软件

可进行系统综述的软件较多，除国际 Cochrane 协作中心研发的 Review Manager 外，还有一般的统计学软件（如 SAS、SPSS 和 Stata）。其中，Review Manager 用得较为广泛，可用于制作和保存 Cochrane 系统评价，是目前常用的循证医学软件，于 2020 年 5 月发布了 RevMan 5.4，运行环境有 Windows、DOS、Linux 和 Mac。该软件有 4 类标准格式：干预措施的系统综述、诊断方法精确性的系统综述、方法学系统综述和系统综述的综述。

应用 RevMan 软件完成系统评价分为 6 步，以下通过示例介绍其运行过程。

（一）建立系统评价

打开 RevMan 5 后，会发现有两个相互联系但分离的窗口面板（window panes）。左边的面板显示综述的大纲，该面板称为大纲面板（outline pane）；右边的面板显示综述中的所有信息，该面板称为内容面板（content pane）。内容面板通常显示综述的文本，但也包括额外的标签页，如结果、图像等。

（二）添加研究和参考文献

要完成一个系统综述，首先需要添加原创性研究文献和其他参考文献。添加研究文献时，需要为每个研究创建研究 ID（study ID），然后添加相应的参考文献。对于 Cochrane 综述来说，研究 ID 通常是第一作者和文献发表年份的组合。如果有多篇具有相同作者和年份的研究，用户可以通过在年份后添加字母来区别它们。在大纲面板，单击“Studies and references”旁边的钥匙图标，选择“Included studies”，然后在大纲面板工具栏上单击“Add Study”按钮，输入研究 ID，如“Morrocona 1998”，单击“Next”，在“Data source”下拉框里，选择“Published and unpublished data”，单击“下一步”。添加研究后，还可添加该研究的参考文献，也可导入在其他软件中的参考文献或插入参考文献链接。在完成系统评价文献标题编辑后，可通过“Table”和“Figures”模块提取文献中的数据信息，为 Meta 分析做准备。

添加文献的操作步骤：依次单击“Table”和“Characteristics of studies”前面的钥匙图标，如图 14－6 所示，然后双击“Characteristics of included studies”，会看到用户所创建研究的列表。接下来，将在“Table”中录入研究的特征，描述纳入研究的研究方法、对象、干预、结局以及结果是否有偏倚风险。

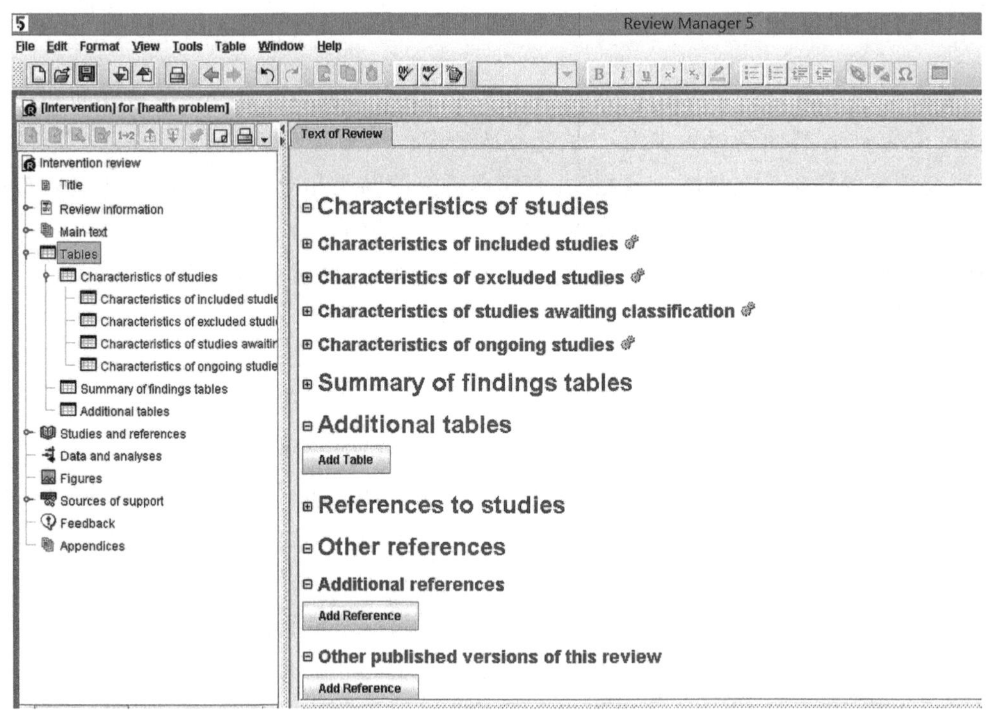

图 14－6　添加研究文献窗口

（三）数据分析

分析的第一步是建立一组比较，对比干预措施和对照措施的效应。一个综述可以包括多组比较。建立一组比较后，下一步就是输入测量的结局。比如，"头痛（headache）"就是结局，这是二分类指标，意味着结局只有两种可能，即头痛或无头痛，具体操作步骤如下。

1. 建立比较表格

在大纲面板中，右键点击"Data and analyses"，选择"Add Comparison"，在"Name"里输入"Caffeinated versus decaffeinated coffee"，然后单击"Next"或"Finish"，这时大纲面板会出现"Caffeinated versus decaffeinated coffee"，如图 14－7 所示。右键点击"Caffeinated versus decaffeinated coffee"，选择"Add outcome"，选择合适的数据类型，此处选择"二分类变量（Dichotomous）"，单击"Next"，将添加组的名称"Headache"、组变量标签"Group Label 1"输入"Caffeinated coffee"，在"Group Label 2"输入"Decaffeinated coffee"，单击"Next"。

接着选择"统计方法（Statistical Method）"——"Mantel－Haenszel"，"分析模型（Analysis Model）"——"固定效应模型（Fixed effects）"，"效应测量方式（Effect Measure）"——"相对危险度（Risk Ratio）"，单击"Finish"，完成比较表的建立。

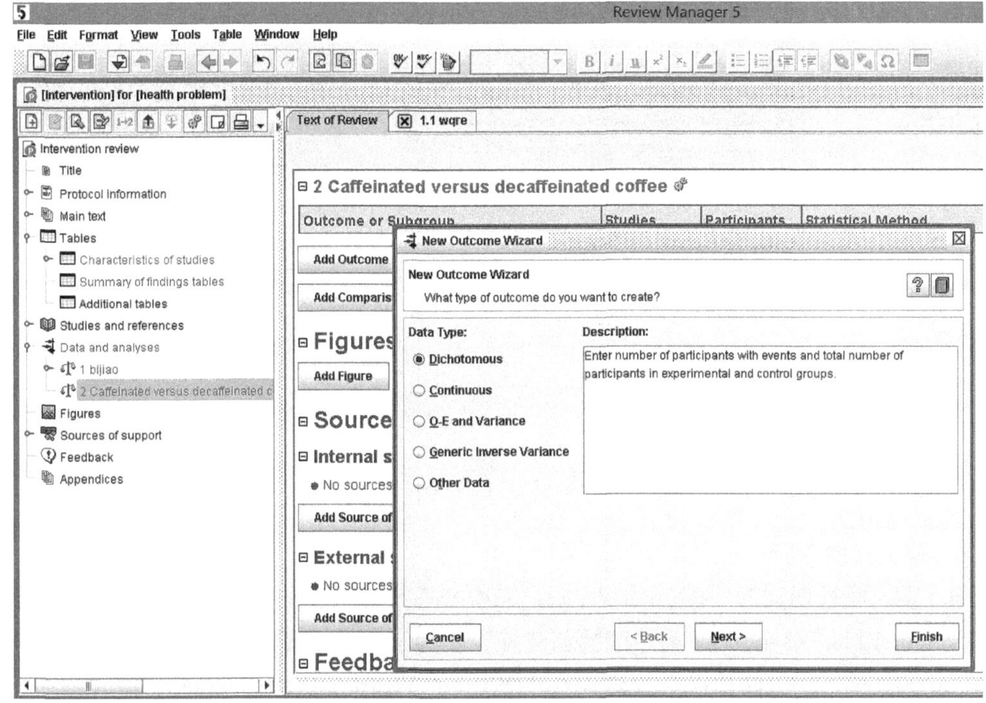

图 14 －7　添加比较框架

2. 录入分析数据

右击“Caffeinated versus decaffeinated coffee”，选择“Add study data”，在随后弹出的“New Study Data Wizard”对话框中，按住键盘上的“Ctrl”键，选择需纳入的研究，如“Deliciozza 2004”“Morrocona 1998”“Norscafe 1998”和“Oohlahlazza 1998”这 4 个研究，单击“Finish”，见图 14 －8。RevMan 会在内容面板打开一个新的标签页，显示结局——“头痛(headache)”的表格。用户可以看到选中的研究已在表格中，然后需输入事件发生数(在本例中，即发生头痛的人数)和每组的总人数，将数据输入表格中，RevMan 将自动计算每个研究的相对危险度(risk ratio)、95% 可信区间(95% CI)以及所有研究的合并效应值(pooled values)。使用数据表下方的滚动条，将其向右滚动，即可看到这些结果。这些结果也可以森林图(forest plot)的形式呈现。每个研究的相对危险度(risk ratio)用蓝色方块表示，穿越方块的水平线则表示可信区间(confidence interval)。所有研究的合并结果用黑色的菱形表示。在森林图的屏幕下方，有规模滑动条(a sliding scale)。点击拖动这个白色滑动条，就可改变森林图显示的数据范围，一般将标尺设定在 0.02 ~ 50.00。RevMan 计算每个研究的权重(对于二分类变量结局来说，研究的样本量和发生的事件数会影响其权重)，这将决定单个研究对于合并估计值的影响力。

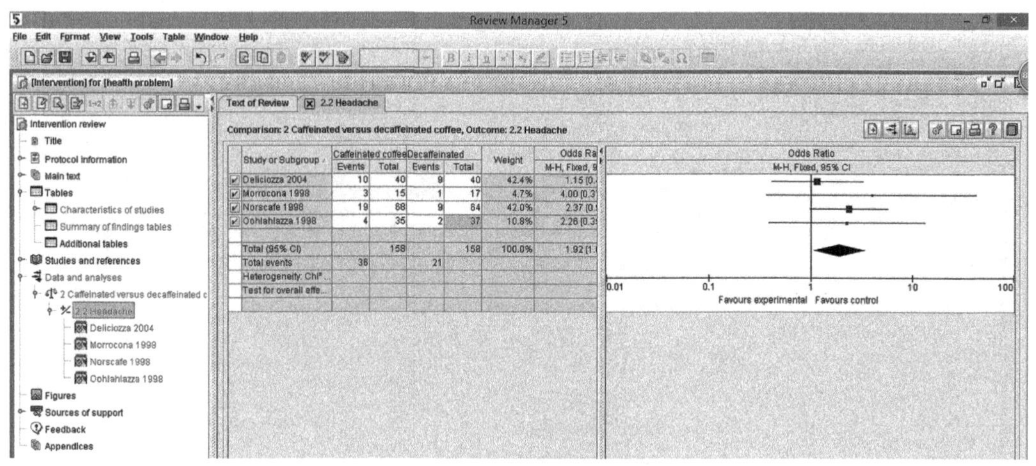

图 14－8　统计分析的森林图

3. **偏倚风险分析**

RevMan 通过创建漏斗图(funnel plots)来检查系统评价中的发表偏倚,单击森林图上方的“Funnel plot”按钮,一个漏斗图就创建好了。为了把漏斗图作为图表加入综述,点击“Add as Figure”,这个漏斗图在大纲面板中显示为“Figure 2”,和“Figure 1”的情况一样,可以在文本视图(the text of the review)中添加“Figure 2”的链接。

RevMan 使用另外一种图形表示研究偏倚风险表(risk of bias tables)的判断,可以在文本视图(the text of the review)中添加这些图表的链接。点击“大纲面板工具栏(outline pane toolbar)”上的“Add Figure”按钮,一个“New Figure Wizard”对话框将会弹出,选择“Risk of bias graph”,然后单击“Next”,再单击“Finish”。RevMan 将图形化表示偏倚风险表的判断(是、否和不清楚)。

(四)完成系统评价

根据上述结果和图,可撰写系统评价,为循证医学提供依据。系统评价可分为定性描述和定量系统评价。当系统评价用定量方法进行统计学处理时,常用 Meta 分析。RevMan 软件是进行 Meta 分析的一种有力工具,只需要建立比较的表格,录入数据,软件即可辅助完成复杂的统计过程。系统评价完成后,可提交 Cochrane 图书馆电子刊物公开发表,也可以提交至相关期刊发表。

三、实例分析

为了评价尼古丁口胶的戒烟效果,某学者进行了系统综述。作者依据研究目的,确定关键词,制订检索策略,最终纳入 28 篇文献,在电脑上下载并安装 RevMan 5 后,双击软件的快捷方式,打开 RevMan 5。

(一)建立数据文件,添加研究

运行 RevMan 5,点击“Create a new review”,创建一个新文件,在“Type of review”中选择“Intervention review”,单击“Next”,在“Title”对话框的第二栏依次录入“nicotine chewing gum”“control”“smoking cessation”，然后选择“full review”，单击“Finish”，完成建立数据文件。软件主界面的左侧大纲面板显示“Intervention review”，下面是命令树，依次有“Title”“Main text”“Tables”“Studies and reference”等。主界面右侧内容面板内则显示系统综述的信息，标题是“nicotine chewing gum versus control for smoking cessation”，其次是作者、日期等信息。

建立系统综述后，将系统综述筛选的合格文献添加到软件中，点击主界面大纲面板中的“studies and reference”旁的钥匙图标，然后点击“reference to studies”，右键点击“included studies”，点击对话框中的“add study”，依次录入“study ID”“year（发表年份）”，选择“Published data only”，单击“OK”，重复上述步骤至添加完所有纳入的研究文献。

（二）建立比较与数据录入

RevMan 软件在录入分析数据前，需建立一个比较组合，才能在此表中录入分析数据，具体操作步骤如下。

1. 建立比较组合

右键点击大纲面板的“Data and analyses”，选择弹出工具栏里的“add comparison”，随后在出现的“New Comparison Wizard”对话框“name”里输入“Nicotine vs placebo”，建立比较组合，可看到在“Data and analyses”下方出现一个天平标志以及比较组合“Nicotine vs placebo”。

2. 确定效应指标、统计方法

右键点击“Nicotine vs placebo”，点击“add outcome”，在打开的“New Outcome Wizard”对话框里选择“Dichotomous”（二分类变量），单击“Next”，在新弹出的对话框“name”中输入“Smoking cessation”，在“Group label 1”内输入“nicotine chewing gum”，在“group label 2”中输入“control”，然后单击“Next”。在随后出现的“New Outcome Wizard”对话框中，依次选择统计方法、效应指标、分析模型，然后单击“Finish”，则在左侧大纲面板中会出现待比较的组合“smoking cessation”。

3. 数据录入

在大纲面板中，右键点击“smoking cessation”，选择弹出工具栏的“add study data”，出现“new study data wizard”对话框。在新对话框中，选择“included studies”标签下需要纳入的研究，点击完成；双击“smoking cessation”，则选入研究，展现在内容面板，在打开的表格中输入相关数据，即每组结局事件发生数和每组总人数。

（三）统计分析过程

数据输入完毕后，则会在内容面板“smoking cessation”标签页中显示每个研究的“odds ratio”和 95% 可信区间，见图 14－9。Meta 分析结果显示合并 OR 值为 1.54，95% CI为（1.28，1.86），统计量 Z 为 4.58，$P<0.001$，说明尼古丁口胶与安慰剂比较有戒烟方面的差别，具有显著统计学意义。

同时，在内容面板标签页中的“Heterogeneity（异质性检验）”行，显示测量异质性的指标“χ^2”和“I^2”。图 14－9 中的 χ^2 为 10.47，P 为 0.49，说明纳入的研究异质性不明显，可

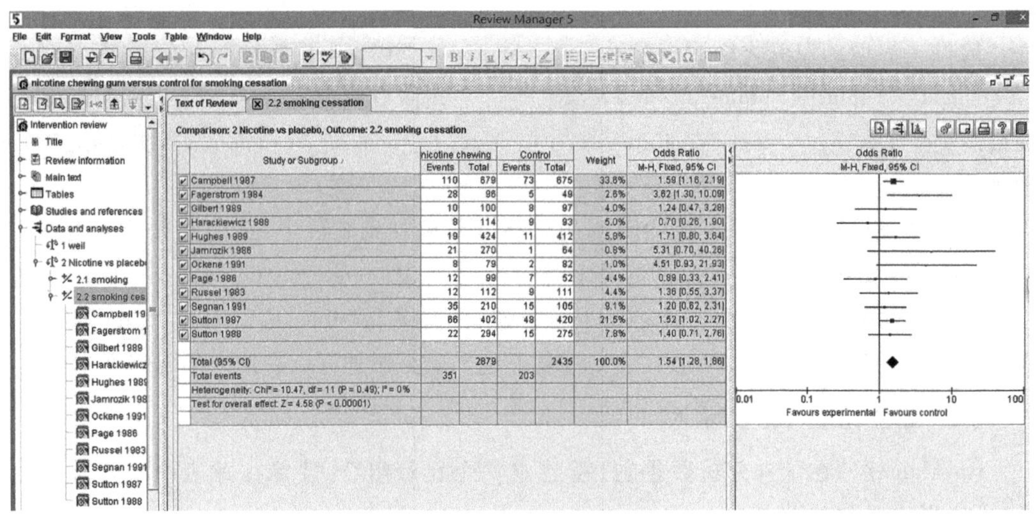

图 14－9 数据分析过程

采用固定效应模型。

然后可右键点击大纲面板的“Figure”，选择“add Figure”，下一步选择“Forest plot”，再选择对应的比较组合，单击 Finish，则出现森林图；也可点击内容面板的“smoking cessation”标签页右上方的森林图标，从而生成森林图。

（四）制作漏斗图

漏斗图的制作可通过两种方法完成。方法一，点击“smoking cessation”标签页右上方的漏斗图标，生成漏斗图；或点击大纲面板的“Figure”，选择“add Figure”，在弹出的对话框中选择“Funnel plot”，单击“Next”，选择相应的比较组合，则会生成漏斗图。本例中，漏斗图基本对称，可认为研究偏倚较小。

（五）完成系统综述

根据上述 RevMan 软件分析结果，就可以完成系统综述的撰写。全文包括题目、摘要、背景、目的、研究方法、结果等内容。系统综述的作者应根据研究偏倚风险大小，向读者说明该综述的推荐等级。

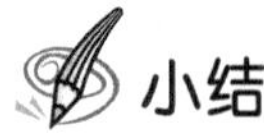

小结

医学研究设计是制订周密的医学研究计划，包括专业设计和数据统计分析的设计两个部分。本章介绍了人群医学研究的常用设计类型，包括观察性研究、试验性研究，以及原创研究、二次研究。根据研究目的、实际情况正确选择研究类型，收集数据并高效地管理数据，恰当地选择统计分析方法，都是医学科学研究的重要环节。

练习题

1. 拟研究耳鸣在某地人群中的危害，请设计一个方案来调查耳鸣在该地的患病率及其影响因素。

2. 简述 ROC 曲线的绘制步骤。

（吴谦）

参考文献

[1]王越，莫玲燕，郑中伟，等．单句询问与中文版老年听力障碍筛查量表在社区 50 岁以上人群听力筛查中的应用[J]．听力学及言语疾病杂志，2016，24(5)：425－429.
[2]凤凰高新教育．Excel2016 完全自学教程[M]．北京大学出版社，2007.
[3]王建华．流行病学(第一卷)[M].3 版．北京：人民卫生出版社，2015.
[4]谭红专．现代流行病学[M].3 版．北京：人民卫生出版社，2019.
[5]周晓农．空间流行病学[M]．北京：科学出版社，2009.
[6]张志杰，姜庆五．空间流行病学[M]．北京：高等教育出版社，2020.
[7]ANSELIN L，SYABRI I，KHO Y．GeoDa：An Introduction to Spatial Data Analysis[J]．Geographical analysis，2006，38 (1):5－22.
[8]喻荣彬．医学研究的数据管理与分析[M]．北京：人民卫生出版社，2016.
[9]HACKENBERGER B K．R software：unfriendly but probably the best[J]．Croat Med J，2020，61(1)：66－68.
[10]刘保柱,苏彦华,张宏林．MATLAB 7.0 从入门到精通[M]．北京：人民邮电出版社，2010.
[11]温欣研．Matlab R 2016a 从入门到精通[M]．北京：清华大学出版社，2017.
[12]肖燕妮,周义仓,唐三一．生物数学原理[M]．西安：西安交通大学出版社，2012.
[13]马知恩,周义仓，王稳地，等．传染病动力学的数学建模与研究[M]．北京：科学出版社，2004.
[14]张文彤，董伟．SPSS 统计分析高级教程[M].3 版．北京：高等教育出版社，2018.
[15]张文彤，董伟．SPSS 统计分析高级教程[M]．北京：高等教育出版社，2013.
[16]张文彤．SPSS 统计分析基础教程[M]．北京：高等教育出版社，2017.
[17]颜虹，徐勇勇．医学统计学[M].3 版．北京：人民卫生出版社，2015.
[18]李康,贺佳．医学统计学[M]．7 版．北京：人民卫生出版社，2018.
[19]刘江涛，刘立佳．SPSS 数据统计与分析应用教程(基础篇)[M]．北京：清华大学出版社，2018.
[20]杨维忠，陈胜可，刘荣．SPSS 统计分析从入门到精通[M]．4 版．北京：清华大学出版社，2018.
[21]武松．SPSS 实战与统计思维[M]．北京：清华大学出版社，2018.
[22]李幼平．循证医学[M]．北京：高等教育出版社，2009.